中华传统医学养生丛书

本草中的
食物养生

刘莹 编著

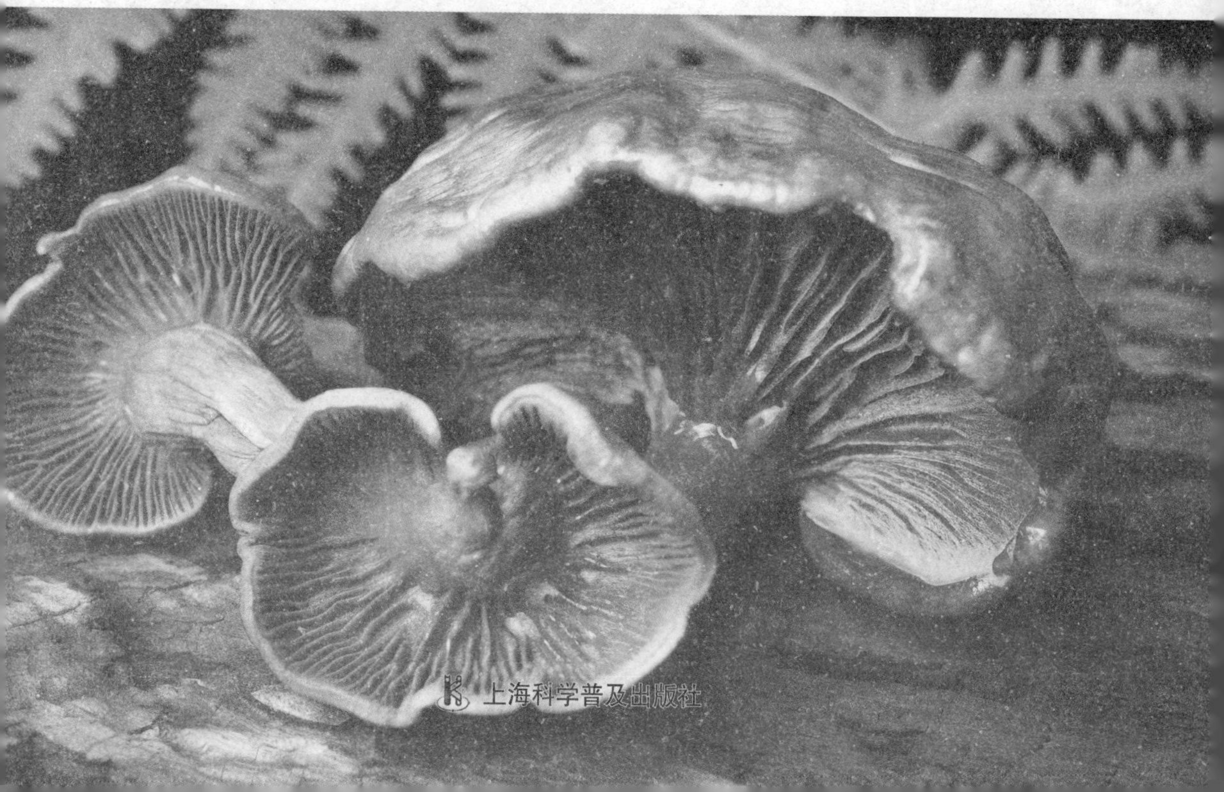

上海科学普及出版社

图书在版编目（CIP）数据

本草中的食物养生 / 刘莹编著. -- 上海：上海科学普及出版社, 2016（2024.1重印）
ISBN 978-7-5427-6666-3

Ⅰ.①本… Ⅱ.①刘… Ⅲ.①《本草纲目》-食物养生 Ⅳ.①R281.3②R247.1

中国版本图书馆CIP数据核字(2016)第062652号

责任编辑　胡伟

本草中的食物养生

刘莹　编著

上海科学普及出版社出版发行

（上海中山北路832号　邮政编码 200070）

http://www.pspsh.com

各地新华书店经销　　唐山玺鸣印务有限公司印刷
开本 710×1000　1/16　印张 21　字数 280 000
2016年6月第1版　2024年1月第2次印刷

ISBN 978-7-5427-6666-3　　定价：78.00元

【前言】

《本草纲目》是我国医药宝库中的一份珍贵遗产，被誉为"东方药物巨典"，它是明朝伟大的医药学家李时珍为了修改古代医术的错误，以毕生的经历、亲历实践、广征博采、实地考察，对药食文化理论进行全面的整理总结，历时 30 余年编写而成的。

同时《本草纲目》还是一本教会我们如何调理身体，使身体达到健康状态的书。也就是说，《本草纲目》中的饮食养生经，为我们日常饮食提供了科学的参考。

自从盘古开天地，三皇五帝到如今，"吃饱肚子，免于饥饿"，一直都是人类社会赖以生存的基本需求。人们来到这个世界，需要做的事情很多，但是饮食吃喝，是我们生命与生活的保障，因此也是我们从事一切社会生产和活动的目的。《史记·郦生列传》有言："王者以民人为天，而民人以食为天。"

为了能更好地解读这本医疗巨著，我们编写了这本《本草中的食物养生》一书。本书总结了《本草纲目》中适合现代人的常见食物，并结合现代的营养学知识，倾力打造最适合现代人类养生的科学饮食理念。

本书内容分为九章。第一章讲述了药补不如食补，食补才是养生之道；第二章讲述了食物养生的营养学知识；第三章讲述了不同体质的不同养生方法；第四章讲述了四季养生的饮食法则；第五章讲述了五谷杂粮养生的重要性；第六章讲述了五色蔬菜的补益作用；第七章讲述了果类食材对人体的益处；第八章讲述了肉蛋类食物的营养；第九章讲述了海产类食物对人体机理的作用。

本书内容通俗易懂，方法简便实用，图文结合。希望通过本书为倡导和传播科学合理的平衡饮食观念贡献一份绵薄之力；同样也希望通过本书的阅读能使读者拥有一个健康强壮的身体。

编者

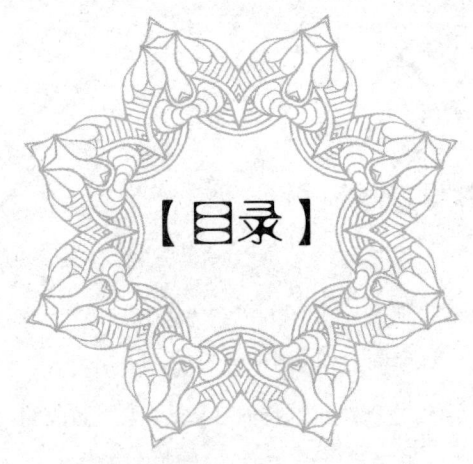

【目录】

第一章 食补才是养生之道 药补不如食补，

- 什么是药食同源 002
- 科学饮食对人体的重要性 003
- 了解食物的四性 005
- 食物的五味全面看 005
- 洞悉食物的五色 007
- 了解食物的归经 010
- 酸性食物与碱性食物 011
- 食物的科学搭配 012

第二章 解密食物养生 的健康密码

- 营养与健康长寿的关系 016
- 蛋白质——人类生长的物质基础 017
- 脂肪——生命运转必需品 020
- 维生素——人体化学反应的辅助酶 .. 022
- 糖类（碳水化合物）——人体能量的重要来源 026
- 矿物质——生命不可或缺的细微之物 029
- 膳食纤维——人体的"肠道清洁夫" 033
- 水——人类生命的载体 035

第三章 体质不一，养生方法各有不同

- 健康身体需要体质做主 038
- 平和体质的饮食养生 039
- 气虚体质的饮食养生 041
- 阳虚体质的饮食养生 043
- 阴虚体质的饮食养生 046
- 血瘀体质的饮食养生 048
- 痰湿体质的饮食养生 050
- 湿热体质的饮食养生 052
- 气郁体质的饮食养生 054
- 特禀体质的饮食养生 056

第四章 跟随四季，学做养生食疗

- 春季饮食养生应调补有方 060
- 最宜春季食用的蔬菜和野菜 060
- 合理饮食，解除"春困" 062
- 春季养生学做药粥 063
- 春季养生食疗美食坊 063
- 夏季饮食养生应注意哪些 065
- 夏季宜吃的几种食物 066
- 夏季爱犯困应多喝茶 068
- 夏季老年人的饮食 069
- 夏季养生食疗美食坊 070
- 秋季科学饮食养生方法 072
- 几种最宜秋季食用的食物 073
- 秋季进补应注意八大问题 076
- 养秋膘的科学方法 078
- 秋季养生食疗美食坊 079
- 冬季科学饮食的方法 081

冬季对人最有益的几种食物……………………083
冬日进补应因时因人因地而宜…………………087
冬令进补避免四大误区…………………………087
冬季养生食疗美食坊……………………………089

第五章 天生五谷以养人，五谷杂粮

小米——美味营养的"代参汤"…………………092
粳米——补脾益胃的延年珍品…………………094
小麦——养心安神的五谷之贵…………………096
大麦——一种理想的保健食品…………………098
高粱——和胃健脾的五谷之精…………………100
玉米——长寿美容的"软黄金"…………………102
荞麦——软化血管的消炎粮食…………………104
燕麦——美白养颜的植物黄金…………………106
薏米——健脾去湿的神奇食品…………………108
糯米——健脾养胃的米中极品…………………110
糙米——调和五脏的"元气米"…………………112
黑米——滋阴补肾的"长寿米"…………………114
大豆——防癌抗癌的大豆之王…………………116
绿豆——清热解毒的济世粮谷…………………118
黑豆——营养丰富的保健佳品…………………120
赤豆——利尿消肿的保健珍粮…………………122

第六章 菜篮子里的养生智慧 五色蔬菜，

白菜——"百菜不如白菜"的菜中之王 126

圆白菜——促进消化的"不死菜" 128

芹菜——营养丰富的"夫妻菜" 130

菠菜——滋阴润燥的蔬中之王 132

空心菜——可以美容的"绿色精灵" 134

油麦菜——生食蔬菜中的上品 136

芥菜——风味鲜美的"春不老" 138

韭菜——春菜第一美食 140

苋菜——延年益寿的"长寿菜" 142

茼蒿——美味的天然保健品 144

荠菜——味道鲜美的野生蔬菜 146

生菜——多吃不胖的"减肥菜" 148

黄瓜——厨房里的美容剂 150

丝瓜——美容去皱的"美人水" 152

苦瓜——健脾开胃的"君子菜" 154

冬瓜——美容瘦身的"减肥瓜" 156

南瓜——益气补血之妙品 158

西葫芦——美容养颜的佳果 160

西红柿——营养丰富的"爱情果" 162

茄子——能降压的紫色蔬菜 164

青椒——开胃消食的"辣之蔬" 166

洋葱——营养味美的菜中皇后 168

白萝卜——清肺止咳的保健圣品 170

胡萝卜——营养丰富的"小人参" 172

香菇——能抗癌的"菇中之王" 174

平菇——营养丰富的"宫廷菜" 176

草菇——味道极美的"兰花菇" 178

金针菇——有益儿童的"增智菇"..................180
竹笋——美味的素菜第一品..................182
莴笋——促进生长的千金菜..................184
黑木耳——养血的素中之荤..................186
银耳——长生不老的良药..................188
荸荠——养生的"地下雪梨"..................190
土豆——"十全十美"的最佳食物..................192
山药——可以长生不老的"药"..................194
芋头——健脾养胃的佳品..................196
红薯——营养的天下第一食品..................198

第七章 颐养天年皆因有「果」 果类食材，

苹果——全方位的健康水果..................200
梨——味道甜美的"百果之宗"..................204
香蕉——令人快乐的智慧之果..................206
桃——味美的天下第一果..................208
杏——抗癌防癌的长寿之果..................210
草莓——春季养生第一果..................212
葡萄——酸甜味美水晶明珠..................214
橘子——冬季常吃的水果之王..................216
橙子——药食两用的疗疾佳果..................218
柠檬——营养极高的宜母果..................220
柚子——美味的天然水果罐头..................222
菠萝——减肥美容的热带果王..................224
木瓜——药食两用的绿色食品..................226
樱桃——开春百果第一枝..................228
荔枝——鲜甜甘美的果中珍品..................230
桂圆——滋益的果中补品..................232
芒果——美味的热带水果之王..................234

石榴——能补血的红色珍珠……236
猕猴桃——滋补强身的上等果品……238
枸杞子——令人长寿的红色宝贝……240
山竹——清甜甘香的上帝之果……242
柿子——护卫心脏的晚秋佳果……244
杨梅——养颜的千金之果……246
山楂——开胃的长寿之品……248
红枣——养生的天然维生素丸……250
核桃——营养丰富的益智果……252
花生——高营养的"绿色牛乳"……254
杏仁——轻身不老的皇家贡品……256
板栗——强身健体的干果之王……258
腰果——返老还童的青春果……260
莲子——安神助眠的脾之果……262
榛子——能抵抗衰老的坚果……264

第八章 补气养血强机体，肉蛋产品

猪肉——润肠丰肌之上品……268
牛肉——强筋壮骨的肉中骄子……270
羊肉——要想长寿常吃羊肉……272
狗肉——最宜滋补的"香肉"……274
驴肉——天上龙肉，地下驴肉……276
兔肉——营养丰富的"百味肉"……278
鸡肉——滋味鲜美的食补之王……280
乌鸡肉——滋补的济世良药……282
鸭肉——能补虚劳的圣药……284
鸡蛋——人类理想的营养库……286
鸭蛋——养血补血之妙品……288
鹌鹑蛋——滋补的卵中极品……290

第九章 海鲜水产，健康生活年年有「鱼」

鲤鱼——滋养的鱼中上品......294
鲫鱼——产妇催乳的补品......296
带鱼——美容养颜的海产品......298
黄鱼——肉质鲜美的安神佳品......300
草鱼——四大淡水家鱼之一......302
鲈鱼——营养丰富的水中珍品......304
鲢鱼——最美莫过鲢鱼头......306
鳝鱼——夏令黄鳝赛人参......308
泥鳅——滋补的"水中人参"......310
鱿鱼——心血管疾患的健康食物......312
虾——名贵的"海八珍"之一......314
螃蟹——螃蟹上桌百味淡......316
甲鱼——好吃的美食五味肉......318
海蜇——药食两用俱佳的良药......320
紫菜——味道极为鲜美的海味......322
海带——美味的海上之蔬......324

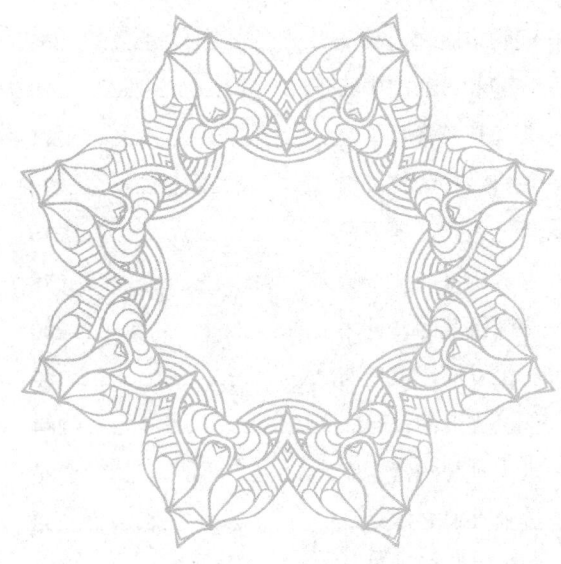

第一章 药补不如食补，食补才是养生之道

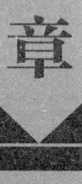

中国的传统养生讲究药食同源，就是说许多食物即药物，它们之前并无绝对的分界线，将中药的「四性五味」理论运用的食物之中，认为每种食物同样也具有「四性五味」。相对于中药，食物的补益更加的温和，所以，有效利用食补才能更好的养生。

什么是药食同源

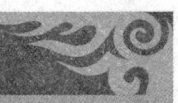

现代生活中，几乎每个人都懂"健康是金"、"健康是最大的幸福"、"天下有千种疾病，却只有一种健康"的道理，但健康却不是一朝一夕便可得来的，而需要我们长期以科学生活方式日积月累。一旦健康被人们忽视，身体就会处于亚健康状态，接着高血压、高脂血症、糖尿病、心脑血管病、肿瘤等便会趁机而入，成为威胁人们健康的五大杀手。面对越来越多的人英年早逝，大众将目光投向传统养生保健，希望能从祖国的文化瑰宝——传统中医——中汲取一些健康养生之道。中医养生文化源远流长，博大精深，健康长寿为人人所向往。善待生命是我们的神圣使命，养生保健就是保养生命，让生活更健康更幸福。俗话说"药补不如食补"，今天就让我们了解一下传统中医所提倡的食疗保健。谈食疗保健，就不能不了解中医"药食同源"的概念，"药食同源"在中医养生保健中有着独特的优势和地位。何为"药食同源"呢？

"药食同源"理论一方面认为，许多食物作为食物的同时也是药物，一样能够防治疾病；另一方面凡是中药，都可以食用，但要把握好量。作为药物用时，食物的副作用小，而药物的副作用大，因此，严格地说，在中医药学中，药物和食物不分是相对而言的。在日常生活中，可药食两用的东西很多，例如山楂、粳米、蜂蜜、橘子、桂圆、杏仁、桂皮等。

"药食同源"是中医养生保健的强大物质基础，占据重要地位，更是古代劳动人民在和人体疾病作斗争的过程中，发现、发展并逐渐形成的独特的强身健体、抗衰老的最主要的措施。古人讲"安身之本，必资于食"，"食借药之力，药助食之功"，两者相辅相成，也凸显了"药食同源"在中医养生保健中的独特优势。

综观中医典籍所载养生保健、延年益寿之方药，食疗之多数以千计，但不外乎扶正固本、调和气血、调脾养肾，而这也是抗衰老的保养生命的准则。肾为先天之本与脾为后天之本，脾肾生理活动协调、平衡，营卫畅达，精髓足以强中，水谷充以御外，自然益寿延年。

"药食同源"与养生保健融为一炉,既有药物与食品的综合作用,又能满足营养与保健的需求。"药食同源"之所以对祛病养生如此重要,因为它能直接提升人体免疫系统功能、延缓衰老。

人体免疫系统是维护自身健康的主要防线。免疫功能出现紊乱必会导致疾病的发生,其根据在于人们饮食不均衡,体内代谢产物不能及时排出,使机体调节机能下降,而不能正常运行所致。随着人类科学的发展,社会的变化,调节免疫成为延缓衰老的核心,健康是长寿的根本保证。

中医养生保健有两大途径:一条是生活方式饮食起居环境、精神卫生,更重要一条则是利用天然食物来营养调节机体的生理活动和预防疾病。因为一切生物都有分解外来物质、合成自身物质、排除异己、维持机体正常生理活动的作用。"药食同源"正是符合这种养生保健理念的独特方式。

"药食同源"的理念符合现代营养免疫学功能。它包括以下方面:均衡人体、调节内分泌腺,使内分泌功能正常;提供维生素、矿物质及其他营养的来源;具有自然的清净功效,没有副作用;供给免疫系统所需的营养。

中医养生保健具有独特的循道、养德、排毒解毒等特色。"药食同源"不仅开中医养生保健之先河,而且经久不衰,具有顽强的生命力,是其独特的优势所在。诚如《黄帝内经》所讲"治病必求其本"、"药以祛之,食以随之"、"人以五谷为本",并总结出"毒药攻邪,五谷为养,五果为助,五畜为益,五菜为充,五味合而服之,以补精益气"的膳食配制原则。良好的膳食具有治病、强身、抗衰老的作用,但还要遵循"因人、因时施膳"的原则。

科学饮食对人体的重要性

"养生之道,莫先于食。"饮食养生首先指的是应用食物的营养来防治疾病,促进健康长寿。俗话说:"药补不如食补。"所谓食补,就是通过调整饮食来补养脏腑功能,促进身体健康和疾病的康复。同时食补能起到药物所无法起到的作用。在我国,利用调整饮食作为一种养生健身手段有着悠久的历史,我们的祖

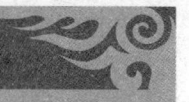

跟着《本草纲目》学饮食——本草中的食物养生

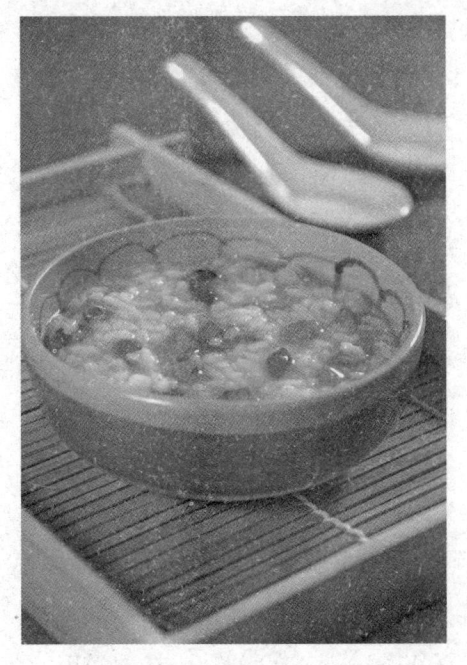

先早在2000多年前处于奴隶社会时期的周代就已经认识到了饮食养生的重要性。在周代的宫廷里已配有专门从事皇家饮食的"食医",即专门进行饮食调养的医生。魏晋南北朝时期,已有了《食经》,是一部系统论述食物养生功能的经典。唐代名医孙思邈对饮食养生作了重大贡献,他尤其擅长治疗老年病,著有《备急千金要方》和《千金翼方》,其中有很大篇幅是论述饮食养生的。他认为,老年人疾病的治疗,首先要注重饮食。因为食能排邪而安脏腑,悦神爽志以资气血,而药性烈,犹若御兵,药势有所偏助,令人脏气不平,易受外患,所以若能用食平疴,适性遣疾,最易收养生之效益。由于孙思邈大力提倡饮食养生,所以,唐朝时期的饮食养生得到了很大的发展,至宋代王怀隐《太平圣惠方》的问世,饮食养生已初步形成一门专一的学科。饮食是人类维持生命的基本条件,而要使人活得健康愉快、充满活力和智慧,则不仅仅满足于吃饱肚子,还必须考虑饮食的合理调配,保证人体所需的各种营养素的摄入平衡且充足,并且能被人体充分吸收利用。营养平衡,首先必须养成良好的饮食习惯,不可忍饥挨饿,也不宜暴饮暴食,不可偏嗜某种食物,也不可偏废某种食物。还要注意饮食的卫生,不吃不洁、有毒食物。并应根据自身的身体状况禁忌某些食物,这样才有利于防止疾病的发生,达到饮食养生长寿的目的。饮食养生是通过吃来进行的。应用日常食品,根据不同的经济条件、不同的生理病理需要进行调理养生,不但能充饥,更能补充营养,有益健康,祛病延年,是一种乐于被人们接受的重要养生手段。清朝著名医家王孟英说:"颐气无玄妙,节其饮食而已。"就是说养生长寿奥妙在于调整饮食,充分强调了饮食养生的重要性。

了解食物的四性

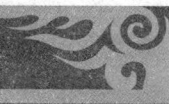

选择食物,讲究四气五味,这里面有很独特的生活科学道理。四气是指寒、热、温、凉,五味指甘、酸、苦、辛、咸。合称"四气五味",或简称"性味"。食物性味不同而功能各异,人们选择食物时,尤其是进行"食补"时,就要根据各种食品的性味合理选择,因人施补。

＊寒性、凉性

功效是清热,泻火,解毒;适宜于偏热体质或热症。代表食物有小米、绿豆、荞麦、豆芽、豆腐、大麦、梨、甘蔗、苹果、香蕉、冬瓜、茄子、红薯、西瓜、黄瓜、甜瓜、苦瓜、荸荠、藕、海带、紫菜、菜籽油、兔肉、鸭蛋、田螺、猪排骨、猪肾等。

＊热性、温性

功效是温中除寒;适宜于偏寒体质或寒凉病症。代表食物有面粉、豆油、糯米、酒、醋、辣椒、生姜、莴苣、韭菜、龙眼、核桃、荔枝、大枣、桃子、公鸡肉、羊肉、虾、鲤鱼等。

＊平性

功效是性质平和;适宜于一般体质。代表食物有粳米、大豆、玉米、红薯、高粱、蚕豆、豌豆、芋头、胡萝卜、莲子、百合、花生、芝麻、葡萄、李子、脐橙、猪肉、鸭肉、青鱼、黄鱼、银鱼、鲫鱼、海蜇、泥鳅等。

食物的五味全面看

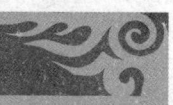

食物的味道,其实不只是舌尖味蕾对世界的感知,更是你了解及调理自己身体的密码。中医学认为,食物分为辛、甘、酸、苦、咸五味,分别与肺、脾、

肝、心、肾等五脏有关，在食疗中更具备不同的营养功效。

* 甘味食物

由糖类产生。甘味食物具有补养身体、解除肌肉疲劳、调和脾胃、止痛、解毒的功效；但是不能过量食用，否则会使骨骼疼痛、头发脱落。同时伤肾，致使心气烦闷、喘息、肤色晦暗。甜食吃得过多还会引起血糖升高，胆固醇增加，使人发胖，引起身体缺钙及维生素B_1的不足及龋病，甚至会诱发心血管疾病。另外，患有脾、胃病忌食甘味。常见的代表食物有：红糖（活血化瘀）、冰糖（化痰、止咳、清肺）、蜂蜜（解毒、解热、养胃）、大枣（安神润肺、补血润色）。

* 酸味食物

由有机酸产生。如醋酸、乳酸、柠檬酸等。酸味食物具有增进食欲、健脾开胃、增强肝脏功能的作用，对防治某些肝脏疾病有益，酸食还可提高钙、磷元素的吸收。如果酸味摄入过多，可能会使肌肉失去光泽、变粗变硬，甚至口唇翻起。酸食过多还会引起胃肠道痉挛及消化功能紊乱。另外，脾、胃病忌酸味。常见的代表食物有：米醋（除湿气、降血压）、乌梅（生津止渴、润肺止咳）、山楂（健胃、消食）、木瓜（调养肝胃）。

* 咸味食物

由氯化钠等成分产生。咸味食物能软化体内酸性的肿块，调节新陈代谢。在呕吐、腹泻及大汗后，适量喝点淡盐水，可防止体内微量元素的缺乏。由于咸味食物入肾，如果口味长期太咸，会使流经血脉中的血瘀滞，甚至改变颜色。尤其心脏病、高血压患者饮食不宜过咸。另外，心、肾病忌咸味。常见的代表食物有：食盐（清热、解毒、凉血）、海参（补肾益精、养血润燥）、海带（化痰、清热）、紫菜（解毒利尿、降血压）。

* 辛味食物

主要由辣椒素等辣味成分产生。辛味食物具有祛风散寒、舒筋活血的作用。还能刺激胃肠蠕动，增加消化液的分泌，促进血液循环和机体代谢。如果过量食用会刺激胃黏膜，使肺气过盛，筋脉不舒、指甲干枯。患有痔疮、肛裂、胃溃痔、便秘等症者还会加重病情。另外，肝病忌辛味。常见的代表食物有：生姜（增进食欲，治疗风寒）、胡椒（温胃、驱寒）、韭菜（调理肠胃、促进消化）、大葱（杀菌除腥）。

* 苦味食物

由有机碱、无机碱离子产生。苦味食物具有解除燥湿、清热解毒、泻火通便、利尿及健胃的功效。夏季尤其应当多食用。如果吃太多苦味食品，会使皮肤枯槁、毛发脱落。过苦还易导致腹泻，消化不良等症。另外，肺病忌苦味。常见的代表食物有：苦瓜（热解毒、明目）、杏仁（止咳平喘、润肠通便）、金银花（清热解暑）、茶叶（强心、利尿、清神志）。

洞悉食物的五色

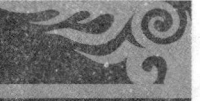

根据各自的爱好，人们会选择不同颜色的穿着，而每种食物也有自己不同色彩的外衣，而每类颜色的食物都有自己的"一技之长"，巧加利用就能起到一定的保健作用。现在养生就要看颜色吃食物，以天然色素保健康。各种颜色食物的效果及人们在身心处于何种状态时适宜食用何种颜色的食物很有讲究，并不宜作过多加工。中医历来讲究五行学说，天地有五行，人有五脏，而五脏亦配合五行，人体的"五脏"指的是肝、心、脾、肺、肾。而这里所说的五脏与西医的器官概念并不完全相同，它不是指简单的人体解剖结构器官，而是指某一重要的功能单位。食物也根据味道和颜色被划分为五类，与人体的"五脏"相互对应，即绿、红、黄、白、黑，对应着人体的肝、心、脾、肺、肾五脏。《黄帝内经》中说：白色润肺，黄色益脾，红色补心，绿色养肝，黑色补肾。人体作为一个内外统一的有机整体，通过五色和身体调和并顺应五态，就可以调整人的容颜和身体。也就是说不同颜色的食物，它们的养生保健功效是不同的。

* 绿色食物

绿色有利于稳定心情和减轻紧张情绪，与其他颜色的食物一起摄入则效果倍增。中医讲绿色入肝，多食绿色食品具有舒肝强肝的功能，是人体"排毒剂"，能起到调节脾胃消化吸收的作用。现代研究发现，绿色食物含有丰富的维生素、矿物质、膳食纤维，能直接调节人体生理功能。绿色蔬菜里的叶酸成分，是人体新陈代谢过程中重要的维生素之一，可有效地

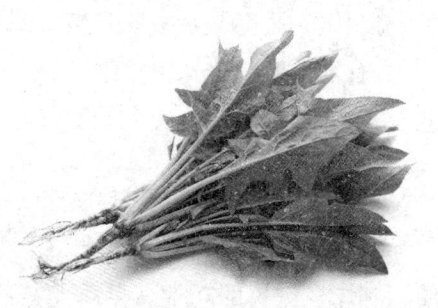

消除血液中过多的同型半胱氨酸，保护心脏健康；维生素C有抗癌、抗压和养颜美容的作用；膳食纤维可以清理肠胃，防止便秘，有助于将有害物质排出体外，缩短其在体内的停留时间，常常摄取可促进肝脏排毒功能。经常吃绿色食物还可舒缓压力并能预防偏头痛等疾病。此外，绿色蔬菜也是享有"生命元素"称号的钙元素的最佳来源，其蕴藏量较通常认为的含钙"富矿"牛奶还要多，故吃"绿"被营养学家视为最好的补钙途径。

绿色的代表食物有：菠菜、韭菜、空心菜、油菜、西兰花、茼蒿、豌豆、青椒、黄瓜、丝瓜、苦瓜、芦笋、猕猴桃等。

* **红色食物**

红色能促进血液循环，振奋心情，促使人们将想法付诸实施。按照中医五行学说，红色为火，故红色食物进入人体后可入心、入血，具有益气补血和促进血液、淋巴液生成的作用。红色的食物能作用于心，有助于减轻疲劳，令人精神倍增。现代研究发现，红色食物具有极强的抗氧化性，它们富含β胡萝卜素、番茄红素、丹宁酸等，可以保护细胞，具有抗炎作用，还能为人体提供蛋白质、矿物质、维生素以及微量元素，增强心脏和气血功能。红色食物大都含β胡萝卜素，能增强组织细胞的活性，提高人体的抗病能力。红色食物的红色基本源于番茄红素，而番茄红素对前列腺有益，富含番茄红素的食品因此备受关注，成为男性的健康食品。

红色的代表食物有：山楂、西瓜、红枣、草莓、红苹果、樱桃、红辣椒、西红柿、柿子、苋菜、红心萝卜、枸杞子、猪肉、牛肉、羊肉等。

* 黄色食物

黄色的食物可刺激神经和激发能量，同时让人集中精神，所以对提高学习兴趣有帮助，尤其适合作为早餐和盒饭的颜色。中医认为黄色益脾，黄色食物摄入后，其营养物质主要集中在脾胃区域。如南瓜、玉米等，常食可对脾胃大有裨益。现代研究发现，黄色食物，如大豆、花生等，含有植物蛋白和不饱和脂肪酸，是适合高脂血症、高血压人群的高蛋白低脂食物。除此外，黄色食物中维生素A、维生素D、胡萝卜素的含量均比较丰富。维生素A能保护肠道、呼吸道黏膜，减少胃溃疡等疾患发生；维生素D有促进钙、磷元素吸收的作用，能壮骨强筋，对中老年骨质疏松症等常见病有一定预防之效。维生素C、胡萝卜素和维生素E搭配时，会发挥十分理想的抗氧化作用，是预防癌症的"铁三角"。

黄色的代表食物有：香蕉、菠萝、柠檬、橘子、橙子、木瓜、枇杷、杏、黄豆、南瓜、胡萝卜、玉米、黄花菜等。

* 白色食物

白色食物能够活化身体机能，引导出生命的基本原动力，并且能够将这种能源提升、保持，是维持正常生命运行必不可少的。按中医五行来讲，白色在五行中属金，入肺，利于益气，有润肺功能。现代研究发现，大多数白色食物，如牛奶、粳米和鸡鱼类等，含有糖类、蛋白质、维生素等营养成分，蛋白质成分都较丰富，经常食用既能消除身体的疲劳，又可促进疾病的康复，但却缺少某些人体所必需的氨基酸。此外，白色食物还是一种安全性相对较高的营养食物。因其脂肪含量比红色食物肉类低得多，高血压、心脏病等患者，食用白色食物会更好。

白色的代表食物有：百合、白菜、茭白、洋葱、银耳、口蘑、山药、白萝卜、莲藕、大蒜、椰子、雪梨、豆腐、牛奶、鱼肉、鸡肉等。

* 黑色食物

黑色食物是指颜色呈黑色或紫色、深褐色的各种天然动植物。黑色保护身心，令人沉着自信。五行中黑色主水，入肾，因此黑色的食物大多是补肾的佳品。现代研究发现，黑色食物富含氨基酸和矿物质，有补益肝肾、养血润肤等功效。黑色食品含有17种氨基酸、10余种微量元素、维生素和亚油酸等营养素，有通便、补肺、提高免疫力和润泽肌肤、养发美容、抗衰老等作用。

黑色食品具有三大优势：一是来自天然，有害成分极少；二是营养成分齐全，质优量多；三是能在一定程度上降低动脉粥样硬化、冠心病、脑中风等严重疾病的发生率。此外，各自尚有其独特的防病本领，如黑木耳防治尿路结石，乌骨鸡调理女性月经等。

黑色的代表食物有：黑豆、黑芝麻、黑木耳、海带、黑枣、黑米、紫皮葡萄、牛蒡、乌鸡等。

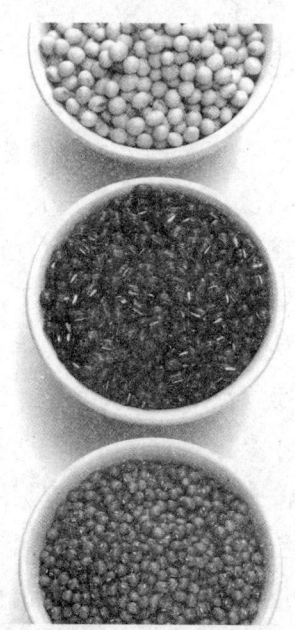

了解食物的归经

归，即归属，指食物作用的归属；经，即人体的脏腑经络。归经，即食物作用的定位。就是把食物的作用与人体的脏腑经络密切联系起来，以说明食物作用对机体某部分的选择性，从而为临床辩证食疗提供依据。

归经是中药学的基本理论之一，即归经理论，它早在《皇帝内经》中已有萌芽，如《素问·宣明五气篇》就有"五味所入，酸入肝、辛入肺、苦入心、咸入肾、甘入脾，是谓五入"的记载。《灵枢·九针论》也有五走，"酸走筋、辛走气、苦走血、咸走骨、甘走肉，是谓五走"的论述。这对后世归经学说的创立和发展有着较大的影响。

食物的归经表明食物对人体的某个脏腑、经络、部位等的突出作用。如：杏仁平喘止咳而归肺经；菊花治疗目赤而归肝经；龙眼肉，安心神而归心经等。有的食物能归数经，说明其应用范围大，选择性广，如核桃平喘、养血、健脑，而归肺、肝、肾经。

食物归经的理论，在生活和临床应用方面，都有一定意义。如梨、甘蔗、香蕉等都是性味甘寒的水果，但梨偏于清肺热，甘蔗偏于清胃热，而香蕉偏于清大肠热。这样这三种本来性味都相似的食物，使用时又有了细微的差别。

中医认为，食物的归经与味有一定的联系。一般情况下，辣味食物归肺经；甘味食物脾经；酸味食物归肝经；苦味食物归心经；咸味食物归肾经。

总之，食物的性、味、归经概念反映了食物与人体的关系，是从整体的角度去把握食物对人体的不同作用。从这些概念和理论出发，就能知道饮食用于食补和食疗等方面。

酸性食物与碱性食物

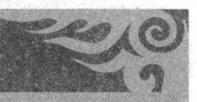

所谓酸性食物与碱性食物，并不是指食物本身的性味，也就是说，并不是指吃时有酸味的或有碱味的叫酸性食物或碱性食物，而是指食物中所含的矿物质是属于酸性，还是属于碱性。分清酸性食物与碱性食物，可以在进食时注意酸碱食物合理搭配，保持人体内的酸碱平衡。

食物中有许多矿物质成分，矿物质中有一类是一般的金属元素，如钙、钠、镁、铁、锌等，这些矿物质元素在人体内氧化，成为带阳离子的氧化物，属于碱性。凡是含有这些带阳离子金属元素较多的食物，就叫做碱性食物。碱性食物包括：黄豆、豆类制品、四季豆、土豆、藕、萝卜、胡萝卜、菠菜、莴苣（莴苣）、洋葱、海带、牛奶、白菜、芹菜、油菜和各种水果等。各种水果如梨、苹果、山里红等虽然吃起来带有酸味，但是，它们中的有机酸在体内氧化，分解成二氧化碳和水而排出体外，在人体内并不显酸性。

食物中所含的矿物质中，有一类是非金属元素，如磷、硫、碘、氯等，这些矿物质元素在人体内氧化后，成为带阴离子的酸根，如磷酸根、硫酸根等，属于酸性。凡是含有这些带阴离子酸根的食物，就叫做酸性食物。

酸性食物一般包括：猪肉、牛肉、羊肉、鸡肉、各种鱼虾等动物性食物，以及面粉、粳米、大麦、花生、干紫菜、芦笋等。

食物的科学搭配

对于食物的搭配,中医在两千多年前就有所论述,并非所有食物都可以同时食用。"搭配得宜能益体,搭配失宜则成疾",换句话说,食物也有"相克"的时候。我们只有通过食物的合理搭配才能提高膳食营养价值和饮食质量,进而增强人体健康。从现代营养科学观点看,两种或两种以上的食物,如果搭配合理会起到营养互补、相辅相成的作用,发挥其对人体保健的最大效果,然而,长期以来这一点都被大家忽视了。下面我们就来了解一下食物搭配的一些原理:

* 食物之间的互补效应

每种食物所含营养素的种类和数量不同,以蛋白质为例,各种食物蛋白质的氨基酸种类和含量不同。因此,搭配多种食物蛋白质,可彼此取长补短,互相弥补不足,提高蛋白质的利用率。如五谷杂粮各有所长,谷类食物蛋氨酸含量高,但赖氨酸含量低;大豆含赖氨酸多,但亮氨酸低;小米却富含亮氨酸,如果三种食物混合食用,则正好余缺互补,收到相辅相成的效应,使摄入的氨基酸更接近人体的需要。

* 食物之间的强化效应

谷物类和豆类、粗粮和细粮、豆类和肉类等混合食用,比单一吃某种食物的营养价值高得多,而且易为人体吸收。以面粉、小米、大豆和牛肉为例,如果单独食用,它们蛋白质的生物价分别为67、57、64和76,而把4种食物混合食用,它们的生物价可提高到89,这就是强化效应。

* 相异相配效应

生物属性差异越大的食品,互相搭配,营养价值越高。动物性食品和植物性食品搭配,就优于单纯的动物性或植物性食物的营养价值。因为同性蛋白质的互补作用弱或无互补作用;异性蛋白质的互补作用强。所以不要把同属畜肉的蛋白质搭配,这样相互配合,不但不能提高蛋白质的生理价值,甚至还会降低蛋白质的利用率。肉类最好和豆类、蔬菜食物相搭配，其蛋白质的生物价值可提高。另外，肉类食物中含蛋白质、脂肪多，含维生素少；而中类蔬菜中含大量维生素，但缺乏蛋白质和脂肪，若把两者适当搭配，营养互补，就能大大提高食品的营养价值。我国民间食物搭配中，具有民族特色和优良传统的"带馅食物"，不仅营养全面，而且食品别有风味，如包子、饺子、馅饼、烧卖、煎包、馄饨、元宵等，为我国人民普遍喜爱，也为我国饮食文化增添了风采。带馅食品是主副食搭配、荤素搭配的最好方法，既有肉、鱼、蛋、虾，又有各种时令蔬菜，品种多，营养全面，而且味道鲜美，易于消化。

✱ 注意多、远、杂

我们每天除了饮水以外，最好还要吃30～35种食物。这个数字看起来多，实际上并不难达到，因为食物中的调料如花椒、大料等都算其中的一种。除了"多"以外，还要注重"远"和"杂"。"远"就是一天内所吃食物的种属越远越好，比如鸡、鱼、猪搭配就比鸡、鸭、鹅或猪、牛、羊搭配要好；"杂"就是蔬菜、肉、粮食等不同种类的食物都要吃，让营养素共同发挥作用。

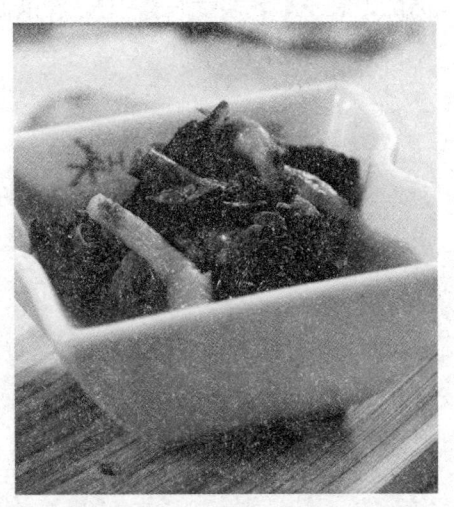

✱ 粗与细搭配

粗粮是相对我们平时吃的精米白面等细粮而言的，主要包括谷类中的玉米、小米、紫米、高粱、荞麦、麦麸以及各种干豆类。粗粮含有丰富的不可溶性纤维素，有利于保障消化系统正常运转。它与可溶性纤维协同工作，可降低血液中低密度胆固醇和甘油三酯的浓度；增加食物在胃里的停留时间，延迟饭后葡萄糖吸收的速度，降低高血压、糖尿病、肥胖症和心脑血管疾病的风险，还能预防胃癌、食管癌等。最好的粗细搭配方式如把荞麦、燕麦、杂豆等粗粮和粳米放在一起煮饭或煮粥；或者白面粉中加入玉米粉、荞麦粉、高粱面等做成各色面条、馒头、发糕、饺子皮等，在改善口感的同时，发挥蛋白质的互补作用，提高营养价值。

* 干与稀搭配

主食干稀搭配，不仅有利于消化，而且富有营养。我国传统饮食就有喝粥、喝汤的习惯。粥和汤的主要作用是滋润胃脾、帮助消化、促进食欲。

* 酸性食物与碱性食物平衡搭配

酸性食物包括含硫、磷、氯等非金属元素较多的食物，如肉、蛋、禽、鱼虾、米面等；碱性食物主要是含钙、钾、钠、镁等金属元素较多的食物，包括蔬菜、水果、豆类、牛奶、茶叶、菌类等。酸性食物吃多了会让人感到身体疲乏、记忆力衰退、注意力不集中、腰酸腿痛，增加患病的概率，因而需要一定的碱性食物来中和。

第二章 解密食物养生的健康密码

「民以食为天」，「安身之本必资于食」，人类是通过有规律、有选择地摄入食物来满足自身的生理需要，即维持生命、保证健康。而食物的营养水平又与人类的智力和身体健康、与民族的兴衰和发展密切相关。

营养与健康长寿的关系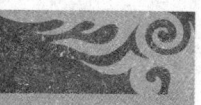

没有营养,就没有生命。不仅如此,人类的健康水平和寿命长短与营养状况有着十分密切的关系。充足、合理的营养不但能提高人类的健康水平,而且还能预防多种疾病的发生,延长人类的平均寿命,有助于整个民族的繁衍昌盛。

大量的调查统计资料表明,一个地区、一个国家的居民总体健康状况如何和寿命长短,与他们的营养水平相关。比如,当今世界上平均寿命排在前几位的日本、瑞典等国,不仅国民经济水平高,人民生活富裕,而且营养科学普及得也较好,绝大多数人营养充足、合理,我国人民今昔生活水平、营养条件与健康状况和寿命的变化,也雄辩地说明了这一点。新中国成立前,人民生活贫困,多数人连肚子都填不饱,根本谈不上什么营养。因此,人民健康水平普遍低下,平均寿命仅36岁(其中包括较高的婴幼儿死亡率)。现在,生活条件大为改善,营养水平显著提高,我国人民的健康状况也随之大为改观,平均寿命已达到70岁。

合理营养为什么能增进健康长寿?这主要在于营养状况对许多疾病都有直接或间接的关系。如常见的缺铁性贫血,小儿维生素D缺乏病以及甲状腺肿、营养不良症等,主要就是由于某些或某种营养素缺乏引起的。同时,营养缺乏或失调,还会导致人体免疫功能的降低,因而也容易发生多种疾病,还会加速衰老的进程。对病人来说,营养尤为重要,它关系到疾病的病程与预后。营养不平衡还会成为肥胖、心血管病以及肿瘤的诱因,严重地影响着人类的健康与寿命。由此可见,营养与人类健康长寿的关系是何等的密切。

综上所述,合理的营养是健康长寿的基本要素,这不但是人类正常生长发育的需要,也是增强体质、提高智力的需要。科学研究表明,人类大脑的发育状态与营养状况关系密切,欲使孩子聪明,必须讲究营养。因此,优生优育也离不开合理的营养。人到中老年,由于机体的逐渐老化,对营养有特殊的需要,若不注意营养,不仅容易患病,还会加速衰老,影响寿命。

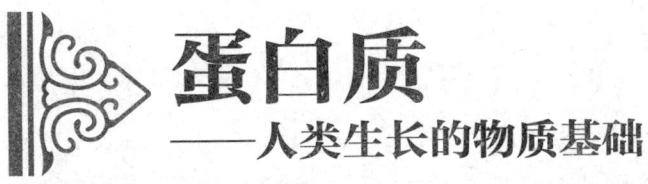
蛋白质
——人类生长的物质基础

蛋白质是一切生命的基础，在体内不断地合成与分解，是构成、更新、修补组织和细胞的重要成分，占人体重量的16%～20%，它参与物质代谢及生理功能的调控，保证机体的生长、发育、繁殖、遗传并供给能量。人体的血液、肌肉、皮肤、头发、指甲等身体器官都需要蛋白质，蛋白质控制人体发育过程，修补和维持人体组织，广泛分布于人体的组织中。所以蛋白质被看做是塑造人体的物质基础。

蛋白质的生理功能

＊构成和修补人体组织

人体的一切细胞和组织如血液、肌肉、骨骼、毛发、皮肤、腱膜等，主要由蛋白质组成。组织的新陈代谢和损伤的修补，也必须依靠蛋白质。因此，儿童生长发育迅速，新的细胞增生，成年人大病后组织器官需要修复，对蛋白质的需求尤为突出，其蛋白质的供给应加倍重视。即使一个健康的成年人，体内蛋白质也在不断分解，也需要不断补充新的蛋白质。所以每人每天都必须摄入一定量的蛋白质以构成和修补组织。

＊合成激素和酶的成分

人体的许多生理功能是在激素和酶的作用下完成的，如果没有酶，生命活动就无法进行，而这些酶均是由蛋白质提供必要的原料，例如，对代谢过程具有催化与调节作用的酶和激素、承担运输氧的血红蛋白以及参加凝血过程的凝血酶原等，都是由蛋白质构成。另外，许多重要物质的转运和遗传信息的传递都与蛋白质有关。

* 调节生理功能

正常人的血浆与组织间的水进行不停的交换，保持着动态平衡，这主要是血浆蛋白能协助维持细胞内外的正常渗透压，如血中蛋白质浓度降低，血浆中渗透压亦随之降低，使血浆中的水分从血液中流入组织间隙增多，造成营养不良性水肿。血红蛋白及其盐类，还能调节机体的酸碱平衡。

* 构成抗体，参与解毒

抗体是一种蛋白质（主要是指丙种球蛋白），抗体能使机体产生对疾病的抵抗力，如缺少蛋白质，抗病能力就会大大下降。蛋白质可保护肝脏，参与体内对一些有毒物质的解毒作用，如缺少蛋白质，肝脏解毒能力下降，肝功能就会受到损害。

* 供给能量

蛋白质也是供给人体热能的营养素之一，但不是热能的主要来源，它可以转化为碳水化合物、脂肪，还有一部分被氧化产生热能，每克蛋白质可产热 16.74 千焦，成为人体活动的能量。当膳食中有足够的碳水化合物和脂肪时，可使蛋白质不用于产热，而用于建造和修补组织，使蛋白质用到更重要的地方。所以在食用蛋白质食物的同时，应摄入足够的碳水化合物与脂肪来供给热能，以节省蛋白质的消耗。

蛋白质的类别

蛋白质根据它们所含氨基酸的种类和分量不同，可分为完全蛋白质和不完全蛋白质两大类。完全蛋白质含有全部主要氨基酸，大多来源于动物性食品（大豆中的蛋白质也是完全蛋白质）。不完全蛋白质是指蛋白质里缺乏某种氨基酸，或者分量不够维持健康和人体正常发育的需要，如植物性食物中的玉米类蛋白质等。

蛋白质还有单纯蛋白质和结合蛋白质的区别。单纯蛋白质包括白蛋白、球蛋白类（广泛存在于血浆、乳类、豆类、蛋类中）、谷蛋白、醇溶谷蛋白类（存在于谷类、豆类、种子中，是重要的植物蛋白）、鱼精蛋白、组蛋白类（与核酸结合而成核蛋白，是动物细胞核中的主要成分）、硬蛋白类（广泛存在于骨、肌腱、韧带、毛发、皮肤等组织中）。

结合蛋白质包括核蛋白（是构成细胞核和病毒的主要成分）、色蛋白（存在于血红蛋白、肌红蛋白、黄酶、细胞色素氧化酶中）、糖蛋白（存在于骨、肌腱、黏液中，此类蛋白质有黏合与保护作用）、脂蛋白（主要存在于血浆、细胞膜中）、磷蛋白（存在于乳类、卵黄、脑组织中）。

蛋白质的来源

蛋白质广泛存在于动物和植物体内，蛋白质数量丰富且质量良好的食物主要为动物性食物，包括畜肉、禽肉、鱼、奶类、蛋类等以及植物性食物中的豆类。畜、禽、肉类和鱼肉蛋白质含量一般为16%～20%，鲜奶为2.7%～3.8%，蛋类为11%～14%，干豆类为20%～24%，其中大豆高达40%。谷类含蛋白质一般为7%～10%。虽然谷类蛋白质生理价值不如动物性蛋白质和豆类蛋白质，但因中国人每日摄入的谷类数量相对较大，因此谷物食品仍是膳食中重要的蛋白质来源。

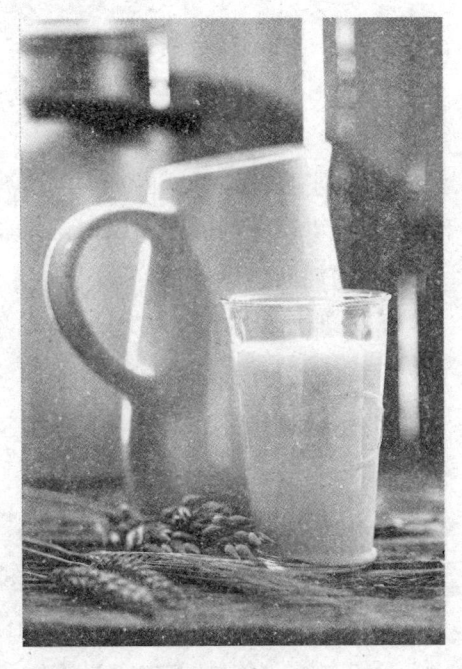

动物性蛋白质质量好、利用率高，但同时富含饱和脂肪酸和胆固醇，而植物性蛋白质利用率相对较低。因此，为提高日常膳食中蛋白质的营养价值，应当注意食物多样化，使动物蛋白、豆类蛋白、谷类蛋白合理分布于各餐中，以充分发挥蛋白质互补作用，提高蛋白质利用率。

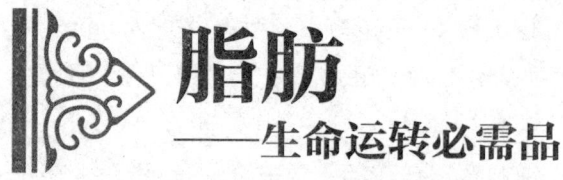

脂肪
——生命运转必需品

脂肪，包括油类和脂类，它的主要作用是供给人体能量，脂肪产生的热量是蛋白质或者糖类产生热量的2倍还多，这些热量能使人进行日常的活动，如果没有这些基本能量，人就无法进行活动。构成人体的脂肪还能调节体温，保护内脏，滋润皮肤。另外，脂肪还可以溶解只能溶于脂类的维生素，以利于人体的吸收利用。

脂肪的生理功能

（1）脂肪是人体含热量最高的能源物质，其主要功能是贮存能量和供给能量。人在饥饿时首先会动用体内脂肪来满足人体的能量需求，从而避免了体内蛋白质的损耗。

（2）脂肪是脏器的支撑和保护者。脂肪作为隔离层和填充衬垫，可以保护和固定器官，避免机械摩擦和移位，使手掌、足底、臀部更好地承受压力。

（3）脂肪有保温作用。皮下脂肪可减少体内热量的散失，对保持人体温度尤为重要。

（4）脂肪能促进脂溶性的维生素A、维生素D、维生素E、维生素K的吸收。如果膳食中缺乏脂肪，脂溶性维生素吸收率将会下降，从而引起脂溶性维生素缺乏症。

（5）脂肪是构成人体组织细胞的重要成分，是组成细胞膜和原生质的成分，尤其是在神经组织细胞内含量丰富，对生长发育十分重要。

脂肪的分类

营养学上的脂肪主要分为三类，即三酰甘油（甘油三酯）、磷脂和固醇类。食物中的脂类95%是甘油三酯，5%是其他脂类。根据其来源，可分为动物性脂肪和植物性脂肪。按其种类、数量及结构不同又有不同的分法：如按碳原子数目可分为短链脂肪酸（6碳以下）、中链脂肪酸（8～12碳）和长链脂肪酸（14碳以上），按双键数目可分为饱和脂肪酸和不饱和脂肪酸，按人体能否合成可分为必需脂肪酸（包括ω-6的亚油酸、ω-3的亚麻酸和ω-6的花生四烯酸）和非必需脂肪酸，按空间结构又可分为顺式脂肪酸和反式脂肪酸。而不饱和脂肪酸又分为单不饱和脂肪酸（如植物油）和多不饱和脂肪酸（如ω-3系列的鱼油、ω-6系列的植物油、ω-9系列的动物脂肪和植物油）。

脂肪的食物来源

动物性和植物性食物都不同程度含有脂肪。

谷类的脂肪含量比较少（0.3%～3.2%），但玉米和小米可达4%，且大部分集中在谷胚中。米糠油和玉米胚油是近年来开辟的食用油新资源，因为富含不饱和脂肪酸（80%左右）与多种维生素，且吸收率高（达90%以上），同时具有降低人体血清胆固醇的作用。

常用的蔬菜类脂肪含量则很少，绝大部分都在1%以下。一些油料植物种子、坚果及黄豆中的脂肪含量却很高，如豆油、花生油、菜子油、芝麻油等。

动物性食物中含脂肪最多的是肥肉，高达90%，其次是肠系膜、内脏及其周围脂肪组织和骨髓。鱼类中的脂肪含量差别较大，大黄鱼只有0.8%，而鲫鱼高达17%。各种乳类的脂肪含量随动物的种类、栖居地的气候以及营养情况而定。

二十碳五烯酸和二十二碳六烯酸主要存在于某些海产鱼油中。这两种脂肪酸具有扩张血管、降低血脂、抑制血小板聚集、降血压等作用，可预防脑血栓、心肌梗死、高血压等老年病的发生。

亚油酸的最好食物来源是植物油类，常用植物油中，菜油和茶油中亚油酸的含量相对较少。小麦胚芽油含较多亚油酸（502毫克/克）和不少的亚麻酸（57毫克/克）。动物脂肪中亚油酸含量一般比植物油低，相对说来，猪油的含量比牛、羊油多，但低于禽类油；瘦猪肉比肥肉含量高；动物内脏含量高于肌肉；鸡蛋内的含量亦不少，达13%。

胆固醇只存在于动物性食物中。植物性食物不含胆固醇，而含植物固醇。

维生素

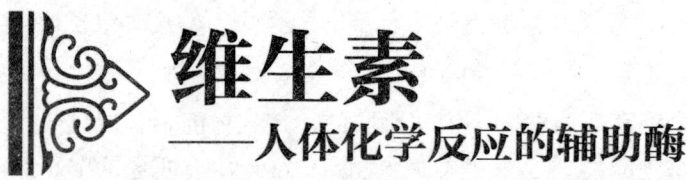

——人体化学反应的辅助酶

> 维生素是细胞的新陈代谢、身体发育、成长、维持人体健康必不可少的物质。它有助于蛋白质、脂肪、糖类和矿物质的吸收和利用，促进营养的生化反映，以维持各系统之正常机能，帮助形成血液、细胞、激素、神经系统的化学物质。

维生素的生理功能

（1）维生素A：维持视觉；促进生长发育；维持上皮结构的完整与健全；加强免疫能力；清除自由基。

（2）B族维生素：B族维生素主要包括维生素B_1、维生素B_2、维生素B_3、维生素B_6和维生素B_{12}等，它们的主要生理功能有维持人体的正常新陈代谢，以及神经系统的正常；促进生长发育和细胞的再生，改善视力；维持消化系统健康；促进生长发育；抗癌防癌；养护机体等。

（3）维生素C：维生素C是抗氧化剂，可以使皮肤紧致、白皙；还可以降低胆固醇，预防心血管疾病，提高身体免疫力；有利于伤口的愈合，可防止坏血病。

（4）维生素D：通过甲状旁腺激素共同作用，维持细胞内、外钙离子浓度，调节血钙平衡和钙磷代谢；促进小肠钙吸收及肾小管对钙、磷的重吸收和利用；对骨细胞呈现多种作用，制造强健的骨骼和牙齿；具有免疫调节功能，改变机体对感染的反应，有助于对结膜炎的治疗；调节基因转录作用，主要作用于肠、肾、骨、胰、垂体、乳房、胎盘、造血组织、皮肤及各种来源的癌细胞等。

（5）维生素E：延缓细胞氧化衰老，滋润皮肤，消除色斑，保持青春的容姿；净化血液，降低血液中的低密度脂蛋白的密度，防止血管硬化；促使正常红细胞生成，防止血液凝固；降低血压，减少患缺血性心脏病的机会；增强肝的解毒功能，保护机体，减轻疲劳；促进性激素分泌，提高生殖能力，防止流产。

（6）维生素K：防止新生儿出血性疾病；预防内出血及痔疮；治疗月经过多；是形成凝血酶原不可缺少的物质，能促进血液正常的凝固。

维生素的分类

根据维生素的溶解性可将其分成两大类：

（1）脂溶性维生素：包括维生素A、维生素D、维生素E、维生素K。脂溶性维生素的共同特点是：

①化学组成仅含有碳、氢、氧。

②不溶于水而溶于脂肪及有机溶剂（如苯、乙醚及氯仿等）。

③在食物中它们常与脂类共存，在酸败的脂肪中容易破坏。

④在体内消化、吸收、运输、排泄过程均与脂类密切相关。

⑤摄入后大部分储存在脂肪组织中。

⑥大剂量摄入容易引起中毒。

⑦如摄入过少，可缓慢出现缺乏症状。

（2）水溶性维生素：包括B族维生素（维生素B_1、维生素B_2、维生素B_6、维生素B_{12}、维生素PP、叶酸、生物素等）和维生素C。水溶性维生素的共同特点是：

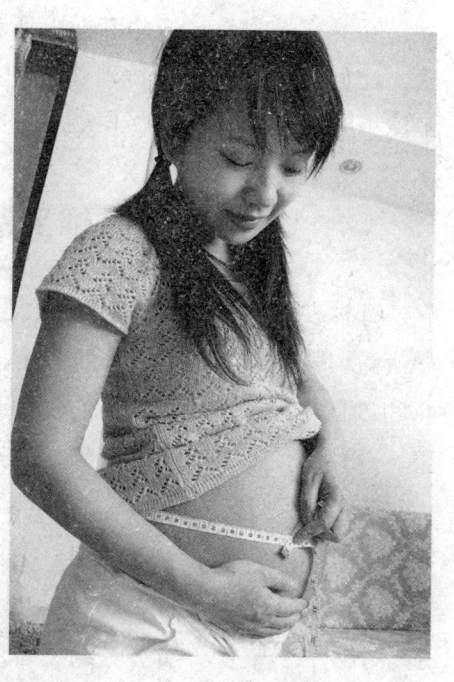

①自然界中几种维生素常共同存在，除含有碳、氢、氧外，还含氮、硫、钴等元素。

②易溶于水而不溶于脂肪及有机溶剂中，对酸稳定，易被碱破坏。

③与脂溶性维生素比较，水溶性维生素及其代谢产物较易自尿中排出，体内没有非功能性的单纯的储存形式。

④当机体饱和后，多摄入的必然从尿中排出。

⑤反之，若组织中的维生素枯竭，则给予的维生素将大量被组织利用，故从尿中排出减少，因此可利用负荷试验对水溶性维生素的营养水平进行鉴定。

⑥绝大多数水溶性维生素以辅酶或辅基的形式参与酶的功能。

⑦水溶性维生素一般无毒性，但极大量摄入时也可出现毒性。

⑧如摄入过少，可较快地出现缺乏症状。

有些化合物，其活性极似维生素，曾被列入维生素类，通常称之为"类维生素"，也有人建议称为"其他微量有机营养素"，如生物类黄酮、肉碱、辅酶Q（泛醌）、肌醇、硫辛酸、对氨基苯甲酸、乳清酸和牛磺酸等，其中牛磺酸、肉碱在近年来特别受到重视。

值得一提的是，一些商业上所称的维生素，按其性质功能来说并不是维生素，比如临床上使用的抗溃疡药维生素U，实际上是一种——蛋氨酸的衍生物，不属于营养学上所称的维生素。

维生素的食物来源

（1）维生素A的食物来源：维生素A含量丰富的食物有动物的肝脏及鸡心、鹅蛋黄、鸭蛋黄、鸡蛋黄、西兰花、冬苋菜、西洋菜、芒果、奶油、枸杞子、红花和砂仁等；含量比较丰富的食物有胡萝卜、菠菜（赤根）、茴香菜、甘蓝、荠菜、芹菜叶、油菜、芫荽、苋菜、黄花菜、苦苦菜、马兰头、苜蓿菜、黄豆、青大豆等。

（2）维生素B_1的食物来源：含维生素B_1丰富的食物有小麦胚粉、葵花子仁、花生仁、榛子、黑芝麻、豌豆（花）、高蛋白豆米粉等；含量较高的有大麦、谷子、小麦、莜麦面、黄豆、绿豆面、青大豆、蚕豆、生松子、猪大排、猪腿、猪瘦肉、鸡肝、鸭肝、牛奶粉、蛋黄、山楂、枸杞子等。

（3）维生素B_2的食物来源：含维生素B_2丰富的食物有蘑菇、松蘑、香菇、口蘑、羊肚菌、紫菜、牛肝、羊肝、羊肾、猪肝、鸡肝、鸭肝、牛乳粉、黄鳝、橘子晶、山楂晶、蚕蛹、蝎子和柿子叶茶等。

（4）维生素B_3的食物来源：维生素B_3含量丰富的食物有口蘑（白蘑）、蘑菇、香菇、花生仁、羊肝、火鸡肝、铁观音茶叶、牛肝、牛肉干、羊肉干、猪大排、猪肝、火鸡脯肉、肉鸡、鸡肝、鸡心等。

（5）维生素B_5的食物来源：绿叶蔬菜、未精制的谷物、玉米、豌豆、花生、坚果类、蜜糖、瘦肉、动物内脏等。

（6）维生素B_6的食物来源：绿色蔬菜、啤酒、小麦麸、麦芽、肝、大豆、甘蓝菜、糙米、蛋、燕麦、花生、核桃等。

（7）维生素B_{11}的食物来源：肝、深绿色叶菜、胡萝卜、南瓜、土豆、豆类、香蕉、辣椒、坚果、全麦、蛋黄、鱼肝油等。

（8）维生素B_{12}的食物来源：动物内脏、瘦肉、鱼、蛋、乳品、紫菜、南瓜等。

（9）维生素C的食物来源：含维生素C丰富的食物有柿子叶茶、苜蓿菜、小红辣椒、脱水甜椒、无核蜜枣、鲜枣、蜜橘、沙棘果；含维生素C较高的食物有菜花、冬苋菜、红菜苔、胡萝卜缨、芥末、甘蓝菜、苦苦菜、白萝卜缨、青萝卜缨、汤菜、西兰花、西洋菜、油菜、苦瓜、柿子椒、青辣椒、番石榴、酸刺、余甘子、猕猴桃、橘汁、枸杞子等。

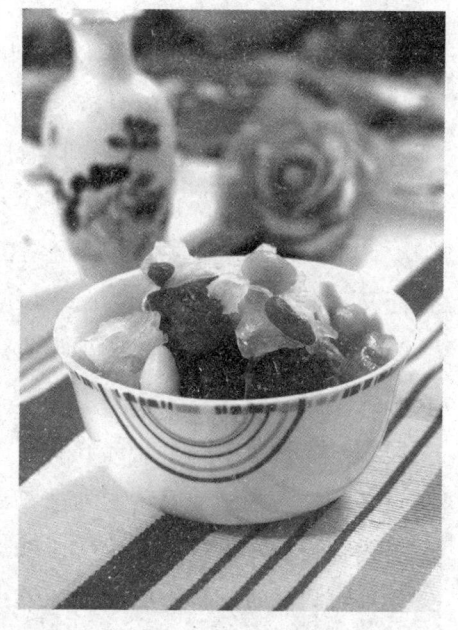

（10）维生素D的食物来源：鱼肝油、沙丁鱼、鲑鱼、牛奶、奶制品、蛋等。

（11）维生素E的食物来源：维生素E广泛存在于动植物食物中，含量丰富的食物有胡麻油、麻子、菜子油、棉子油、豆油、辣椒油、玉米油、芝麻油、葵花子仁、核桃仁、鹅蛋黄、青梅果脯等；含维生素E较高的食物有黄豆粉、桑葚、松子、榛子、奶油、茶油、花生油、五香豆豉、芝麻酱、郁李仁等。

（12）维生素K的食物来源：生菜、蚕豆、豌豆、芦笋、土豆、玉米油、番茄及牛奶等。

糖类（碳水化合物）
——人体能量的重要来源

> 糖类又称碳水化合物，是重要的营养素之一和人体内最主要的能源物质，也是构成生物体的成分。在人类生命活动中，糖类是不可缺少的。

糖类的生理功能

（1）供给热能：糖类在体内消化后，主要以葡萄糖形式被吸收进入血液，既可直接用为能源，也可以合成糖原进行贮存，还可以转变为脂肪贮存于体内，需要时再分解放出能量，这也是吃糖使人发胖的原因。血液中的糖是供给细胞组织进行氧化以取得能量的主要物质。机体每天所摄取的热量有60%～70%来自于糖类，是人体热量最主要和最经济的来源。糖类的消化和代谢较脂肪、蛋白质迅速而又完全，1克糖可提供16.74千焦热能，可见糖类是人体的重要能源。

（2）维持血糖恒定：糖被吸收后在血液中以葡萄糖形式维持在一定范围内，正常人空腹血糖为3.9～6.1毫摩/升。血糖随血液流经各组织时，一部分贮存在肌肉，称为肌糖原；一部分贮存在肝脏，称为肝糖原。当摄入碳水化合物或脂肪过多时，多余的糖就转变为糖原，贮存于肝脏和肌肉中；当体内缺糖，糖原就分解为葡萄糖，供身体需要。血糖是神经和心脏活动的主要能源，也是肌肉运动的主要燃料，对维持心脏、神经的正常功能和增强耐力极为重要。因中枢神经组织中储存营养素很少，主要是利用血糖供其代谢，体内缺糖时，血糖就下降，出现低血糖症，可严重影响脑组织的机体活动，影响心脏和肌肉的工作能力。

（3）构成组织：糖是构成机体的一种重要物质，在所有的神经细胞和细胞核中都含有糖。糖蛋白是细胞膜的组成成分，并可形成抗体、激素和酶；黏蛋白是结缔组织的重要成分；神经组织中含有糖脂，而糖蛋白、黏蛋白、糖脂则均以碳水化合物为主要成分。核糖核酸中也有碳水化合物。

（4）保肝解毒作用：糖与蛋白质结合成糖蛋白，保持蛋白质在肝脏中的储备量，摄入充足的糖可以增加肝糖原的贮备，能增进肝细胞的再生，加强肝的功能，保护肝脏。因此，肝炎患者宜用高糖膳食。此外，葡萄糖醛酸还直接参与肝脏的解毒作用，使有毒物质变为无毒物质而排出体外。动物实验证明肝脏有解除四氯化碳、酒精、砷中毒的作用，但当动物肝脏内的肝糖原由于碳水化合物供给量不足而下降时，其解毒作用则显著下降。

（5）节约体内蛋白质的消耗：体内糖充足时，机体首先利用糖来供给热能，糖对蛋白质在体内的代谢过程也很重要，人依靠蛋白质来供给能量是很不经济的，只有在糖类和脂肪摄取不足的情况下，蛋白质才会分解供能，久之会出现氮的负平衡。蛋白质与糖一起摄入，可增加 ATP 的合成，有利于氨基酸的活化和蛋白质的合成，蛋白质分解减少，使氮在体内储留量增加，这种作用被称为糖对蛋白质的庇护作用（或叫节约作用）。

（6）维持脂肪的代谢：糖对脂肪在体内的代谢也有很大的影响，脂肪在体内正常代谢必须有糖存在，才能在代谢中被彻底氧化燃烧。当糖缺乏时，就会动员体内脂肪供给能量，由于缺少糖，脂肪氧化不全而产生过多的丙酮酸（即酮体），于是就会出现酮体堆积，引起酮血症（酸中毒），这是临床上最常见的一种代谢性酸中毒。故糖的摄入充足，就可调节体内脂肪的氧化，减少酮体的产生，防止酸中毒。

糖类的组成分类

糖是由碳、氢、氧 3 种元素组成的，而且氢和氧的比例为 2：1，正像水分子中氢和氧的比例（H_2O）一样，所以，人们又把糖类叫做碳水化合物。根据糖分子结构不同，可分为单糖、双糖和多糖 3 类。

（1）单糖：是最简单的碳水化合物，常见的主要有葡萄糖、果糖、半乳糖，它们具有甜味，易溶于水，可不经消化液的作用，直接被人体所吸收和利用。

（2）双糖：由 2 个分子的单糖结合在一起再脱去 1 分子的水所组成。常见的有蔗糖、乳糖、麦芽糖等，易溶于水，进入机体后，需经分解为单糖，才能被吸收利用。有些成年人的消化道中缺乏分解乳糖酶，因而食用乳糖过多后不易消化。

（3）多糖：是由许多葡萄糖分子组合而成的碳水化合物，淀粉、糊精等即属此类，无甜味，不易溶于水，经消化酶的作用可分解为单糖被机体吸收利用。

糖类的食物来源

糖类的来源主要是谷类和根茎类食品，如各种粮食和薯类，其中米、面、玉米、高粱中的碳水化合物含量为70%；绿豆、赤豆等豆类中含20%～30%；薯类、藕、山药等块根中含15%～30%，这些食物中含有大量的淀粉和少量的单糖、双糖。各种食糖也是人体糖的来源，例如蔗糖、麦芽糖等。蔬菜和水果除含有少量单糖外，是维生素和果胶的主要来源。由于我国的膳食是多糖膳食，其中热能有65%～85%来自粮食和根茎类食品，因此一般不会缺乏糖类。

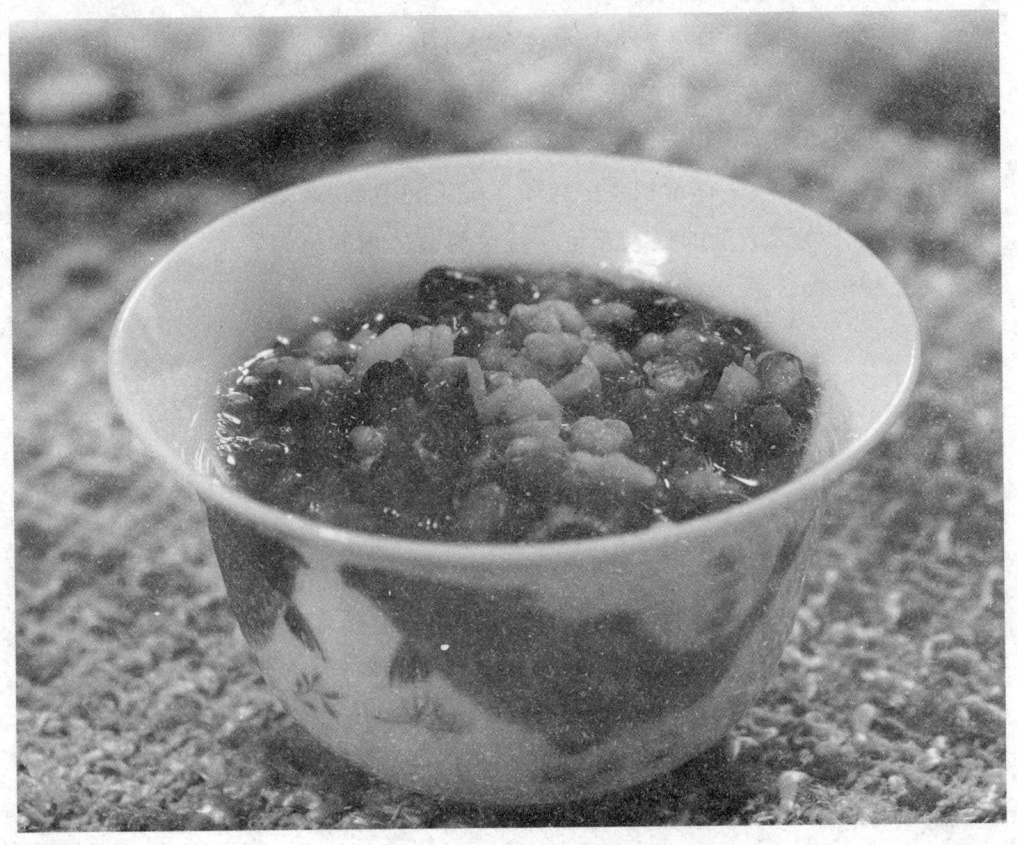

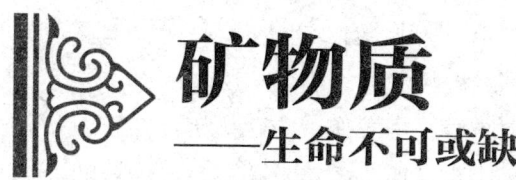

矿物质
——生命不可或缺的细微之物

> 矿物质是构成人体细胞组织和器官的重要成分，是维持和调节生理功能的重要物质。它们与蛋白质协同维持组织细胞的渗透压，调节体液移动，维持机体的酸碱平衡。并且参与酶与人体激素的活动，为人体运送需要的氧气。

矿物质的生理功能

（1）钙：维持强健的骨骼和健康的牙齿；维持规则的心律；缓解失眠症状；帮助体内铁的代谢；强化神经系统，特别是其刺激的传达机能。

（2）铁：促进发育，帮助成长；维持机体的免疫功能，增加对疾病的抵抗力；调节组织呼吸，防止疲劳；构成血红素，预防和治疗缺铁性贫血；参与细胞色素的合成，帮助皮肤恢复良好的血色。

（3）磷：促进成长以及身体组织器官的修复；协助脂肪和淀粉的代谢，供给能量与活力；减少关节炎的痛苦；促进牙齿的健康生长和牙床的健康发育。

（4）钾：维持细胞内液的渗透压，保持细胞内外的水分平衡，使体液保持适当的酸碱度；钾与体液内的钠配合，能维持神经肌肉的应激性和正常功能；钾能有效地利用蛋白质修复被破坏的组织，刺激中枢神经发出肌肉收缩的冲动；通过肾清除体内有害物质；是糖类、蛋白质代谢不可缺少的物质，并参与酶的活动；钾能对抗由食盐引起的高血压，低钠高钾食品具有治疗和预防高血压的作用，增加钾的摄入量能有效地减少后代患高血压病，并对青壮年高血压有辅助疗效。

（5）钠：防止脱水的发生，保持体内水分的平衡，有助于神经系统的活动，用于肌肉收缩，包括心肌的收缩；还用于体内能量的制造，并有助于将营养物质运送到细胞中。

（6）碘：保进儿童生长发育；转化多余的脂肪减轻体重；促进人体生殖、神经和肌肉的功能；帮助提高反应的敏捷性；有助蛋白质的分解，促进毛发、指甲、皮肤、牙齿的健康；有助于治疗胸部囊肿病变纤维瘤。

（7）镁：促进心脏、血管的健康，预防心脏病发作；防止钙沉淀在组织和血管壁中，防止产生肾结石、胆结石；使牙齿更健康；改善消化不良；能协助抵抗忧郁症，与钙并用，可作为天然的镇静剂。

（8）锌：加速人体内部和外部伤口的愈合；消除指甲上的白色斑点；防止味觉丧失；有助于对生殖能力障碍的治疗；有助于预防前列腺疾病；促进生长发育和使思维敏捷；减少胆固醇的蓄积；有助于治疗精神失常。

（9）硒：能治疗关节炎、抗衰老；有助于预防和治疗头皮屑；可抑制吸烟、精神压抑、运动过少及肥胖对心脏和血管的不良作用；排除侵入人体的污染物；抑制多种肿瘤生长和扩散的作用，能增进机体的抗癌作用。

（10）铜：合成胶原蛋白；帮助铁质的吸收和运送，帮助形成血红素、提高活力；增强血管、骨骼、肌肉及神经的功能；有利于维生素C的吸收，促进血凝结；维持生育能力；保护头发的健康和皮肤色素的沉淀。

（11）氟：氟与牙釉质形成一种抗酸性较强的氟磷灰石保护层，能提高牙质的硬度，并增强牙齿的抗酸能力；氟能抑制口腔内乳酸杆菌的生长，使口腔内酸性食物残渣难以氧化成酸性物质，起到预防龋齿的作用。适量的氟有利于钙与磷形成骨盐而沉积于骨骼中，从而对骨骼形成、增加骨骼强度、硬度发挥作用。

（12）氯：帮助消化；维持体液的酸碱平衡；保持身体的柔软性。

矿物质的食物来源

（1）钙的食物来源：含钙丰富的食物有芝麻酱、石榴花茶、石螺、强化牛乳粉、牛脑、虾皮、海米、蛤蜊、奶酪、速溶牛乳粉、鲜海参、海带、桑椹、蕨菜、豆制品、紫葱头、胡萝卜缨、荠菜、西瓜子、榛子、白虾米、草虾米、河虾等；含钙较高的食物有全麦粉、燕麦、腐乳、黄豆、青大豆、豌豆、红芸豆、茴香菜、青苋菜、紫苋菜、雪里蕻、油菜、石花菜、口蘑、黑木耳、紫菜、红果、花生米、松子、茶叶、芥末、茴香子、菊花等。

（2）铁的食物来源：含铁丰富的食物有猪肝、珍珠白蘑、海蛎肉、生蚝、蝎子、小麦胚粉、莜麦、糌粑、扁豆、豆腐皮、腐竹、藕粉、大葱、菠菜、黑竹笋、地衣、芫荽、黄蘑、松蘑、香菇、桑椹、樱桃、牛肉干、羊肉、火鸡肝、鸡肝、鸭肝、鸭血、蚌肉、鲍鱼、蛏干、淡菜、海参、蛤蜊、田螺、黑鱼、河蚬、茶叶、黑芝麻、菊花等。

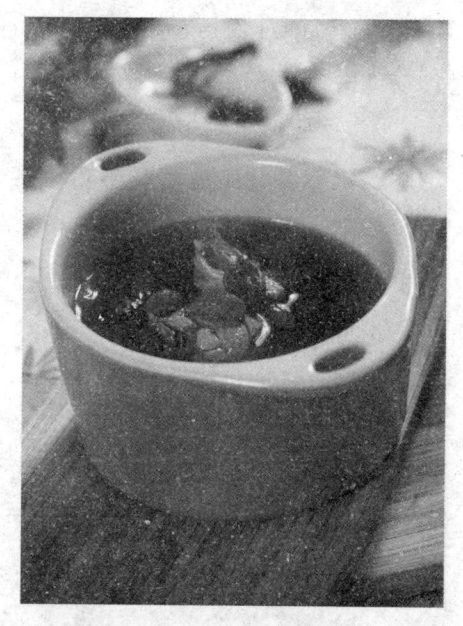

（3）磷的食物来源：含磷较丰富的食物有大麦、高粱米、黑米、早糯米、荞麦、小麦、白扁豆、蚕豆、黄豆、青豆、豇豆、绿豆、赤豆、芸豆、黑竹笋、冬菇、蘑菇、黑木耳、香菇、银耳、榛蘑、紫菜、红果、桑椹、核桃、榛子、马肉、牛肝、牛脑、牛肉、兔肉、羊肝、羊脑、猪肝、猪脑、火鸡腿、鸭肝、奶酪、奶粉、泥鳅、虹鳟鱼、蚌肉、淡菜、墨鱼、鱿鱼、虾、红茶、花茶、珠茶等。

（4）钾的食物来源：含钾丰富的食物有小麦胚粉、麦麸、扁豆、蚕豆、黄豆、豆腐皮、红芸豆、胡萝卜、土豆粉、白笋干、紫皮葱头、黄花菜、蛇瓜、红尖辣椒、番茄酱、腌龙须菜、冬菇干、海带、黄蘑、口蘑、蘑菇干、黑木耳、银耳、榛蘑、紫菜、桂圆、葡萄干、杏干、花生仁、葵花子、莲子、榛子、羊肉、猪肝、奶油、牛乳粉、干贝、墨鱼干、鱿鱼干、茶叶、辣椒粉等。

（5）钠的食物来源：盐、泡菜、火腿、芹菜、螃蟹等。

（6）碘的食物来源：海盐和海产品是碘的良好来源，如海带、紫菜、发菜、黄鱼、蚶干、蛤蜊、蛏干、干贝、淡菜、海参、海蜇、龙虾等；此外，芹菜叶和根、菠菜、柿子、鸡蛋、山药等含碘也比较多，但必须是非甲状腺肿流行地区种植和生产的。

（7）镁的食物来源：镁主要存在于各种食物和饮水中，含镁丰富的食物有海参、墨鱼、全麦粉、荞麦、黑大豆、芸豆、龙须菜、苔菜、桑椹、花生米、葵花子、莲子、南瓜子、山核桃、松子、西瓜子、榛子、鲍鱼干、蛏干、淡菜、红螺、鱿鱼、海米、虾皮、茶叶、豆豉、胡麻子、芥末、芝麻酱等。

(8) 锌的食物来源：保持体内有足够的锌是非常必要的，应多食含锌丰富的食物如海蛎肉、生蚝、蝎子、蛏干、鲜赤贝、鲜扇贝、淡菜、墨鱼、牡蛎、鱿鱼、蟹、螺蛳、山羊肉、马肉、牛肝、牛肉、野兔肉、绵羊肉、猪肝、口条、火鸡腿、母鸭肝、奶酪、鸡蛋粉、章鱼、蚕蛹、芝麻南糖、香菇、小麦胚粉、麦麸、糍粑、眉豆、黑竹笋、黄蘑、口蘑、琼脂、松蘑、榛蘑、葵花子、山核桃、松子、乌梅、花生油、豆皮、龙井茶等。

(9) 硒的食物来源：含硒丰富的食物有魔芋精粉、鱿鱼干、海参、淡菜、猪肾、松蘑、牡蛎、珍珠白蘑、花豆、牛乳粉、牛肾、海蟹、干贝、海米、小麦胚粉、鸭肝、松花蛋（鸡）、鲮鱼、黄鱼、蛏子、海参、海蛎肉、海虾、琵琶虾、河蟹、虾皮、红茶、海螺、章鱼等。

(10) 铜的食物来源：含铜较丰富的食物有豆奶粉、酸梨、口蘑、鹅肝、鸭肝、墨鱼干、牡蛎、生蚝、章鱼、蝎子、江虾、紫菜、黄豆、核桃、花生等。

(11) 氟的食物来源：含氟丰富的食物是海产品和茶叶，含氟量较多的食物有沙丁鱼、虾、大马哈鱼、大豆、鸡蛋、牛肉、菠菜等。

(12) 氯的食物来源：食盐、海带等海藻类、橄榄、茶等。

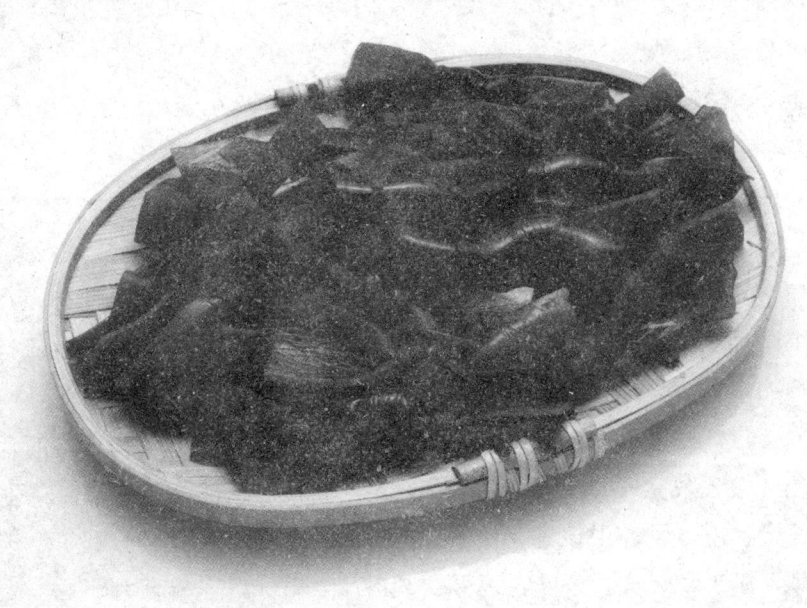

膳食纤维
——人体的"肠道清洁夫"

膳食纤维是指植物中不能被消化吸收的成分,是维持健康不可缺少的因素,它能软化肠内物质,刺激胃壁蠕动,辅助排便。还能帮助消化,清除体内废物,减低胆固醇吸收率,产生饱足感觉,有助于控制体重。越来越多的研究者发现,膳食纤维在预防如糖尿病、高脂血症、冠心病、憩室病、肠癌等生活方式疾病方面有着积极的作用。

膳食纤维的生理功能

(1)抑制胆固醇:膳食纤维能够抑制胆固醇的吸收,预防高脂血症和高血压。

(2)改善肠道菌群:膳食纤维可改善肠道菌群,维持体内的微生态平衡,利于某些营养素的合成。

(3)抵御有害金属:膳食纤维能延缓和减少重金属等有害物质的吸收,减少和预防有害化学物质对人体的毒害作用。

(4)防止便秘:膳食纤维的吸水溶胀性,有利于增加食物的体积,刺激胃肠道的蠕动,软化粪便,防止便秘,促进排便和增加便次,有导泻的作用。

(5)降脂减肥:水溶性膳食纤维有很强的吸水溶胀性,能增加人的饱腹感,减少食物中脂肪的吸收,起到耐饿、减肥的功效。

(6)控制血糖:可溶性膳食纤维具有控制餐后血糖急剧上升和改善糖耐量的作用。

膳食纤维的分类

膳食纤维是一种不能被人体消化的碳水化合物,以能否溶解于水中可分为两个基本类型：水溶性纤维与非水溶性纤维。纤维素、部分半纤维素和木质素是3种常见的非水溶性纤维，存在于植物细胞壁中；而果胶和树胶等属于水溶性纤维，则存在于自然界的非纤维性物质中。

常见的食物中的大麦、豆类、胡萝卜、柑橘、亚麻、燕麦和燕麦糠等食物都含有丰富的水溶性纤维，水溶性纤维可减缓消化速度和最快速排泄胆固醇，有助于调节免疫系统功能，促进体内有毒重金属的排出。所以可让血液中的血糖和胆固醇控制在最理想的水准之上，还可以帮助糖尿病患者改善胰岛素水平和三酰甘油。

非水溶性纤维包括纤维素、木质素和一些半纤维素以及来自食物中的小麦糠、玉米糠、芹菜、果皮和根茎蔬菜。非水溶性纤维可降低罹患肠癌的风险，同时可经由吸收食物中有毒物质预防便秘和憩室炎，并且减低消化道中细菌排出的毒素。大多数植物都含有水溶性与非水溶性纤维，所以饮食均衡摄取水溶性与非水溶性纤维才能获得不同的益处。

膳食纤维的食物来源

常见的食物中的大麦、豆类、胡萝卜、柑橘、亚麻、燕麦和燕麦糠等食物都含有丰富的水溶性纤维，水溶性纤维可减缓消化速度和最快速排泄胆固醇，所以可让血液中的血糖和胆固醇控制在最理想的水准之上，还可以帮助糖尿病患者降低胰岛素和三酰甘油。非水溶性纤维包括纤维素、木质素和一些半纤维以及来自食物中的小麦糠、玉米糠、芹菜、果皮和根茎蔬菜。

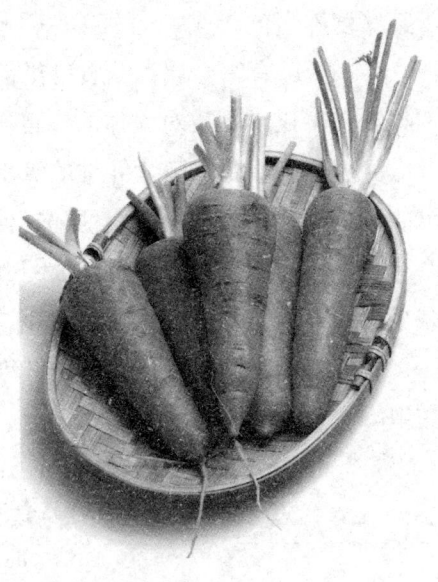

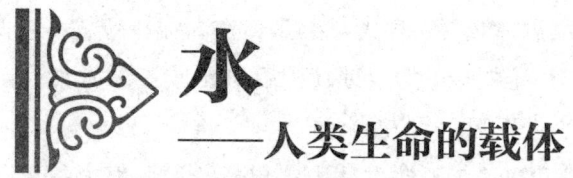

水
——人类生命的载体

水是生命之源,占人体体重约 70% 是水。水能保证人体血液循环的量,保持各器官正常新陈代谢,水分不足,会对生命造成危害。水构成体液,输送营养、调节体温,排出废物,是人体的运输网。

水的生理功能

（1）机体的重要组成成分：水是维持生命、保持细胞外形、构成各种体液所必需的物质，每种体液和组织都含有一定量的水。

（2）参与机体代谢：水具有很强的溶解性，能使许多物质溶解于其中，形成水溶液来发挥其生理功能。水的流动性很强，可以作为体内很多物质的载体，对营养物质的吸收和代谢废物的排泄起到了极其重要的作用。同时水本身也参与体内的很多化学反应。可以说，水是各种化学物质在体内正常代谢的保证。

（3）水具有调节体温的作用：水的质量热容高，从而可保证人体在冷、热环境下体温的降低或升高不会过多。另外，水的导热性强，可保证体内各组织和器官的温度趋于一致。

（4）水具有润滑功能：水的黏度小，可使体内摩擦部位润滑，减少损伤。如泪液可防止眼球干燥，唾液及消化液有利于咽部的润滑和食物的消化，人体的关节部位、内脏之间需要水来润滑保护。水还可以保持肌肤柔软有弹性以及维持腺体的正常分泌。

每人一天需喝多少水

健康的机体必须保持水平衡，通俗地说，人体每天排出多少水分，就需要补充多少水分。如果体内长期补充水分不足，或因大量出汗、严重腹泻等原因造成失水过多，就会造成机体脱水。失水占体重2%时人会感到口渴、尿少；占6%时会出现乏力、无尿；占10%时，体内许多正常生理功能受到影响；失水如达15%～20%，生命就有危险，倘若7天不喝水，人就会死亡。

每人每天体内的7～8升水需要更新，7天左右体内水更新一遍。每人每天需要摄入2～3升水。当然，饮水量因年龄、性别、身高、体重、运动量等个体差异而有所不同，还与气候变化、健康状况、饮食习惯、职业因素等都有关系。人体所需水分主要从饮水获得，每天约8杯左右，再就是通过饮食摄取。

当摄入充足的水后，血液、淋巴液的循环才会呈现良好状态。这样，既可保证供给身体所需的营养物质，又能够溶解废物，并消除毒素，进而增进内脏功能，皮肤也会滋润、光滑。

因此，在日常工作和生活中，任何人都要注意适时适量地补充水分，从避免轻度失水做起。

水的摄入及来源

机体从以下3个来源获得水分。

（1）饮水和其他饮料：包括饮用水、茶、咖啡和其他饮料，通过这些途径所摄入的水分占人体水分总来源的30%～40%。

（2）食物水：包括固体食物（米饭、馒头、水果等）和液体食物（牛奶、汤等）。许多食物中都含有大量的水分，其中有一部分以结晶水的形式存在，有一部分则以结合水的形式存在，但都可以被人体吸收利用。从食物中所摄入的水分约占人体水分总来源的50%以上。

（3）代谢水：代谢水是由营养素在体内氧化燃烧以后生成的，即食物进入体内后，某些营养成分在代谢过程中会生成水，不同成分在氧化过程中生成的水量各不相同，此途径为人体提供的水分约占10%。

第三章 体质不一，养生方法各有不同

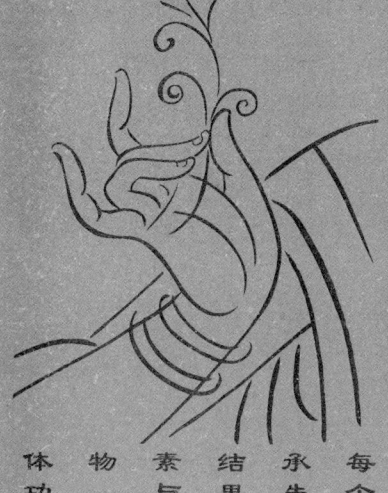

每个人都有自己的体质特性，它是由秉承先天遗传和后天多种因素互相作用的结果，不同的体质表现不同，后天的因素与体质的形成密不可分，因此通过药物、饮食调养、身体锻炼等方式调整身体功能状态，可达到增强体质、保证健康的目的。

健康身体需要体质做主

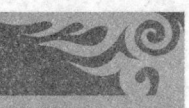

体质，一般指由先天遗传和后天获得所形成的身体状况。系人类个体在形态结构和功能活动方面所固有的、相对稳定的特性，与心理性格具有相关性。个体体质的不同，表现为在生理状态下对外界刺激的反应和适应上的某些差异性，以及发病过程中对某些致病因子的易感性和疾病发展的倾向性。所以，对体质的研究有助于分析疾病的发生和演变，为诊断和治疗疾病提供依据。

"体质"是在中医理论发展过程中形成的病理生理学概念。查《辞海》无"体质"一词，但对"体"、"质"分别解释为："体"，指身体，"质"为性质、本质。所谓体质，就是机体因为脏腑、经络、气血、阴阳等的盛衰偏颇而形成的素质特征。

如果有一个人表现出身强体壮、面色红润、目光有神、鼻色明润、嗅觉通利、唇红润、胃纳佳、四肢强劲有力、耐寒热、二便正常等特征，毫无疑问，这样的人体质正常；反之，如果一个人的脏腑有亏虚、气血不足、阴阳显偏衰的话，则意味着此人身体状况欠佳，日常生活中需要格外注意自我调养，以使身体健康指数恢复到常态。由此可见，体质影响健康，不同体质对身体有不同程度的影响。

"体质"所包含的内容，或者说，当需要评价一个人的体质水平时，应从以下几个方面综合起来考虑：

（1）身体的发育水平，包括体格、体型、营养状况和身体成分等方面。

（2）身体的功能水平，包括机体的新陈代谢和各器官、系统的功能等。

（3）身体的素质及运动能力水平，包括速度、力量、耐力、灵敏性、协调性，还有走、跑、跳、投、攀越等身体的基本活动能力。

（4）心理的发育水平，包括智力、情感、行为、感知觉、个性、性格、意志等方面。

（5）适应能力，包括对自然环境、社会环境、各种生活紧张事件的适应能力，对疾病和其他损害健康的因素的抵抗和调控能力等。

第三章 体质不一，养生方法各有不同

拿男女两性来说，因性别不同，其体质不同，自然健康状况也有所不同。《素问·上古天真论》中说："女子七岁，肾气盛，齿更发长；二七而天癸至，任脉通，太冲脉盛，月事以时下，故有子；三七肾气平均，故真牙生而长极；四七筋骨坚，发长极，身体盛壮……丈夫八岁，肾气实，发长齿更；二八肾气盛，天癸至，精气溢泻，阴阳和，故能有子。；三八肾气平均，筋骨强筋，故真牙生而长极……"因此，女性体质养生要重视补气养血，男性体质养生要重视养肾护阳。

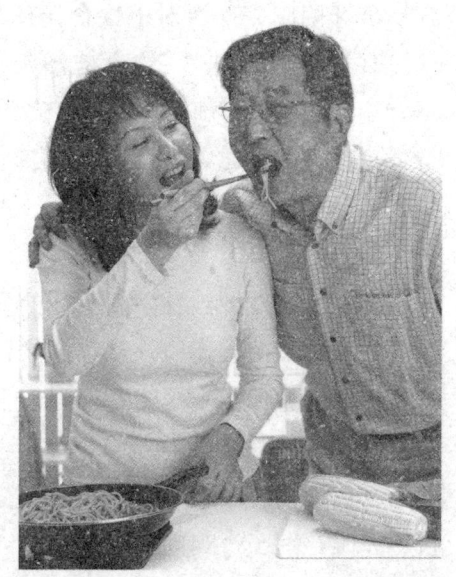

平和体质的饮食养生

从中医体质养生的角度而言，平和体质是最让人羡慕，也是最健康的一种体质。它是以体态适中、面色红润、精力充沛、脏腑功能强健壮实为主要特征的一种中医体质养生状态。

平和体质常见的表现：平和体质的人一般身体比较匀称、健壮，性格随和开朗。面色、肤色润泽，头发稠密有光泽，目光有神，鼻色明润，嗅觉通利，味觉正常，唇色红润，精力充沛，不易疲劳，耐受寒热，睡眠安和，胃口良好，两便正常，舌色淡红，苔薄白，脉和有神。平时较少生病，对自然环境和社会环境适应能力较强。

中医认为，健康的平和体质者亦须注意食疗养生，用现代营养学观点来说，就是要注意营养均衡。对于平和体质的人，养生保健宜饮食调理而不宜药补，因为平和之人阴阳平和，不需要药物纠正阴阳之偏正胜衰，如果用药物补益反而容易破坏阴阳平衡。对于饮食调理，首先要"谨和五味"。饮食应清淡，不宜有偏嗜。因五味偏嗜，会破坏身体的平衡状态。如过酸伤脾，过咸伤心，过甜伤肾，过辛伤肝，过苦伤肺。

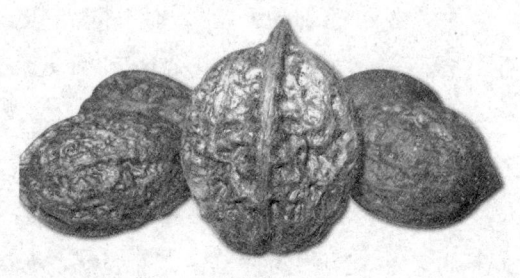

其次，在维持自身阴阳平衡的同时，平和体质的人还应该注意自然界的四时阴阳变化，顺应此变化，以保持自身与自然界的整体阴阳平衡。再则，平和体质的人还可酌量选食具有缓补阴阳作用的食物，以增强体质。

这类食物有：粳米、薏苡仁（薏米）、豇豆、韭菜、甘薯、南瓜、银杏、核桃、龙眼、莲子、鸡肉、牛肉、羊肉等。平和体质的人春季阳气初生，宜食辛甘之品以发散，而不宜食酸收之味。宜食韭菜、香菜、豆豉、萝卜、枣、猪肉等。夏季心火当令，宜多食辛味助肺以制心，且饮食宜清淡而不宜食肥甘厚味。宜食菠菜、黄瓜、丝瓜、冬瓜、桃、李、绿豆、鸡肉、鸭肉等；秋季干燥易伤津液，宜食性润之品以生津液，而不宜食辛散之品。宜食银耳、杏、梨、白扁豆、蚕豆、鸭肉、猪肉等；冬季阳气衰微，故宜食温补之品以保护阳气，而不宜食寒凉之品。宜食大白菜、板栗、枣、黑豆、刀豆、羊肉、狗肉等。

下面介绍几种平和体质者的食疗养生方法：

小米粥

【原料】小米 50 克。

【制作】锅内加入适量的清水，烧开后放入洗净的小米，煮沸后，然后用文火熬，至粥黏稠后即可关火。早晨空腹食用。

【功效】开肠胃，补虚损，益丹田。

红枣生姜茶

【原料】红枣 120 克，生姜 30 克，红糖 200 克。

【制作】先将红枣洗净，锅内加入 1200 毫升的清水烧开，放生姜、红枣和红糖，文火煮约1小时即可。早晨喝一杯。

【功效】补脾益胃，养血安神。

山药薏米粥

【原料】怀山药30克，薏米50克，白茯苓20克，鸡蛋2个，糯米100克，白糖适量。

【制作】将怀山药、薏米、白茯苓研磨成粉；鸡蛋煮熟，取蛋黄；将糯米淘洗干净，与磨好的怀山粉、薏米粉、白茯苓粉同放入锅中，加清水适量，用文火煮至糯米烂熟，加入白糖、鸡蛋黄搅拌均匀即可。趁温食用。每日1剂，分2次食完，连食15日。

【功效】有益气健脾，丰肌润肤之功。

气虚体质的饮食养生

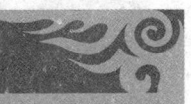

气虚体质主要是指人体的生理功能处于不良状态，体力和精力都明显感到缺乏，稍微活动一下或工作、运动就有疲劳及不适的感觉。

气虚体质常见的表现：形体消瘦或偏胖，性格内向，情绪不稳定，胆小，不喜欢冒险。体倦乏力，面色苍白，语声低怯，常自汗出，且动则尤甚，心悸食少，舌淡苔白，脉虚弱，是其基本特征。平素体质虚弱，易患感冒；或发病后因抗病能力弱难以痊愈；易患内脏下垂、虚劳等病。若患病则诸症加重，或伴有气短懒言、咳喘无力；男子滑精早泄、女子白带清稀。

中医认为，气虚体质者的饮食调养可选用具有健脾益气作用的食物，少食具有耗气作用的食物。需要注意的是气虚体质要缓缓补，不要骏补。气虚体质的人对食物的寒热较敏感，宜食用性质温和的、偏温的具有补益作用的食品，太寒凉和过温热的食物都对气虚体质的人不利，太寒凉伤脾胃，过辛热易上火。

对于气虚体质者，可以通过饮食的方法进行调解。一般来说，宜选择补气的食品，如：小米、粳米、糯米、莜麦、扁豆、菜花、胡萝卜、香菇、豆腐、马铃薯、红薯、牛肉、兔肉、猪肚、鸡肉、鸡蛋、鲢鱼、鲨鱼、黄鱼、比目鱼等。这些食物有很好的健脾益气的作用。当然，如配合药膳效果就更好了。

气虚者忌食物品：山楂、佛手柑、槟榔、大蒜、苤蓝、萝卜缨、芫荽（香菜）、芜菁（大头菜）、胡椒、荜拨、紫苏叶、薄荷、荷叶。

忌食或少食：荞麦、柚子、柑、金橘、金橘饼、橙子、荸荠、生萝卜、芥菜、薤白、君达菜、砂仁、菊花、茶叶及烟酒。

下面介绍几种气虚体质者的食疗养生方法：

什锦麦胚饼

【原料】葡萄干20克，龙眼肉10克，花生仁10克，大枣10枚，麦胚粉100克，白糖（或红糖）20克。

【制作】将葡萄干洗净，与龙眼肉一起切碎；花生仁炒熟，压碎；大枣洗净去核，切碎；将麦胚粉用开水稍烫一下，加入上述原料后，揉合均匀，制成薄饼，烙熟。

【功效】此饼具有益气、养血、安神、提神的功效，经常适量食用，对气虚体质者有益处。

鲫鱼黄芪汤

【原料】鲜鲫鱼200克，黄芪20克，炒枳壳12克，生姜、细葱、味精、精盐各适量。

【制作】将鲫鱼刮鳞、除内脏，抠去腮，洗干净；黄芪切片，与枳壳一起用纱布袋装好，扎紧口；生姜、细葱洗净切碎。先将药袋入锅，加水适量，煮约半小时，再下鲫鱼同煮，待鱼熟后，捞去药袋，加入姜、葱、精盐、味精调味即成。

【功效】补中益气，升举内脏。适应于中焦脾胃气虚所致的神疲气短、少气懒言、食欲不振、腹胀气坠，以及脱肛、子宫下垂、胃下垂等属脾胃气虚下陷者。

金沙玉米粥

【原料】玉米粒80克，糯米、红砂糖各40克。

【制作】将玉米和糯米用清水浸泡2个小时,然后将泡好的玉米和糯米入锅加清水煮粥,煮熟后加入红砂糖再煮5分钟即成。此粥可在每日晚饭时食用。

【功效】由于玉米、糯米和红砂糖中均含有抗氧化剂等对人体有益的成分,因此此粥具有补气养血、强身健体的功效。

参苓粥

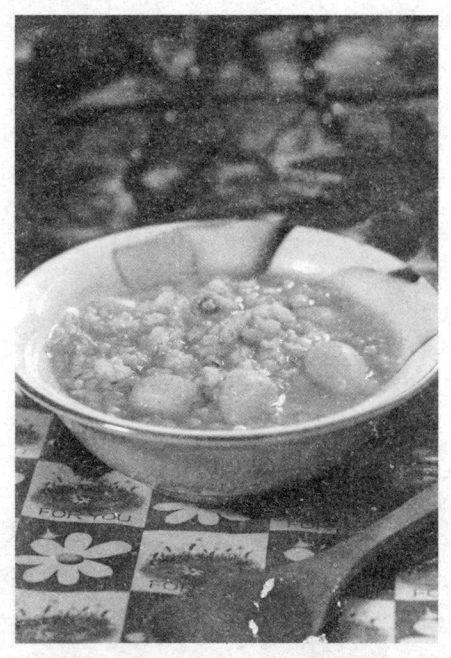

【原料】人参3~5克(或党参15~20克),白茯苓15~20克,生姜3~5片,粳米100克。

【制作】先将人参(或党参)、生姜切为薄片,把白茯苓捣碎,浸泡半小时,煎取药汁,后再煎取汁,将一、二煎药汁合并,分早晚两次同粳米煮粥服食。

【功效】益气补虚,健脾养胃。适用于气虚体弱,脾胃不足,倦怠无力,面色苍白,饮食减少,食欲不振,反胃呕吐,大便稀薄等症。

阳虚体质的饮食养生

阳虚体质的特征和寒性体质接近,大都为阳气不足,有寒象。阳虚体质的人平素畏冷,手足不温,易出汗;喜热饮食,精神不振,睡眠偏多。

阳虚体质的常见表现:形体白胖或面色淡白无华,性格多沉静,内向。平素怕寒喜暖、四肢倦怠、小便清长、大便时稀、唇淡口和、常自汗出、脉沉乏力、舌淡胖。其人患病则易从寒化,可见畏寒蜷卧、四肢厥冷、或腹中绵绵作痛、喜温喜按;或身面水肿、小便不利;或腰脊冷痛、下利清谷;或阳痿滑精、宫寒不孕;或胸背彻痛、咳喘心悸;或夜尿频多、小便失禁。

中医认为，阳虚体质的人应多吃甘温的食物，以温补脾肾阳气为主，药物可选用补阳祛寒、温养肝肾之品。补温助阳的食物有很多，如生姜、板栗、腰果、松子、牛肉、羊肉、核桃仁、花生、胡椒、花椒、虾米、桂圆、荔枝、茴香、辣椒、豆蔻、南瓜、胡萝卜、山药、黄豆芽、当归、冬虫夏草、杜仲等。这些食物能温暖脏腑，祛除"心寒"、"胃寒"等内冷的状况。即使在三伏天里，阳虚体质者也要适当进食一些温补的食物。

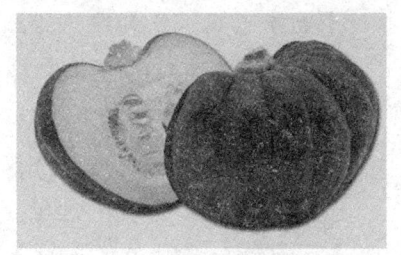

五脏之中，肾为人体阳气的先天之本，脾为阳气后天生化之源，因此阳虚体质者补阳助温重在温补脾肾的阳气。最好在日常饮食中加入一些补脾肾的中药，制成药膳食用，如人参、陈皮、升麻、柴胡、白术、炙甘草、黄芪、肉桂、巴戟天、菟丝子、附子、山药、黄精、补骨脂等。

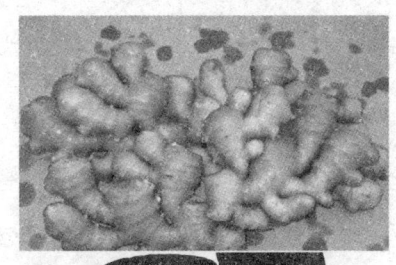

阳虚体质的人少吃：蟹、冷饮、柚子等。

阳虚体质的人忌吃：新姜、小蒜、野鸡肉、葵菜等。

下面介绍几种阳虚体质者的食疗养生方法：

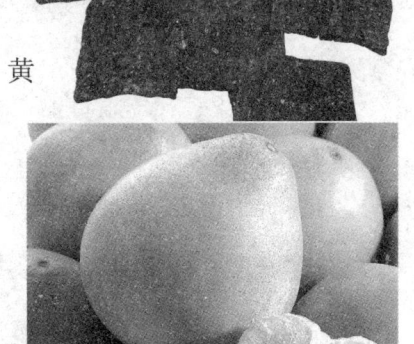

当归生姜羊肉汤

【原料】羊肉500克，当归20克，生姜30克，料酒、食盐各适量。

【制作】将当归、生姜冲洗干净，用清水浸软，切片备用。羊肉剔去筋膜，放入开水锅中略烫，除去血水后捞出，切片备用。当归、生姜、羊肉放入砂锅，加清水、料酒、食盐，旺火烧沸后撇去浮沫，再改用小火炖至羊肉熟烂。

【功效】温中补血，祛寒止痛。主治妇女产后气血虚弱，阳虚失温所致的腹痛，同时，此汤还可以治疗血虚乳少、恶露不止等症状（本方主要针对肾阳虚）。

羊肉萝卜汤

【原料】羊肉 400 克，萝卜 300 克，香菜 1 棵，酱油、料酒、精盐各少许，色拉油 1 匙，葱 1 棵。

【制作】羊肉洗净切片，用酱油、料酒浸入味。萝卜洗净去皮切片，香菜切碎。用色拉油将葱、羊肉炒一下，加入适量清水，加入萝卜片，中火炖 40 分钟，下香菜用盐调味即可。

【功效】此汤具有开胃健脾的作用。

壮阳狗肉汤

【原料】狗肉 2000 克，菟丝子 30 克，附片 13 克，清汤、盐、味精、葱白、料酒各适量。

【制作】将狗肉整块下锅，用沸水煮透，捞入凉水内，洗净血水，控干水分，切成长方条。将锅置火上，放入狗肉、姜片热炒，烹入料酒炝锅，然后倒入大锅内。同时把菟丝子、附片用纱布包好，放入锅内。加清汤、盐、味精、葱白，置武火上烧沸，去浮沫，改用文火炖 2 小时。待狗肉炖至熟烂，挑出姜、葱白，分装 10 份即成。每日 1 次，每次 1 份，晨起空腹食用，冬令尤宜多吃。

【功效】本汤具有温肾助阳、益精补虚的功效，非常适合于阳虚体质的人群，特别对于阳虚所致不育不孕症有很好的疗效。

山药栗子猪肚煲

【原料】鲜山药 500 克，栗子 50 克，猪肚 1 个，生姜、料酒、精盐各适量。

【制作】鲜山药去皮，洗净，切块待用；栗子去皮洗净待用；猪肚用面粉或精盐反复搓洗数遍后，用水洗净切块，加姜、酒、清水适量，煲至八成熟后，加山药、栗子煲熟加适量精盐即可。

【功效】健脾和胃，益肾调经。山药入肺、脾、肾三经，补肺健脾益肾，性平而不寒不燥。栗子味甘性温，入脾、胃、肾经，能养胃健脾补肾止血。猪肚味甘性温，归脾、胃经，为血肉有情之品，健脾胃，补虚损，是虚劳羸弱者的营养佳品。

阴虚体质的饮食养生

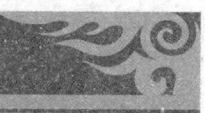

阴虚体质是指人体精、血等阴液亏损，失去润泽脏腑、滋养经脉肌肤的功用，出现虚火上炎的偏颇。

阴虚体质的常见表现：体形瘦长，性情急躁，外向好动，活泼。体表表现主要是手足心热，易口燥咽干口渴喜冷饮，大便干燥，或见面色潮红，两目干涩，视物模糊，皮肤偏干，眩晕耳鸣，睡眠差。对外界环境适应能力表现为不耐热邪，耐冬不耐夏，不耐受燥邪。

中医认为阴虚体质者应多滋补肾阴以及甘凉滋润的食物；忌食或少食烤炸、辛辣或性温燥烈的食物；忌食或少食高热量如巧克力等食物，力戒烟酒。

饮食调理的原则是保阴潜阳，宜芝麻、糯米、蜂蜜、乳品、甘蔗、蔬菜、水果、豆腐、鱼类等清淡食物，并注意食用沙参粥、百合粥、枸杞子粥、桑椹粥、山药粥。条件许可者，可食用燕窝、银耳、海参、淡菜、龟肉、蟹肉、冬虫夏草、老雄鸭等。对于葱、姜、蒜、韭、薤、椒等辛辣燥烈之品则应少吃。

药物调养的方法是可用滋阴清热、滋养肝肾之品，如女贞子、山茱萸、五味子、墨旱莲、麦冬、天冬、黄精、玉竹、枸杞子等药。常用方有六味地黄丸、大补阴丸等。如肺阴虚，宜服百合固金汤；心阴虚，宜服天王补心丸；脾阴虚，宜服慎柔养真汤；肾阴虚，宜服六味丸；肝阴虚，宜服一贯煎。

下面介绍几种阴虚体质者的食疗养生方法：

百合粥

【原料】鲜百合30克（干百合20克），糯米50克，冰糖适量。

【制作】百合剥皮，去须，切碎（或干百合碾粉），与淘洗干净的糯米同放入砂锅中，煮至米烂汤稠，加冰糖即成。早、晚温热食用。

【功效】润肺止咳，安心安神。适用于产后阴虚所致肺燥咳嗽、痰中带血及心神不宁等。

鲜莲银耳汤

【原料】干银耳10克，鲜莲子30克，鸡清汤150毫升，料酒、精盐、白糖各适量。

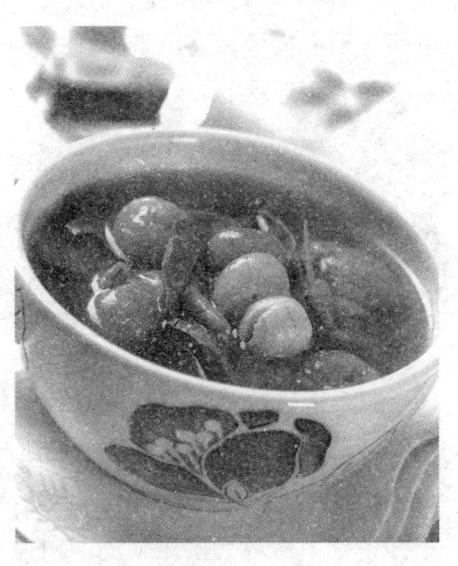

【制作】将银耳用冷水泡发，择洗干净后放入一大盆内，加清汤150毫升蒸1小时左右，至银耳完全蒸透时取出，装入碗内；将鲜莲子剥去青皮和一层嫩白皮，切去两头，捅去心，用水氽后，再用水浸泡，使之略带脆性，装入银耳碗内，然后烧开鸡清汤，加料酒、精盐、白糖后注入银耳、莲子碗内即可。

【功效】滋阴润肺，健脾、安神。适用于产后心肺阴虚。症见干咳少痰、口干咽干、心烦失眠、食少乏力。

玉竹沙参老鸭汤

【原料】光老鸭1只（约600克），北沙参60克，玉竹60克，生姜2片。

【制作】北沙参、玉竹洗净，老鸭洗净，斩件；把全部用料放入锅内，加清水适量，武火煮沸后，文火煲2小时，调味。

【功效】滋阴清补。适应于阴虚诸症，如肾阳不足之肠燥便秘，或肺阳不足之干咳劳热，或胃阴不足之渴饮烦燥等。亦用于病后体虚或糖尿病属阴虚者。

百合莲子瘦肉汤

【原料】干莲子50克，百合20克，猪瘦肉100克，高汤600毫升，姜5克，盐2克，淀粉1克，食用油2毫升，枸杞子少许，香油1毫升。

【制作】瘦肉切薄片、百合洗净掰成小片；瘦肉片用淀粉、食用油抓匀腌制15分钟；砂锅中放入高汤、姜片、去芯莲子烧开后转小火煮到莲子软、熟；放入瘦肉大火煮5分钟，加百合再煮2分钟，撒上枸杞子、加盐调味，关火。

【功效】百合莲子瘦肉汤不仅口味鲜美，同时还有治病的疗效，可健脾润肺、养阴、清心安神，适用于脾肺气虚咳嗽、一般中老年人及神经衰弱患者，还能有效缓解春困症状。

血瘀体质的饮食养生

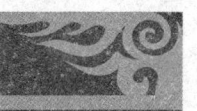

血瘀体质就是全身性的血脉不畅通，有一种潜在的瘀血倾向。在气候寒冷、情绪不调等情况下，很容易出现血脉瘀滞不畅或阻塞不通，也就是瘀血。

血瘀体质的常见表现：瘦人较多，且容易烦躁，健忘，性情急躁。皮肤常在不知不觉中出现紫瘀斑（皮下出血），皮肤常干燥、粗糙，常常出现疼痛，面色晦暗或有色素沉着、黄褐色斑块，眼眶经常黯黑，眼睛经常有红丝（充血），刷牙时牙龈容易出血。腹内有症瘕积块，妇女痛经、经闭、崩漏等。不耐受风邪、寒邪。

中医认为血瘀体质者进行药补时应选用活血养血之品。

血瘀体质常用的养生食物有：鸡内金、陈皮、黑豆、黄豆、山楂、黑木耳、平菇、洋葱、韭菜、茴香、香菇、茄子、油菜、羊血、芒果、玫瑰花、番木瓜、海参、红糖、黄酒、葡萄酒等。凡具有寒凉、温燥、油腻、涩血的食物都应忌食，如乌梅、苦瓜、柿子、李子、石榴、花生仁等。高脂肪、高胆固醇的食物也不可多食，如蛋黄、虾子、猪头肉、奶酪等。

血瘀体质宜用行气活血药疏通气血，达到"以通为补"的目的。 当归、红花、枳壳、桃仁、参三七、银杏叶等行气、活血药，有助于改善气滞血瘀体质。著名的理气、活血化瘀方剂如柴胡疏肝散。具有调节血脂作用活血化瘀的中药如赤芍、丹参、牛膝、红花、参三七等。

血瘀体质如有情绪抑郁，应以心理疏导为主，配合疏肝理气解郁药物，如柴胡、郁金、青皮、中成药逍遥丸等均有较好的解郁作用。

下面介绍几种血瘀体质者的食疗养生方法：

鸡血藤红糖鸡蛋汤

【原料】鸡血藤30克,鸡蛋2个,红糖适量。

【制作】鸡蛋洗净,放入锅中,加适量清水、鸡血藤煮至蛋熟,捞出。鸡蛋熟后去壳,放回锅中,再煮至汤浓时,加入红糖搅拌溶化即可。经常服食。

【功效】活血补血,舒筋活络。适用于血虚血瘀之痛经、闭经、关节疼痛、肢体麻木等症,也可防治产后瘀血、恶露不尽。

参归母鸡汤

【原料】母鸡1只,人参2克,生地黄9克,当归、白芍各6克,川芎5克,盐、料酒各适量。

【制作】将母鸡宰杀去内脏及爪,洗净、切块,与以上各味一同放入砂锅内,加清水适量,武火烧沸,改文火慢炖。吃肉喝汤。

【功效】补气活血,行气化瘀。适用于气虚血瘀见血虚萎黄、眩晕心悸的贫血、痛经的辅助治疗。

鲜藕炒肉片

【原料】鲜莲藕500克,瘦猪肉250克。

【制作】将鲜藕洗净,去青皮,切薄片;瘦猪肉洗净,切片调味。先起油锅,将肉片炒至八成熟,放入藕片,炒至熟,调味即成。

【功效】滋阴清热,凉血。适用于血瘀型酒糟鼻。

当归益母草鸡蛋

【原料】当归10克,益母草30克,鸡蛋3个。

【制作】将当归、益母草、鸡蛋(带壳)一同入锅,加清水煮至鸡蛋熟后,剥去壳再煮片刻,去渣取汁,饮汤食蛋,每次1个,每日2次,连续5~7天。

【功效】活血行气,化瘀止痛。适用于痛经,属气滞血瘀型,经色紫黯有块,经血排出后疼痛减轻。

痰湿体质的饮食养生

痰湿体质是目前比较常见的一种体质类型，当人体脏腑、阴阳失调，气血津液运化失调，易形成痰湿时，便可以认为这种体质状态为痰湿体质，多见于肥胖人，或素瘦今肥的人。

痰湿体质的常见表现：形体肥胖，性格温和，处事稳重，为人恭谦，多善忍耐；嗜食肥甘、神倦、懒动、嗜睡、身重如裹、口中黏腻或便溏、脉濡而滑、舌体胖、苔滑腻。若病则胸脘痞闷，咳喘痰多；或食少，恶心呕吐，大便溏泄；或四肢水肿，按之凹陷，小便不利或浑浊；或头身重困，关节疼痛重着、肌肤麻木不仁；或妇女白带过多。对梅雨季节及湿环境适应能力差。

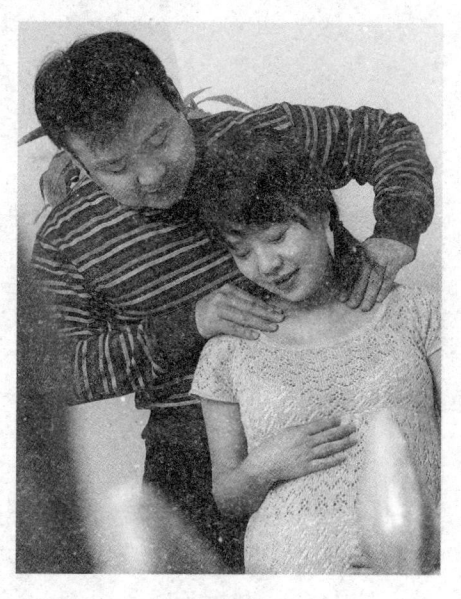

中医认为痰湿之生，与肺脾肾三脏关系最为密切，故重点在于调补肺脾肾三脏。痰湿体质者体形大多肥胖，身重容易疲倦，喜食肥甘厚味的食物，并且食量大。食疗上首重戒除肥甘厚味，戒酒，且最忌暴饮暴食和进食速度过快。应常吃味淡性温平的食品，多吃些蔬菜、水果。

适宜痰湿体质者食用的食物有芥菜、韭菜、大头菜、香椿、辣椒、大蒜、葱、生姜、木瓜、白萝卜、荸荠、紫菜、洋葱、白果、大枣、扁豆、赤豆、蚕豆、包菜、山药、薏米、冬瓜仁、牛肉、羊肉、鸡肉、鲢鱼、鳟鱼、带鱼、泥鳅、黄鳝、河虾、海参、鲍鱼、杏子、荔枝、柠檬、樱桃、杨梅、槟榔、佛手、栗子等。控制食盐的摄入量，不宜多吃肥甘、酸涩食品，如饴糖、石榴、柚子、枇杷、砂糖等。此外，杏仁霜、莲藕粉、茯苓饼对该体质者是不错的食补选择。控制好总的热量摄入，一般轻体力劳动者控制在1200千卡（1千卡=4.18焦耳）就可以。少吃多餐，细嚼慢咽，每餐用餐时间保持20～30分钟的速度。食物全面均衡很重要。

下面介绍几种痰湿体质者的食疗养生方法：

虾马童子鸡

【原料】虾仁20克，海马10克，童子鸡1只，盐、葱、姜各适量。

【制作】将虾仁与海马用温水洗净，泡10分钟后放在已洗干净的童子鸡上，加少许葱与姜，蒸熟到烂。

【功效】温肾壮阳，益气补精，活血去痰湿。

珍珠薏米丸子

【原料】瘦猪肉200克，薏米150克，盐、味精、蛋清、淀粉、白糖、植物油各适量。

【制作】将猪肉剁成馅，做成直径2厘米大小的丸子备用。将薏米洗净，浸泡2小时。肉丸子裹上薏米，放在笼屉或蒸锅内蒸10～15分钟，然后取出丸子，放入各种调料，勾芡即可。

【功效】健脾化湿，降脂轻身。适应人群：脾虚湿盛，食少腹泻，四肢无力，头重如裹等症。

茯苓香菇玉笋

【原料】玉笋250克，香菇100克，茯苓粉10克，盐、味精、高汤、湿淀粉、香油各适量。

【制作】将香菇、玉笋切成丝，茯苓粉与湿淀粉调和，当油锅六七成热时，放入玉笋、香菇、高汤、味精、湿淀粉，翻炒撒盐出锅。

【功效】补中健脾，除湿利尿。适应于脾虚湿盛，小便不利，嗜睡易困，眼睑水肿，关节不利等症。

冬瓜炖排骨

【原料】排骨500克，冬瓜500克，姜1块，大料1个，盐、胡椒粉、味精各适量。

【制作】把排骨斩成小块，洗净沥干水分；冬瓜去皮切块。将排骨放在开水锅中烫5分钟，捞出用清水洗净。再将排骨、姜、大料和适量清水，上旺火烧沸，再改用小火炖约60分钟，放入冬瓜再炖约20分钟，捞出姜块、大料，再加盐、胡椒粉、味精起锅即可。

【功效】益气补血，利水渗湿。

湿热体质的饮食养生

湿热体质以湿热内蕴为主特征，一般为先天不足，久居湿地，喜食肥甘，长期饮酒，湿热内蕴而致。

湿热体质的常见表现：形体偏胖或消瘦，性格多急躁易怒，经常会有紧张、压抑、焦虑的情绪；面垢油光、多有痤疮粉刺、常感口干口苦、眼睛红赤、心烦懈怠、身重困倦、小便赤短、大便燥结或黏滞，男性多有阴囊潮湿、女性常有带下增多。病时上述征象加重。对湿环境或气温偏高，尤其夏末秋初，湿热气候较难适应。

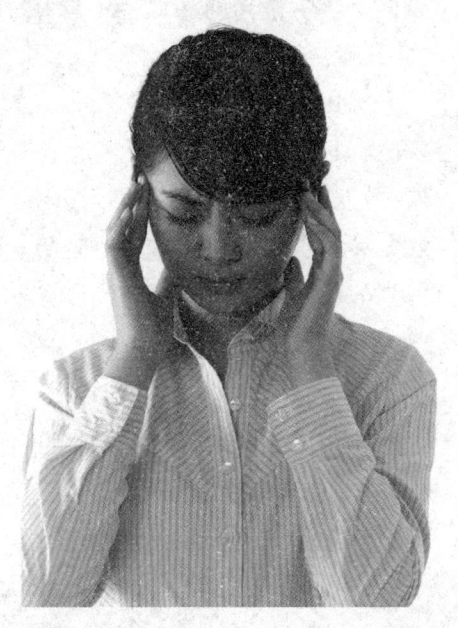

中医认为湿热体质一般要分湿重还是热重。湿重的以化湿为主，热重以清热为主。湿热体质的人在主食上可选用富含矿物质的食物，如薏米、莲子、茯苓、赤豆、蚕豆、绿豆。肉食上可选用富含蛋白质的食物，如鸭肉、鲤鱼、兔肉、鲫鱼、田螺、泥鳅等。蔬菜可选用富含有机酸、微量元素的食物，冬瓜、丝瓜、葫芦、苦瓜、黄瓜、白菜、芹菜、荠菜、卷心菜、莴笋、莲藕、空心菜、萝卜、豆角、绿豆芽、苋菜、芥蓝、竹笋、紫菜、海带、四季豆等都可以常吃。水果可选用哈密瓜、枇杷、橙子、梨、马蹄等。

需要注意的是，湿热体质的患者应忌食辛辣燥烈、大热大补、肥甘厚腻的食品，如酒、奶油、动物内脏、辣椒、生姜、大葱、大蒜等；还有鹿肉、牛肉、羊肉、燕窝、银耳、辣椒、菠萝、荔枝、芒果等温热性食物。减少甜食、咸食和酒、碳酸类饮料等，以免助湿生热。勿过度饱食。应戒除烟酒，因为烟酒是可以生湿生热的。

下面介绍几种湿热体质者的食疗养生方法：

茯苓车前子粥

【原料】茯苓粉、车前子各30克，粳米60克，白糖适量。

【制作】先将车前子用纱布包好，加水300毫升，煎半小时取出，加粳米和茯苓粉共煮粥，粥成时加白糖适量。每日空腹服2次。

【功效】利尿渗湿，清热止痛。主治湿热下注型痛经。

白果炖豆腐

【原料】白果7个，车前子15克，豆腐200克，调料适量。

【制作】将车前子用纱布包好扎紧，和白果共入砂锅内，加水适量，煎煮20分钟后，去渣入豆腐稍炖，至豆腐熟后加入调料即可食用。

【功效】清热利湿，止带。主治湿热带下。

三仁汤

【原料】杏仁12克，白蔻仁6克，薏米18克，半夏9克，厚朴9克，滑石15克，通草6克，淡竹叶6克。

【制作】将以上诸药加适量水煎服。

【功效】宣化畅中，清热利湿。主治温病初起，邪在气分，未曾化燥，及暑温挟湿，头痛身重，面色淡黄，胸闷不饥，午后身热，苔白不渴，脉濡或数（本方主要针对湿重）。

连朴饮

【原料】制厚朴6克,川连(姜汁炒)、石菖蒲、制半夏各3克,香豉(炒)、焦山栀各9克,芦根60克。

【制作】将以上诸药加适量水煎,温服。

【功效】清热化湿,理气和中。主治湿热蕴伏,霍乱吐利,胸脘痞闷,口渴心烦,小便短赤,舌苔黄腻。现用于肠伤寒,急性胃肠炎属于湿热并重者(本方主要针对热重)。

气郁体质的饮食养生

当气不能外达而结聚于内时,便形成"气郁"。中医认为,气郁多由忧郁烦闷、心情不舒畅所致。长期气郁会导致血循环不畅,严重影响健康。

气郁体质的常见表现:形体瘦者为多,性格内向不稳定、敏感多虑。平素性情急躁易怒,易于激动,或忧郁寡欢,胸闷不舒;舌淡红,苔白,脉弦;一旦生病则胸胁胀痛或窜痛;有时乳房及小腹胀痛,月经不调,痛经;咽中梗阻,如有异物;或颈项瘿瘤;胃脘胀痛,泛吐酸水,呃逆嗳气;痛肠鸣,大便泄利不爽;体内之气逆行,头痛眩晕。对精神刺激适应能力较差;不适应阴雨天气。

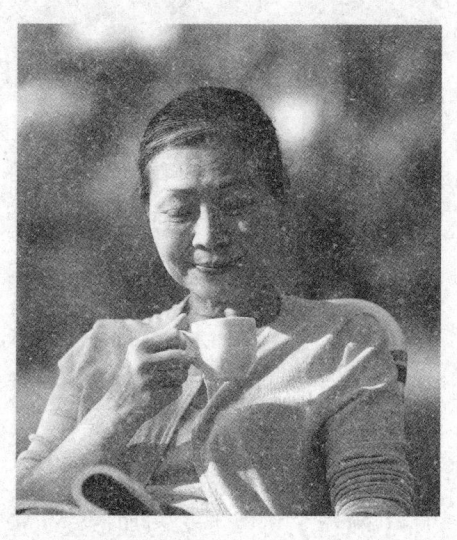

中医认为气郁体质者具有气机郁结而不舒畅的潜在倾向,应选用具有理气解郁、调理脾胃功能的食物和中药。气郁体质者具有气机郁结而不舒畅的潜在倾向,应选用具有理气解郁、调理脾胃功能的食物,如大麦、荞麦、高粱、刀豆、

蘑菇、豆豉、苦瓜、萝卜、洋葱、菊花、玫瑰等。气郁体质养生药物常用以香附、乌药、川楝子、小茴香、青皮、郁金等疏肝理气解郁的药为主组成的方剂，如越鞠丸等。若气郁引起血瘀，当配伍活血化瘀药。

需要注意的是气郁体质者应少食收敛酸涩之物，如乌梅、南瓜、泡菜、石榴、青梅、杨梅、草莓、杨桃、酸枣、李子、柠檬等，一面阻滞气机，气滞则血凝。亦不可多食冰冷食品，如雪糕、冰激凌、冰冻饮料等。气郁的人，经常会上火，这种人的上火和热证，清热时一定要小心，不能用太凉的食物。也可以少量饮酒。气郁体质的养生重点就是一：疏肝理气；二要补肝血，尤其是女性。

下面介绍几种气郁体质者的食疗养生方法：

木香陈皮猪肉粥

【原料】木香5克，陈皮15克，瘦猪肉50克，粳米60克。

【制作】将猪肉洗净切块，粳米淘洗干净，备用。将木香、陈皮水煎去渣，加入猪肉块、粳米煮粥食用。每日1剂。

【功效】滋阴健脾，行气止痛。适用于气郁型妊娠腹痛，证见胸胁胀满，两胁尤甚，嗳气吞酸，烦躁易怒等。

胡萝卜陈皮炒肉丝

【原料】胡萝卜200克，陈皮10克，瘦猪肉100克，黄酒、香葱适量。

【制作】胡萝卜切丝，猪肉切丝后加盐、黄酒拌匀，陈皮浸泡至软切丝。先炒胡萝卜至成熟后出锅，再用油炒肉丝、陈皮3分钟，加入胡萝卜丝、少许盐、黄酒同炒至干，加水少量焖烧3～5分钟，撒入香葱即成。

【功效】宽胸理气。

百合莲子汤

【原料】干百合100克，干莲子75克，冰糖75克。

【制作】将百合浸泡一夜后，冲洗干净。莲子浸泡4小时，冲洗干净。将百合、莲子置入清水锅内，武火煮沸后，加入冰糖，改用文火继续煮40分钟即可。

【功效】安神养心，健脾和胃。

菊花鸡肝汤

【原料】银耳15克，菊花10克，茉莉花24朵，鸡肝100克，料酒、姜汁、食盐各适量。

【制作】银耳洗净撕成小片，清水浸泡待用；菊花10克、茉莉花24朵温水洗净；鸡肝100克洗净切薄片备用；将水烧沸，先入料酒、姜汁、食盐，随即下入银耳及鸡肝，烧沸，打去浮沫，待鸡肝熟，调味。再入菊花、茉莉花稍沸即可。佐餐食用。

【功效】可疏肝清热、健脾宁心。

特禀体质的饮食养生

特禀体质又称特禀型生理缺陷、过敏。"特"指的是什么？就是特殊禀赋。是指由于遗传因素和先天因素所造成的特殊状态的体质，主要包括过敏体质、遗传病体质、胎传体质等。

特禀体质的常见表现：过敏体质者一般无特殊；先天禀赋异常者或有畸形，或有生理缺陷。特禀体质的心理随禀质不同情况各异。过敏体质者常见哮喘、风团、咽痒、鼻塞、喷嚏等，易患哮喘、荨麻疹、花粉症及药物过敏等，遗传性疾病如血友病、先天愚型等，胎传性疾病如五迟（立迟、行迟、发迟、齿迟和语迟）、五软（头软、项软、手足软、肌肉软、口软）、解颅、胎惊等。适应能力差，如过敏体质对易致过敏季节适应能力差，易引发宿疾。

中医认为特禀体质人群的饮食调养宜清淡、均衡，粗细搭配适当，荤素配伍合理。多食益气固表的食物，少食荞麦（含致敏物质荞麦荧光素）、蚕豆、白扁豆、牛肉、鹅肉、鲤鱼、虾、蟹、茄子、酒、辣椒等辛辣之品，更应避免腥膻发物及含致敏物质的食物。避免食用各种致敏食物，减少发作机会。

注意：特禀质人应忌食生冷、肥甘油腻及各种"发物"，如鱼、虾、蟹、辣椒、肥肉、浓茶、咖啡等，以免引动宿疾。避免接触致敏物质，如尘螨、花粉、油漆等。

下面介绍几种特禀体质者的食疗养生方法：

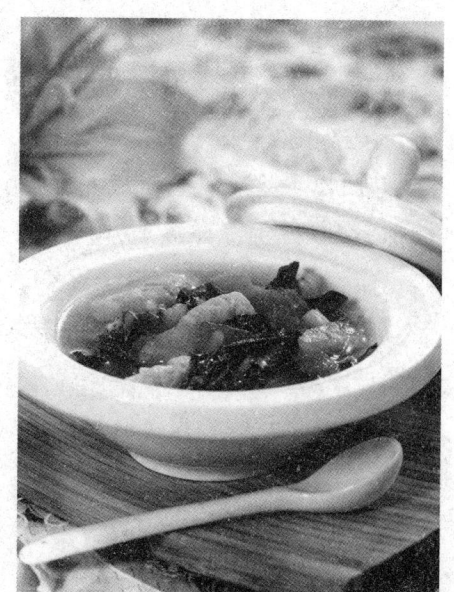

固表粥

【原料】乌梅15克，黄芪20克，防风10克，冬瓜皮30克，当归12克，粳米100克，冰糖适量。

【制作】将上述诸药放砂锅中加水煎开，再用小火慢煎成浓汁，取出药汁后，再加水煎开后取汁，用汁煮粳米100克成粥，加冰糖趁热食用。

【功效】养血消风，扶正固表。主治过敏性鼻炎、过敏性哮喘、荨麻疹等疾病。

葱白红枣鸡肉粥

【原料】粳米100克，红枣10枚（去核），连骨鸡肉100克，姜、香菜、葱各适量。

【制作】将粳米、红枣和连骨鸡肉分别洗净；姜切片；香菜、葱切末。锅内加水适量，放入鸡肉、姜片大火煮开。然后放入粳米、红枣熬45分钟左右。最后加入葱白、香菜，调味。

【功效】养血消风。主治过敏性鼻炎见鼻塞、喷嚏、流清涕。

栗子瘦肉汤

【原料】栗子60克，怀山药30克，陈皮10克，猪瘦肉250克。

【制作】将猪瘦肉洗净，切块，栗子去壳及外衣，和怀山药、陈皮等一起放砂锅内，加水文火炖煮2小时，加调料。喝汤，吃肉和栗子。

【功效】益气健脾，润肠止泻。主治慢性腹泻、结肠炎、过敏性肠炎、肠结核。

参苓莲子粥

【原料】人参3克,茯苓10克,莲子(去心)15克,砂仁9克,炙甘草5克,粳米100克。

【制作】将所有药材放入砂锅中,用清水煎煮2次。先用大火煮沸,再用小火煎煮30分钟,弃渣取汁,并将2次所取的药汁合并起来。将粳米放入药汁中,用大火煮沸,然后用小火煮20分钟,熄火。将参苓莲子粥均分为2份,早晚温热服食。每天1剂,以5剂为1个疗程,连服3个疗程。以后再发痛时按照药方煎药服用即可。

【功效】健脾和胃,益气止泻。主要适用于过敏性结肠炎。

第四章

跟随四季学做养生食疗

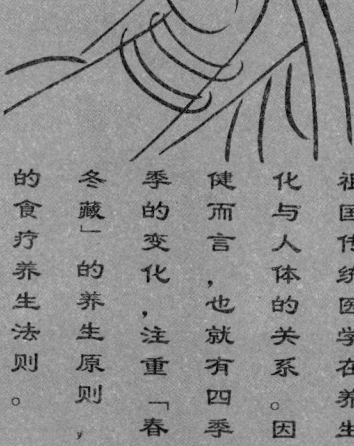

祖国传统医学在养生上十分重视气候变化与人体的关系。因此，对于用食疗保健而言，也就有四季食疗之说。针对四季的变化，注重"春生、夏长、秋收、冬藏"的养生原则，在不同季节有不同的食疗养生法则。

春季饮食养生应调补有方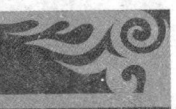

春天新陈代谢旺盛，饮食应当以富含营养为原则。考虑到春气升发，食物养肝也很重要。一般来说可多食豆腐、鸡肉、瘦猪肉、鱼类、蛋类、花生、黑芝麻、山药、大枣、核桃、银耳等富含蛋白质、糖类、维生素和矿物质的食品以改善体质，充沛体力。对于过敏体质，易患花粉过敏、荨麻疹、皮肤病的人，春天一定要忌口，忌食"发物"，如羊肉、猪头、鸡头、海鱼、虾、蟹、咸菜之类。最应注意饮食的是老年人，要低盐少油，粽子、黏冷肥腻之物均应严格控制，以免影响脏腑的正常功能。可多吃些菠菜、芹菜、番茄以延缓动脉硬化，多吃各种杂粮以养护脾胃，并足量补充维生素和微量元素。

春季常人一般无需进补。然而，对于患者、体虚及阴虚阳亢者，则可通过适当调补来促进康复。提倡以柔补、平补为原则，慎用温热补品，以免春季气温上升，加重内热，损伤正气。其中对于气阴两虚、乏力、易感冒、出汗者可选用西洋参，每次用参5克，碾碎放于瓷碗中，兑水300克，加糖15克，加水炖好，连渣一起服用，每日一次；或用北沙参、麦冬、五味子、山药等单味或几味合用，煎汤代茶服用。血虚者可用熟地黄、当归、枸杞子、龙眼、大枣等煎汤代茶；而津液亏损，口干口苦者可用枫斗、麦冬、花粉、沙参等泡服。

最宜春季食用的蔬菜和野菜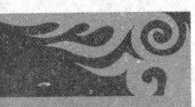

春天是万物萌生的时节，人生活在自然之中，与春之阳气相应，机体代谢旺盛。春日养阳饮食宜淡，在饮食上宜选用有利于升发阳气又清淡可口富有营养的味甘、辛，性温之品，少食酸收之味为宜。春季食物除选择一般性调补的食品如鸡、鱼、肉、蛋外，同时还要注意多吃些新鲜蔬菜和野菜，对春季养生大有裨益。

✱ 韭菜

富含糖类、蛋白质、维生素A、B族维生素、维生素C和钙、钾等营养成分，且有调味和杀菌作用。春日食韭菜有辛辣助阳、促进升发功效。中医认为,韭菜有温中散寒的作用,与猪肉、猪腰炒食都是营养膳食的选择。

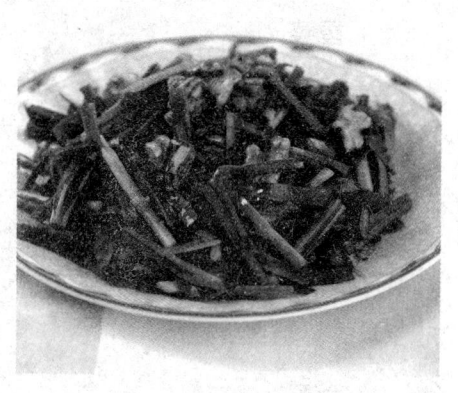

* 芹菜

富含维生素A以及钾、钠、钙、磷等成分。与粳米煮粥,有"伏热、利小便"的作用,另外,芹菜配百合清炒清淡开胃。

* 菠菜

含有钙、镁、维生素C、维生素A、钾、磷、钠、硒。菠菜味甘性凉,有养血通便之功效。菠菜可以煮汤或烹制菠菜肝片等菜肴,均为春季佳肴。

* 香椿

含维生素C、维生素A、钙、钾、磷等成分。香椿味辛、苦,性温。能祛风散寒、止痛消炎。多吃香椿对春季风寒感冒、风湿性关节炎发作、肠炎等病的治疗有益。香椿可以煮粥,可以与鱼清蒸,也可以做成香椿炖羊肉、香椿炖猪肉等菜肴。

* 小葱

富含维生素A、钾、钙等营养成分。葱白味辛性温,能通阳解毒,对春天的风寒感冒作用极佳,且有助于通便、消疮肿。煲汤时加小葱可使营养功效更佳。

* 黄豆芽

含维生素A、磷、钾等成分。黄豆芽味甘性寒,有清热利水的功效。黄豆芽可与肉类共同炒食。

* 绿豆芽

富含维生素A、磷、钾等营养成分。味甘性寒,可清热。绿豆芽可炒食,亦可榨汁服用。

* 竹笋

含有维生素A、维生素C、维生素A、磷、钾等。竹笋味甘性寒,有舒解郁滞和消痰的功效。竹笋与粳米同煮粥是春季清淡佳肴。

* 香菜

富含维生素C、维生素A、钾、磷、镁等。香菜味辛性温，可以发汗，助消化。春季感冒无汗或停食，可以用热饼裹香菜辅助治疗。

* 胡萝卜

含有丰富的胡萝卜素，能保持眼睛和皮肤的健康。患有皮肤粗糙和夜盲症、眼干燥症、小儿软骨病的人，食之大有裨益。胡萝卜可以生食或与粳米煮粥，都是春季的健康食用方法。

* 荠菜

富含蛋白质和10多种氨基酸，还含葡萄糖、蔗糖、乳糖等，荠菜味甘性平，能调和脾胃，且有明目的功效。用荠菜煮粥营养丰富，味道甘美。

合理饮食，解除"春困"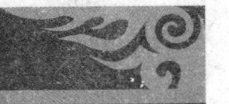

冬季过去，春天来临，由于气温变化等原因，人体会感到疲乏，即所谓"春困"，如能在饮食上加以调理，同样也能解除"春困"。

（1）早餐要摄取较多的热量：养成每天早餐摄取大部分热量食物的习惯，以便供给人体充足的热量，理想的饮食安排是：早餐的摄入热量最多，中餐次之，晚餐最少。

（2）饮食要清淡：油腻的菜肴可使人饭后产生疲惫现象，表现为体温、血糖降低，情绪低落，工作效率下降，所以春季饮食宜清淡适口。

（3）摄取足够的蛋白质：蛋白质是由各种氨基酸构成的，其中酪氨酸是大脑产生警觉的化学物质的主要成分，所以从瘦肉，鸡，鱼和脱脂奶制品中摄取的蛋白，有助于提高人的精力。

（4）常吃水果和饮果汁：水果中含有丰富的钾，它是帮助维持细胞水分的主要矿物质之一。钾的缺乏会使人感到软弱无力，也会影响注意力的集中，葡萄干、橘子、香蕉、苹果中都富含这种矿物质。

春季养生学做药粥

春天是疾病多发的季节,不仅流行病猖獗,一些慢性病也易复发或加重。药粥疗法既不同于单用药物祛邪治病,又不同于纯用米谷以扶正调理,最适宜于中老年人摄生自养、保健强身。下面介绍几款春季常用的药粥制作方法,供大家选用。

(1)芹菜粥:每次用120克芹菜,加水熬煮,取汁与粳米150克,煎煮成粥,稍温饮服。春季肝阳易动,常使人肝火上升,出现头痛眩晕等症。患者及中老年人,常吃些芹菜粥,对降低血压、减少烦躁有一定好处。春季也是小儿麻疹多发季节,若能及早发现,也可煮芹菜粥给小儿食用,以达到解表透疹的目的。

(2)菊花粥:菊花50克,粳米100克,冰糖适量。先将菊花煎汤,再将粳米同煮成粥,待粥将成时,加冰糖融化,早、晚随量服用。中老年人在春季食用菊花粥,不仅可治风热头痛、眩晕耳鸣,而且久服还能使人肢体轻松、耳聪目明,延缓机体衰老。

(3)山药粥:将鲜山药100～200克,洗净切片,与粳米100克同煮粥食用。山药味甘性平,是一种性味平和的滋补脾、肺、肾的食物。现代药理学研究发现,山药含有淀粉酶、糖蛋白及氨基酸、脂肪、糖类、维生素C等,具有滋补效果。中老年人在春季里经常食用山药粥,补益颇多。

春季养生食疗美食坊

鲜汤豆腐米粥

【原料】白米饭1碗,鲜汤800克,蟹足棒1根,豆腐1块,盐、鲜鸡粉、姜末各适量。

【制作】蟹足棒(蟹柳)切段;豆腐切小块备用。锅中加入鲜汤,上火烧沸,下姜末煮片刻,再下入白米饭、豆腐、鲜鸡粉、盐,煮20分钟,下入蟹柳煮5分钟,搅拌均匀,出锅装碗即可。

【功效】此粥有增强人体耐寒的功能，尤其适合早春食用。

参枣糯米饭

【原料】党参5克，红枣10枚，糯米200克，白糖25克。

【制作】将党参、红枣加水适量泡发后，煎煮半小时，捞去党参、红枣，汤备用。糯米淘净，加水适量放在大碗中蒸熟后扣在盘中，把红枣摆在上面，再把汤液加白糖煎成黏汁，浇在枣饭上即成。

【功效】健脾益气，养胃。适用于体虚气弱，乏力倦怠，心悸失眠，食欲不振，便溏水肿等症。

山药面

【原料】白面粉300克，山药粉150克，鸡蛋1个，姜5克，豆粉20克，精盐、味精、胡椒粉、猪油、葱各适量。

【制作】将白面粉、山药粉、豆粉放入盆中，加鸡蛋和适量的水、精盐，揉成面团，醒发20分钟，擀成薄面片，切成面条。锅内加水适量，放入猪油、葱、姜，烧开，再将面条放入，煮熟，放入味精、精盐、胡椒粉即成。

【功效】补虚羸，益元气。

天冬萝卜汤

【原料】天冬15克，萝卜300克，火腿150克，葱花5克、精盐3克，味精、胡椒粉各1克，鸡汤500毫升。

【制作】将天冬切成2～3毫米厚的片，用约2杯水，以中火煎至1杯量时，用布过滤，留汁备用；火腿切成长条形薄片；萝卜切丝；锅内放鸡汤500毫升，将火腿肉先下锅煮、煮沸后将萝卜丝放入，并将煎好的天冬药汁加入，盖锅煮沸后，加精盐调味，再略煮片刻即可。食前加葱花、胡椒粉、味精调味。佐餐食。

【功效】止咳祛痰、消食轻身、抗疲劳。常食能增强呼吸系统功能，增强精力、消除疲劳。

枸杞子拌春笋

【原料】枸杞子20克，春笋300克，葱10克，盐3克，大蒜30克，鸡精2克，生姜5克，芝麻面20克，味精3克。

【制作】枸杞子去杂质，洗净，春笋剥去壳，切片，生姜切片，葱切段，大蒜去皮切片。将春笋片放入沸水锅内煮3分钟，捞出，沥干水分，放入盆内，加入大蒜、枸杞子、生姜、葱、盐、味精、鸡精、芝麻面，拌匀即可食用。

【功效】滋肾润肺、益肝明目。适用于肝肾阴亏、腰膝酸软、头晕、目眩多泪、虚劳咳嗽、消渴、遗精等症。

麦饭石杞枣茶

【原料】麦饭石15～30克，枸杞子5克，红枣5枚。

【制作】将麦饭石、枸杞子、红枣同放入水壶中，加水4000毫升左右，先浸泡15分钟，用中火煮沸，再用小火煮5～10分钟。代茶频饮，药料可重复使用五六次。

【功效】扶正祛病健身，且有健胃、保肝、利尿等作用。具有促进机体生长发育、抗疲劳、抗缺氧和增强机体免疫力等显著作用，并能促进儿童发育成长、改善儿童缺锌状况。

夏季饮食养生应注意哪些

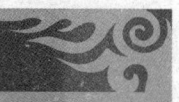

夏季饮食以清淡、苦寒、富有营养、易消化的食物为佳，避免吃粘腻难以消化的食物，勿过饱过饥；重视健脾养胃，促进消化吸收功能。

夏天气温高，出汗多，饮水多，胃酸被冲淡，消化液分泌相对减少，消化功能减弱致使食欲不振，再加上天热人们贪吃生冷食物造成胃肠功能紊乱或因食物不清洁易引致胃肠不适，甚至食物中毒，因此，夏季饮食应清淡而又能促进食欲，这样才能达到养生保健的目的。

夏天要吃利水渗湿的食物，因为夏天酷热高温，气温高，湿气重，也侵入人体，因为天热，喜冷饮，饮水多，外湿入内，使水湿固脾，脾胃升降，运化功能产生障碍，就会积水为患。常吃利水渗湿的食物能健脾，脾健而升降运化功能恢复，便可以行其水湿。

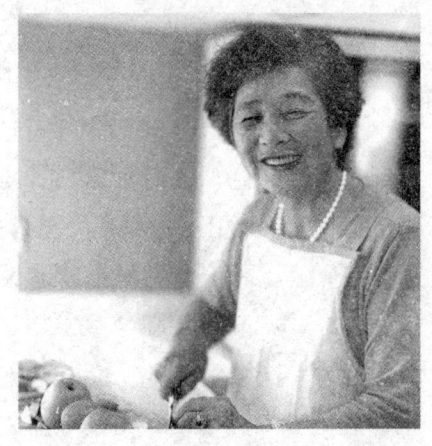

要适当多吃一些苦味的食物，如苦瓜等。夏季酷暑炎热、高温湿重，吃苦味食物，就能清泄暑热，以燥其湿，便可以健脾，增进食欲。味酸的食物能收能涩，夏季汗多易伤阴，食酸能敛汗，能止泄泻。如番茄具有生津止渴、健胃消食、凉血平肝、清热解毒、降低血压之功效。

夏季食欲减退，脾胃功能较为迟钝，此时食用清淡之品，有助于开胃增食，健脾助运。如果过食肥甘腻补之物，则致呆胃伤脾，影响营养消化吸收，有损健康。因此，夏季饮食宜注重选择绿豆、白扁豆、西瓜、荔枝、莲子、蚕虫、荞麦、大枣、猪肚、猪肉、牛肉、牛肚、鸡肉、鸽肉、鹌鹑肉、鲫鱼、乌龟、甲鱼、蜂乳、蜂蜜、鸭肉、牛乳、鹅肉、豆浆、甘蔗、梨等。

夏季宜吃的几种食物

✽ 绿豆

绿豆营养价值高，用途广泛，早在明朝时，我国大药物学家李时珍把它称赞为"济世良谷"。在黄豆以外的其他豆类中，绿豆尤为人民群众所喜爱。酷暑盛夏喝点绿豆汤，可消暑解渴；在误食有毒食物时，绿豆还可用来解毒。在高温季节里，由于天气炎热，人们往往不愿吃油腻的食物，很想吃清淡爽口的东西，所以多喝绿豆汤、多吃绿豆芽，对身体大有裨益。常在有毒环境下工作或接触有毒物质的人宜常食。因其有寒性，老年人、儿童及身体虚弱、四肢水肿、腰腿冷痛、腹泻便稀者慎食。

第四章 跟随四季学做养生食疗

* 苦瓜

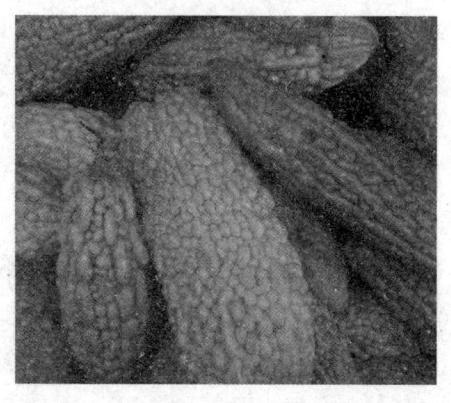

苦瓜以味得名,因苦字不好听,粤人又唤做凉瓜。它表皮呈瘤状突起,像癞蛤蟆皮肤,又称癞瓜;又因瓜面不平滑,似荔枝,遂又称锦荔枝。夏秋季节都可吃到苦瓜,用作配菜佐膳,不觉得苦。南方人将苦瓜切片,晒干贮存,暑天感冒时可以食用。苦瓜是药食两用的食疗佳品。苦瓜与其他食物一起煮、炒,从不会把苦味传给别的食物,所以又有"君子菜"的美称。苦瓜营养丰富,含有蛋白质、糖类、胡萝卜素、维生素B_1、维生素C、钙、铁、磷等,其中维生素C和铁的含量很高,居瓜类之冠。此外,它还含有粗纤维、苦瓜素、苦瓜苷等。苦瓜味甘、苦,性寒凉,有解热清肠胃作用,急性痢疾、癌症和糖尿病患者宜食,胃寒虚者应慎食。

* 莲藕

莲藕又名藕丝菜、昆根,为睡莲科植物莲的肥大根茎,我国种植已有5000多年的历史,以湖南、湖北、江苏、福建、江西、浙江为主要产区。藕性偏凉,味道微甜而脆,能凉血散瘀,可生食也可做菜,不但营养价值高,而且药用价值相当高,常用于各种出血症,是老幼妇孺、体弱多病者上好的食品和滋补佳珍。早在清朝咸丰年间,莲藕就被钦定为御膳贡品了。中医认为,莲藕生食性寒,有清热凉血作用,可用来治疗热性病症;莲藕味甘多液,对热病口渴、衄血、咯血、下血者尤为有益。莲藕可健脾止泻,增进食欲、促进消化,有益于胃纳不佳、食欲不振者恢复健康。莲藕含有丰富的鞣酸,可用来止血、凉血、散血。莲藕可炒食、蒸、油炸、凉拌,酸甜苦辣咸俱有,也可榨汁直接饮用或用开水冲服。出血性疾病、糖尿病、高血压患者及产妇宜食。脾胃虚寒者忌生食。煮藕宜用砂锅,忌铁器。

* 西瓜

西瓜又名寒瓜,原产于非洲。唐朝时传入我国,它在我国栽培已有1500多年的历史了。西瓜是夏季主要消暑的瓜果之一,性寒,味甘、甜,是瓜果中汁液最多者。夏季吃西瓜不仅能补充水分,还有开胃、助消化、利尿、促代谢、去暑疾、滋身体的妙用。西瓜生吃、榨汁均有很好的补益。有解酒功效。酒精中毒、头晕、烦渴、口疾、高血压、烫伤和小便短赤者宜食。糖尿病患者慎食。

夏季爱犯困应多喝茶

"春困秋乏夏打盹",虽然都属于疲劳,但原因却各有不同。春困、秋乏,一般多吃一些富含维生素 B_1、B_2 和维生素 C 的蔬菜、水果,以及富含天冬氨酸的黄鳝、甲鱼、核桃、桂圆等,就可以减轻或消除。而夏季的倦怠则往往是由于温度过高,人体大量排汗所致。随着汗液的排出,人体除了丢失一定数量的钠元素外,还丢失了相当数量的钾,而钾得不到补充,往往是导致人们夏季倦怠的主要原因。

钾是人体内不可缺少的元素,正常成年人体内约含钾150克,分布在细胞外和细胞内,以维持神经、肌肉的正常功能。人体一旦缺钾,正常的运动就会受到影响。

夏季缺钾不仅使人感到倦怠无力、精力和体力下降,而且耐热能力也会不同程度地降低。缺钾严重时,还常导致酸碱失调,人体代谢紊乱,心律失常,全身肌肉无力、懒动等。若缺钾时饮用过多的盐汽水,还易增加心脏负担,使体内的钾、钠比例失调。适当补充钾对改善体内的钾、钠平衡十分有益,既可以防止血压上升,又可防止血压过低。

含钾丰富的食品并不很多,故应注意食品种类的选择。海藻类食品一般含钾较多,例如,100克紫菜含钾1640毫克,是其含钠量的2.2倍;羊栖菜含钾量是含钠量的3.1倍。因此,紫菜汤、紫菜蒸鱼、紫菜肉丸、拌海带丝、海带炖肉等,应当是夏季菜肴的上品。此外,菠菜、苋菜、香菜、油菜、甘蓝菜、芹菜、大葱、青蒜、莴苣、土豆、山药、鲜豌豆、毛豆以及大豆及其制品的含钾量也较高;粮食以荞麦面、红薯含钾量较高;水果以香蕉含钾最丰富。

夏天多喝茶也大有好处，茶叶中含钾丰富，占茶比重的 1.1%～2.3%，多喝茶既可消暑，又可补钾，一举两得。

夏季老年人的饮食

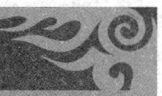

每到夏天，不少老年人食欲大减，常不想吃饭。那么，夏天老年人的膳食应怎样安排呢？根据老年人的生理特点和胃肠功能，应该掌握两条基本原则：一是饮食要清淡，二是应选择易消化吸收的食物。

（1）主食的选择：一般以米饭、面食为主，早晚可喝点清淡爽口、易消化的牛奶、豆浆、绿豆稀饭等。但甘温滞气的糯米、土豆、红薯等，不宜多吃。

（2）肉食的选择：可选营养丰富、滋阴补气的肉食，如猪瘦肉、牛肉、兔肉、甲鱼、鲫鱼、乌龟、泥鳅和鸭子等。而那些食性偏温的羊肉、鸡肉、鲤鱼、肥肉等，夏天最好不要吃。

（3）蔬菜的选择：应选择清淡而富有营养、消暑益气的蔬菜，如豆芽、蘑菇、黑木耳、海带及各种绿叶蔬菜。而性味辛温的生姜、辣椒等应少吃或不吃。

（4）其他方面的选择：啤酒可适当喝点，烈性酒不宜喝；橘子粉、菠萝粉、山楂粉可用冷开水冲饮，而冰棒、冰水等清凉饮料，最好少吃或不吃。

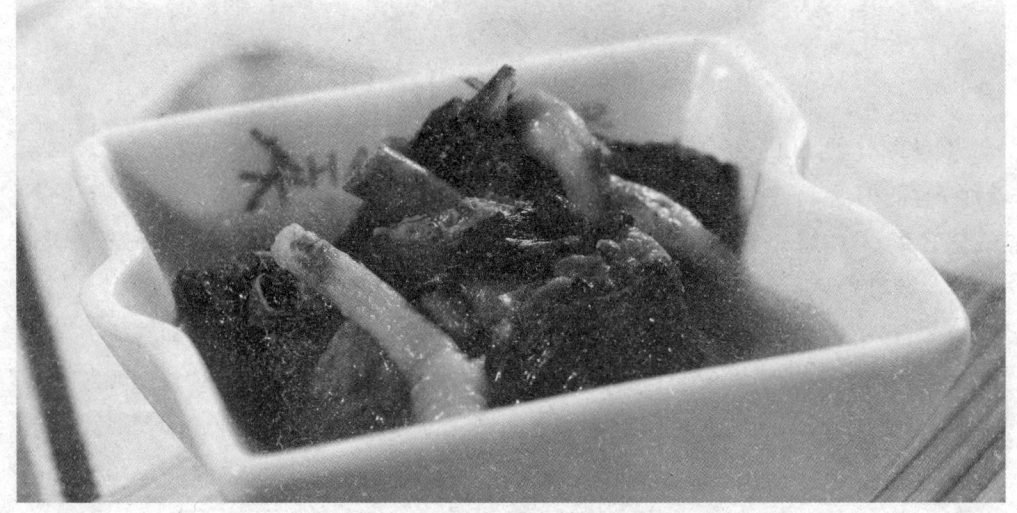

夏季养生食疗美食坊

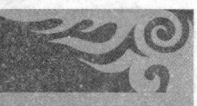

西瓜皮绿豆粥

【原料】西瓜皮、绿豆各200克,银耳1朵,冰糖适量。

【制作】西瓜皮洗净,刮除红肉,削除绿皮,切小块;绿豆洗净,浸泡1小时;银耳洗净,泡软,去硬蒂,撕成小朵备用。将绿豆和银耳加水煮开,转小火煮至软烂,加西瓜皮及冰糖再煮1~2分钟即可。

【功效】绿豆是常用来清热解毒、消暑解渴的食物之一。此粥能有效改善血浊引发的肤色晦黯及预防因日晒所造成的斑点。

肉丝苦瓜汤

【原料】鲜苦瓜、瘦猪肉各200克,料酒15毫升,精盐4克,葱末10克,猪油50克,肉清汤750毫升。

【制作】将苦瓜剖开,去瓤,用精盐稍腌,放沸水锅中氽一下,捞起沥尽苦水;洗净,切条待用。猪肉洗净,下沸水锅烫一下,捞出沥尽水,切丝。锅置火上烧热,放猪油,放入葱末煸香,再加猪肉丝煸炒至水干,烹入料酒,加入精盐、肉清汤,烧煮至猪肉熟,加入苦瓜条,煮熟,盛汤盆即成。

【功效】清热解毒,祛暑明目。适用于热病烦渴、中暑目赤等症。

翠皮爆鳝丝

【原料】西瓜皮200克,鳝鱼1000克,芹菜500克,泡辣椒50克,鸡蛋2个,葱20克,生姜15克,蒜20克,食盐6克,酱油30毫升,味精3克,白糖3克,食醋2毫升,麻油3毫升,料酒3毫升,胡椒粉3克,猪油250克,淀粉30克,汤50毫升。

【制作】西瓜皮洗净后榨汁,用纱布过滤待用。鳝鱼洗净,后剖开腹,剔去骨,抠去内脏,斜切成丝。芹菜择去叶和老茎,用清水洗净,切成3厘米长的段(粗的要切开),泡辣椒切成斜口条,姜、葱、蒜择选、洗净后均切成丝,鸡蛋去黄留清待用。鳝丝用淀粉、食盐、蛋清,一半西瓜皮汁调匀浆好,用料酒、酱油、白糖、味精、淀粉、汤和另一半西瓜皮汁对成汁。锅置火上，放入猪油烧至六成热，下鳝丝滑散，倒入漏勺。原锅重置火上，放入少许猪油，将芹菜、泡辣椒、姜、葱、蒜一起下锅翻炒，下鳝丝，烹入味汁，加醋、麻油，炒匀即可。

【功效】本方用西瓜翠皮清热解暑，用富含营养、能补虚损、祛风湿、强筋骨之鳝肉作主食，再配以平肝清热、祛风利湿之芹菜，药食同用，共奏补虚健骨、清暑疗痹之功。用于体弱消瘦乏力、腰腿疲软、内湿肢体疼痛、屈伸不利，及暑热烦渴、尿赤等症，有一定疗效。本方是高血压、营养不良、风湿性关节炎患者夏季的理想膳食。

绿豆粥

【原料】绿豆50克，粳米100克。

【制作】先将绿豆洗净，后以温水浸泡2小时，然后与粳米同入砂锅内，加水1000毫升，煮至豆烂米开汤稠。每日2～3次顿服，夏季可当冷饮频食之。

【功效】清热解毒、解暑止渴、消肿降脂。适用于中暑、暑热烦渴、疮毒疖肿、食物中毒等，还可预防动脉硬化。

【宜忌】脾胃虚寒腹泻者不宜食用。

荷味粥

【原料】新鲜荷叶1张，粳米100克，冰糖适量。

【制作】取粳米煮粥，待粥熟后加适量冰糖搅匀，趁热将荷叶撕碎覆盖粥面上，待粥呈淡绿色取出荷叶即可用。

【功效】清暑利湿，升发清阳，止血，降血压，降血脂。适用于中暑、高血压、高脂血症、肥胖病以及夏天感受暑热致头昏脑胀、胸闷烦渴、小便短赤等。

荷叶蒸排骨

【原料】荷叶1张，鸡精2克，猪排骨500克，葱10克，料酒10毫升，白糖15克，盐3克，酱油10毫升，味精2克，米粉80克，生姜5克。

【制作】将荷叶用沸水煮3分钟，捞起，沥干水分，切成块；生姜切片，葱切段。将炒过的米粉放入容器内，加入盐、味精、鸡精、白糖、酱油、料酒、生姜、葱及水少许，拌匀，然后放进排骨，将排骨粘上米粉，裹均匀；荷叶摊在案板上，每张荷叶放一节挂上米粉的排骨，然后包紧，用线绳缠紧，放入蒸盘内，锅内加开水适量，将蒸盘置蒸笼内，武火蒸30分钟即成。

【功效】清暑利湿、止血。适用于暑湿泄泻、眩晕、水肿、吐血、鼻出血、崩漏、便血、产后血晕等症。

秋季科学饮食养生方法

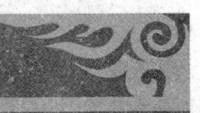

秋季在饮食调养方面，首先要按照《黄帝内经》提出的"秋冬养阴"的原则，也就是说，秋季要多吃些滋阴润燥的饮食，以防秋燥伤阴，如：银耳、甘蔗、燕窝、阿胶、梨、芝麻、鳖肉、藕、菠菜、乌骨鸡、猪肺、豆浆、鸭蛋、蜂蜜、橄榄等。当然，这只是对正常人及血虚、阴虚体质的人而言，若是脾胃功能低下，时常脘腹胀满、大便泄泻的，最好不要吃上述食品和药膳，因为它们性属偏凉，应该首先调理脾胃功能，在脾胃功能恢复后，再少吃一点滋阴食品和药膳。

其次，秋季饮食要注意"少辛增酸"。也就是说，要少吃辛辣的食物，以防肺火太盛。中医认为，肺火太盛会损伤肝的功能。因此除"少辛"之外，在秋天还要"增酸"，以增加肝脏的功能，抵御过盛肺火的侵入。根据中医营养学的这一原则，在秋天一定要少吃一些辛味的葱、姜、蒜、韭、椒等辛辣的食物，而要多吃一些酸味的水果和蔬菜。酸味的水果有苹果、石榴、葡萄、芒果、柚子、柠檬、山楂等。总之，在秋天要适当多吃些酸的食物，可以达到养肺同时养肝的目的。

初秋时节，不少地方仍然是湿热天气，导致人体脾胃内虚，抵抗力下降。这时如果可以吃些性温的食物，尤其是粳米或糯米，均对健脾胃、补中气有极好的功效。

传统养生文化认为：以形补形，以物补物。就是吃什么补什么。那么秋季应吃肺补肺，但肺的功能太强，很容易伤肝。再加上秋季本身就是肺的当令季节，如果再过补，身体的平衡就会被破坏。《饮膳正要》说："秋气燥，宜食麻以润其燥，禁寒饮。"为缓解"秋燥"，饮食方面应以滋阴润肺为宜。

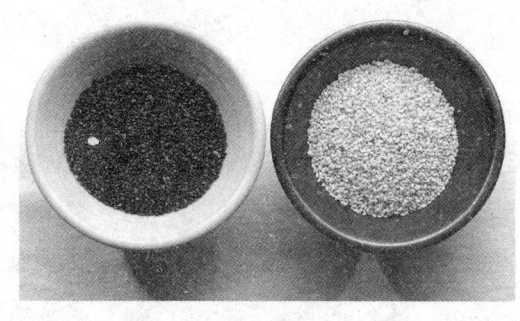

总之，秋季时节，可适当食用芝麻、糯米、粳米、阿胶、蜂蜜、枇杷、菠萝、乳品等较温和食物，以益胃生津。尽量少吃生冷的食物，尽量少吃动物内脏，老年人不宜吃新的粮食，容易引发旧疾。另外，秋季正是大量瓜果上市的时节，但需要注意的是"秋瓜坏肚"，立秋之后，不管是西瓜还是香瓜、菜瓜都不可以恣意的食用，否则会伤及脾胃的阳气。秋季要谨防胃肠病的发生，应注意饮食卫生，胃肠病患者以温、软、淡、素为饮食原则，少吃多餐、定时定量，避免刺激性食物。

几种最宜秋季食用的食物

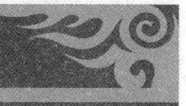 梨

梨的古名叫甘棠、快果、玉乳、玉露、蜜父，又称"百果之宗"。梨原产我国，南北普遍种植。梨因肉酥汁丰，营养丰富，味道甜美，既可食用，又可入药。我国梨有许多名贵品种，如山东莱阳梨、蜜梨，天津雪梨和鸭梨。我国梨的特色是味香甜，入口爽脆，可榨汁。梨含有蛋白质、脂肪，尤其是糖类含量较高。它还含微量元素钙、磷、铁和B族维生素、维生素C、胡萝卜素以及苹果酸、柠檬酸等有机酸和果酸。梨果中的果酸含量也很高，有助于消化。其含有的木质素，是一种不可溶性纤维。这些成分，对人类非常有益。特别是梨含有天冬素，对人体健康和肾脏保健有特殊功效。中医认为，梨具有养阴补液、润肺止咳、养血生肌、清热降火之功效；梨所含有的非可溶性纤维可帮助预防便秘、结肠癌、直肠癌；常吃梨，对冠心病、高血压、肝炎、肝硬化等患者皆会收到良好

的康复疗效。由于梨性凉，患有脾胃虚寒、腹泻、慢性肠炎、寒痰咳嗽、糖尿病、消化不良患者以及产后妇女不宜食用。

* 百合

百合肉质肥厚，含有丰富的淀粉、蛋白质和多种维生素，吃起来有独特的风味，可以用来做菜。我国很多地方都用百合煲汤、熬粥来养生。百合可以作为保健食疗食品，同时也可以入药。根据药理研究，百合有良好的止咳作用，可以改善肺部功能。将百合洗净，煮熟，放冰糖后冷却食用，既可清热润肺，又能滋补益中。中医认为，百合有润肺止咳、清心安神作用，可用于肺痨咯血、肺虚久咳、虚烦惊悸、失眠及热病后余热未清、心烦口渴等症；百合富含钾，有利于加强肌肉兴奋度，促使代谢功能协调，使皮肤富有弹性，减少皱纹；百合还含有一种水解秋水仙碱，有滋养安神作用；百合的鳞茎富含蛋白质、糖类和矿物质，常食可强身壮骨；其黏液质和维生素，对皮肤细胞新陈代谢有益，能美容养颜。百合性凉，风寒咳嗽、溃疡病、结肠炎患者不宜服。

* 蜂蜜

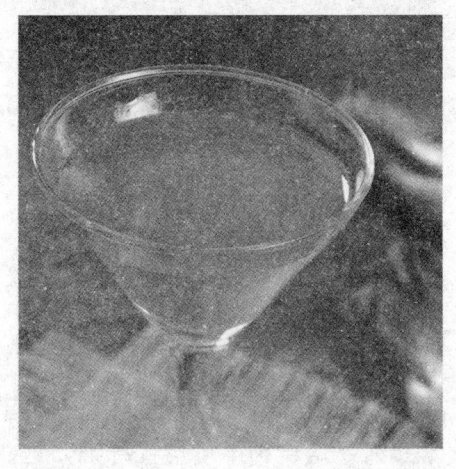

蜂蜜，又名蜂糖、蜜糖、沙蜜、石蜜、石饴等。蜜蜂采集花蜜，经自然发酵而成的黄白色黏稠液体就是蜂蜜。古希腊人认为蜜是"天赐的礼物"，中国古代的蜂蜜也多是自然的赐予。后来人们逐渐开始人工养蜂采蜜。蜂蜜既是良药，又是上等饮料，具有延年益寿的功能，被誉为"大自然中最完美的营养食品"。蜂蜜的营养成分极其丰富，它含有葡萄糖、果糖、多种酸类、多种有机酸、蛋白质、多种维生素、40余种矿物质。中医认为，蜂蜜具有补中润燥、缓急止痛、降压通便、解毒等作用，可用于治疗中气亏虚、肺燥咳嗽、风疹、胃痛、口疮、水火烫伤、高血压、慢性便秘等病症。一般人均可食用蜂蜜，尤其适宜老年人、小孩、便秘患者，糖尿病患者、脾虚泄泻及湿阴中焦的脘腹胀满、苔厚腻者慎用。不宜用蜂蜜喂养1岁以下婴儿。

* 银耳

银耳,又叫白木耳、白耳子和雪耳,质量上乘者称作雪耳,因它形似菊花并呈银色而得名。其鲜品柔软有弹性,干品薄而脆。它既是名贵的营养滋补佳品,又是扶正强壮之补药,其药用价值历来与人参、鹿茸齐名,被人们誉为"菌中之冠"、"山珍",历代皇家贵族将银耳看作是嫩肤美容、延年益寿之上品。中医认为,银耳能提高肝脏解毒能力,起保肝作用。银耳对老年慢性支气管炎、肺源性心脏病有一定疗效。银耳富含维生素D、能防止钙的流失,对生长发育十分有益;因富含硒等微量元素,它可以增强机体抗肿瘤的免疫力。银耳富含天然植物性胶质,加上它的滋阴作用,长期服用可以润肤,并有祛除脸部黄褐斑、雀斑的功效;银耳中的膳食纤维可助胃肠蠕动,减少脂肪吸收,从而达到减肥的效果;银耳可提高机体对外界致病因子的抵抗力,增强机体对原子辐射的抵抗力,促进骨髓的造血功能,可作为肿瘤患者在接受放射治疗时的营养食品。气管炎、心血管病、阴虚火旺患、糖尿病和癌症患者宜用,外感风寒者忌用。

* 苹果

苹果古称"频婆",古时人们还称苹果为"来禽",据说是因为苹果成熟时节,其香甜的味道,引得飞鸟来偷吃,故名"来禽"。苹果源于欧洲,现在世界各地广泛种植。苹果是世界上著名的高贵水果之一,其形、质、色、香、味俱佳,故有水果之王的美誉。苹果不仅营养价值高,而且具有保健功效,可以增加人的智慧,也被人称为智慧果。在西方有句谚语:"一天一个苹果,医生远离我",中国人则常说"饭后吃苹果,老头赛小伙"。许多美国人把苹果作为瘦身的必备食品,现代医学也认为苹果是病人用来补充食物营养的重要水果。吃苹果要细嚼慢咽,这样有利于消化。苹果中含有镁,镁可使皮肤健美,红润光泽;再加上丰富的胡萝卜素及多种维生素和铁质,常食可滋养皮肤,遏制黄褐斑、蝴蝶斑的生成;苹果富含钾盐,食后也将人体血液中的钠盐置换出来,排出体外,从而降低血压。同时,钾离子能有效保护血管,降低脑卒中的发生率。苹果还是很好的美容水果，含有大量的微量元素，常吃有使皮肤细腻、润滑、红润的作用。肥胖、胃炎、高血压患者宜食。苹果含糖分较多，性凉，糖尿病患者、心肾功能较差、腹痛腹泻者禁食。

秋季进补应注意八大问题

俗话说："一夏无病三分虚"，立秋一到，天气虽然早晚凉爽，但白天仍有秋老虎肆虐，所以极易出现倦怠、乏力等情况。根据中医"春夏养阳，秋冬养阴"的原则，秋季进补是十分必要的。但进补不可以乱补，应注意避免以下问题。

＊忌无病乱补

无病乱补，既增加开支，又害自身。如服用鱼肝油过量可引起中毒，长期服用葡萄糖会引起发胖，血中胆固醇增多，易诱发心血管疾病。

＊忌虚实不分

中医的治疗原则是虚者补之，不是虚症患者不宜用补药。虚症又有阴虚、阳虚、气虚、血虚之分。对症服药才能补益身体，否则适得其反，会伤害身体。

保健养生虽然不像治病那样严格区别，但应按用膳对象分为偏寒、偏热两大类。偏寒者畏寒喜热，手足不温，口淡涎多，大便溏，小便清长，舌质淡。偏热者，则手足心热，口干，口苦，口臭，大便干结，小便短赤，舌质红。若不辨寒热妄投药膳，容易导致"火上加火"。

＊忌多多益善

任何补药服用过量都有害。认为"多吃补药，有病治病，无病强身"是不科学的。如过量服用参茸类补品可引起腹胀，不思饮食；过服维生素C可致恶心、呕吐和腹泻。

＊忌凡补必肉

动物性食物无疑是补品中的良剂，它不仅有较高的营养，而且味美可口。但肉类不易消化吸收，若久吃多吃，对胃肠功能已减退的老年人来说，常常不堪重负，而肉类消化过程中的某些"副产品"，如过多的脂类、糖类等物质又往往是心脑血管病、癌症等老年常见病、多发病的病因。饮食清淡也不是不补，尤其是蔬菜类更不容忽视。现代营养学观点认为，新鲜的水果和蔬菜含有多种维生素和微量元素，是人体必不可少的营养物质。

＊忌以药代食

药补不如食补，重药物轻食物是不科学的，因为许多食物也是有治疗作用的药物。如多吃荠菜可治疗高血压；多吃萝卜可健胃消食，顺气宽胸，化痰止咳；多吃山药能补脾胃。日常食用的胡桃、花生、大枣、扁豆、藕等也都是进补的佳品。

＊忌重"进"轻"出"

随着生活水平的提高，不少家庭天天有荤腥，餐餐油腻，这些食物代谢后产生的酸性有毒物质需及时排出，而生活节奏的加快，又使不少人排便无规律甚至便秘。养生专家近年来提出一种关注"负营养"的保健新观念，即重视人体废物的排出，减少"肠毒"的滞留与吸收，提倡在进补的同时，亦应重视排便的及时和通畅。

＊忌恒"补"不变

有些人喜欢按自己口味，专服某一种补品，继而又从多年不变发展成"偏食"、"嗜食"，这对健康是不利的。因为药物和食物既有保健治疗作用，也有一定的不良反应，久服多服会影响体内的营养平衡。尤其是老年人，不但各脏器功能均有不同程度的减退，需要全面地系统地加以调理，而且不同的季节，对保健药物和食物也有不同的需求。因此，根据不同情况予以调整是十分必要的，不能恒补不变，一补到底。

＊忌越贵越补

"物以稀为贵"，那些昂贵的传统食品如燕窝、鱼翅之类可能并无奇特的食疗作用，而十分平常的红薯和洋葱之类的食品，却有值得重视的食疗价值。另外，凡食疗均有一定的对象和适应证,应根据需要来确定药膳,"缺什么,补什么",不要凭贵贱来分高低,尤其是老年群体,更应以实用和价格低廉为滋补原则。

养秋膘的科学方法

立秋过后,许多地方都有"养秋膘"的习俗。养秋膘,有一定的科学道理。这是因为在炎热的夏季,外界的气温较高,人体的新陈代谢增快,人体消耗较多,由于苦夏等多种原因,人们进食往往较少,体内的营养物质相对处于"匮乏"的状态,人们常常体重减轻、倦怠乏力、纳呆等体虚的症状。到了天气转凉时节合理进补不仅可以弥补夏季的过度消耗,还能增强人体对秋冬季节的适应能力,为平安过冬做好准备。

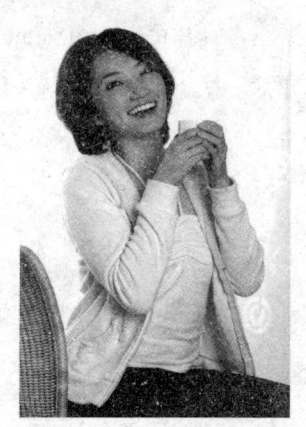

夏日酷热,人们普遍胃口欠佳,不少人体重减轻,到了秋天,胃口恢复,可以适当增加一些营养物质的摄入,如富含优质蛋白的鸡、牛、羊肉等,以补偿夏季体内能量过度消耗造成的营养匮乏。

但是由于夏季人们常进冷食,脾胃功能下降,如果一入秋就大量进补肉食,会加重肠胃负担,导致消化功能紊乱,出现厌食、腹泻等症状。因此,不妨先补充一些有营养、易消化的食物,如鱼、蛋等,给肠胃一个调整适应期。

脾虚患者应吃健脾和胃的食物。素体脾虚的人常常表现为食少腹胀、食欲缺乏、肢体倦怠、乏力、时有腹泻、面色萎黄,进补前不妨适度吃点健脾和胃的食物,以促进脾胃功能的恢复,如茯苓饼、芡实、山药、豇豆、小米等都是不错的选择。

胃火旺盛者应先清胃火。如平素嗜食辛辣、油腻之品,则日久易化热生火,积热于肠胃,表现为胃中灼热、喜食冷饮、口臭、便秘等,进补前一定要注意清泄胃中之火。适度多摄入一些苦瓜、黄瓜、冬瓜、苦菜、苦丁菜等,待胃火退后再进补。

老年人和儿童先消食和胃。老年人及儿童由于消化能力较弱,胃中常有积滞宿食,表现为食欲缺乏或食后腹胀。因此,在进补前应注意消食和胃,不妨适度吃点山楂、白萝卜等消食、健脾、和胃的食物。症状严重者可在医生的指导下服用保和丸、香砂养胃丸等。

秋季养生食疗美食坊

西米菠萝粥

【原料】西米100克,菠萝150克,白糖10克。

【制作】菠萝切成细丁;西米洗净,放入沸水锅内略氽后捞出,再用冷水反复漂洗。锅中加入约1000毫升冷水,将西米放入,用大火烧沸;改用小火熬煮半小时后,放入菠萝丁,续煮10分钟至粥成。粥内下入白糖调味,再稍焖片刻,即可盛起食用。

【功效】此粥适合在秋季食用,可以消食止泻。

生姜地黄粥

【原料】生地黄汁约50毫升(或干地黄60克),粳米100克,生姜2片。

【制作】取新鲜生地黄适量,洗净后切段,每次榨取生地黄汁约50毫升,或用干地黄60克,煎取药汁;先用粳米加水煮,煮沸后加入地黄汁和生姜片,煮成稀粥。空腹食,不宜长期食用。

【功效】清热生津、凉血止血。适用于热病后期、阴液耗伤、低热不退、劳热骨蒸,或高热心烦、口干作渴、口鼻出血。

银耳雪梨膏

【原料】水发银耳10克,雪梨1个,冰糖15克。

【制作】梨去核,切片,加水适量,与银耳同煮至汤稠,再加入冰糖溶化即成。每日2次,吃雪梨、银耳饮汤。

【功效】养阴清热、润肺止咳。适用于小儿阴虚肺燥、干咳痰稠及肺虚久咳之症。银耳滋阴润肺、养胃生津，为补益肺胃之上品；雪梨清肺止咳；冰糖滋阴润肺；用于阴虚肺燥之证者颇佳。

润肺银耳汤

【原料】水发银耳400克，荸荠100克，甜杏仁10克，桂圆肉30克，姜、葱、盐、白糖、花生油、玫瑰露酒等各适量。

【制作】先将荸荠削皮，洗净，切碎放入砂锅中，加水煮2小时取汁备用；杏仁去皮，入开水锅煮10分钟，再入清水中漂去苦味，放碗中加清水100毫升；桂圆肉洗净，与杏仁一起入笼蒸50分钟取出，备用；将银耳入沸水煮片刻捞出；炒锅置中火上，加花生油少许，放葱、姜、精盐和水，把银耳放入煮3分钟捞出，放在蒸锅内，加荸荠汁、盐、玫瑰露酒、白糖入笼蒸50分钟，然后再放入甜杏仁、桂圆蒸15分钟，加味精即成。佐餐食用。

【功效】滋阴润肺、养血润肠。适宜于老年支气管炎、咳嗽、痰中带血、大便秘结等病症。

玉露糕

【原料】天花粉、葛根、桔梗各10克，绿豆粉500克，白糖250克。

【制作】天花粉、葛根、桔梗切片，烘干研细末，与绿豆粉、白糖和匀，加清水调湿，置饭盒内，武火蒸30分钟，取糕，切成重约25克的块。酌量食。

【功效】清热生津、润肺止咳。适用于肺燥干咳、痰少及胃热口渴喜饮等症。

白果秋梨膏

【原料】白果100克、秋梨汁、鲜藕汁、甘蔗汁、山药汁各120毫升，霜柿饼、生核桃仁各120克，蜂蜜120克。

【制作】先将白果去膜、心，捣烂取汁，再把柿饼、核桃仁捣烂如泥。把蜂蜜加适量清水稀释后，加入白果汁、秋梨汁、鲜藕汁、甘蔗汁、山药汁和泥膏，搅拌均匀，微微加热，融合后，离火稍凉，用力搅匀，瓷罐收藏。每次服2汤匙，每日3～4次，可常服。

【功效】本方具有清虚热、止咳止血的功能。适用于肺结核长期低热、咳喘、咯血、声音嘶哑、口渴咽干等症。

【宜忌】咳嗽咳痰量多者忌服。

黄精猪肘煲

【原料】猪肘肉500克，黄精25克，黑豆50克，盐4克，味精2克，料酒10毫升，鸡精2克，生姜5克，竹荪20克，葱10克，菜胆50克，胡萝卜50克，胡椒粉3克。

【制作】黄精同黑豆一起煮熟，黄精切薄片；猪肘肉洗净，去毛；生姜切片，葱切段；胡萝卜去皮，切块；竹荪用温水发好，切小段；菜胆洗干净；将猪肘肉、黄精、生姜、葱、料酒、胡萝卜同放炖锅内，加入清水约2800毫升，置武火烧沸，再用文火煲45分钟，加入盐、鸡精、胡椒粉、菜胆、竹荪，煮熟即成。

【功效】补中益气、滋阴润肺、强筋健骨。适用于体虚乏力、心悸气短、肺燥干咳等病。也用于肺气肿、糖尿病、肺结核、心功能不全、肾功能不全、肾病综合征、肾小球肾炎等辅助治疗。

冬季科学饮食的方法

严冬季节，寒气逼人，人体的生理活动需要更多的热能来维持。中医学认为，冬季应是人体阳气潜藏的时候，也就是说，人体的生理活动因冬季气候特点的影响而有所收敛，并将一定能量贮存于体内，以为来年的"春生夏长"做好准备。与此同时，又要有足够的能量来维持冬季热能的更多支出，提高机体的抗病能力。因此冬季饮食调养，应遵循中医"秋冬养阴""无扰乎阳"的原则。膳食的营养特点

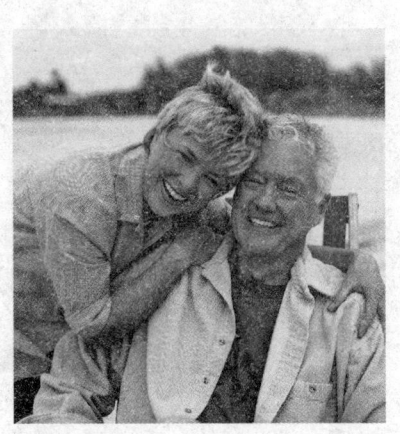

应该是：不宜生冷，也不宜过于燥热，而宜多食具有温补阳气或滋阴潜阳作用，热量较高的血肉有情之品。

*增加御寒食物的摄入

在寒冷的冬季，往往使人觉得因寒冷而不适，而且有些人由于体内阳气虚弱而特别怕冷。因此，在冬季要适当用具有御寒功效的食物进行温补和调养，以起到温养全身组织、增强体质、促进新陈代谢、提高防寒能力、维持机体组织功能活动、抗拒外邪、减少疾病的发生。祖国传统医学认为，在冬季应吃性温热御寒并补益的食物，如羊肉、狗肉、甲鱼、虾、鸽、鹌鹑、海参、枸杞子、韭菜、胡桃、糯米等。

*应增加人体必需氨基酸的摄入量

氨基酸能增强人体的耐寒能力。此外，由于天气寒冷时，人体的肾上腺皮质激素分泌增加，会使氨基酸代谢加速，因而容易导致体内出现负氮平衡。摄入充足的氨基酸则能避免这种情况的发生。在日常生活中，含氨基酸丰富的食物有：动物内脏、瘦肉、鸡蛋、鱼类、乳类、豆类等。

*补充足量的糖分

寒冬时节，人体为了防寒，需要消耗大量的热能。糖为人体主要的能量来源，糖类供给量应占总热量的35%～45%，才能满足机体的需要。为此，人们在寒冷的季节里，应补充足够量的富含糖分的食物，如稻米、小麦、玉米、甘薯等。

*增加维生素的摄入量

由于寒冷气候使人体氧化产热加强，机体维生素代谢也发生明显变化。如增加摄入维生素A，以增强人体的耐寒能力。增加对维生素C的摄入量，以提高人体对寒冷的适应能力，并对血管具有良好的保护作用。维生素A主要来自动物肝脏、胡萝卜、深绿色蔬菜等食物，维生素C主要来自新鲜水果和蔬菜等食物。

*增加矿物质的摄入量

人怕冷与机体摄入矿物质量也有一定关系。如钙在人体内含量的多少，可直接影响人体的心肌、血管及肌肉的伸缩性和兴奋性，补充钙可提高机体的御寒能力。含钙丰富的食物有牛奶、豆制品、海带等。食盐对人体御寒也很重要，它可使人体产热功能增强，因而在冬季调味以重味辛热为主，但也不能过咸，每日摄盐量最多不超过6克为宜。

冬季对人最有益的几种食物

* 羊肉

羊肉是我国人民喜食的主要肉类之一。因为羊是纯食草动物，所以羊肉比较细嫩。羊肉即可食补，又可食疗，为上等的强壮祛疾的食品，民间常用来进补。羊肉历来被当作冬季进补的重要食品之一。羊肉性温热，补气滋阴、腹中补虚、开胃健力，是我国人民食用的主要

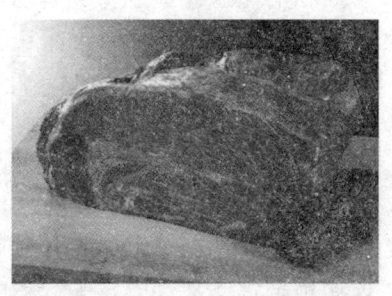

肉类之一。寒冬常吃羊肉可益气补虚，促进血液循环，增强御寒能力，收到进补和防寒的双重效果。人们常说："要想长寿，常吃羊肉。"羊肉含有丰富的蛋白质、脂肪、糖类、钙、磷、铁、胡萝卜素及维生素B_1、维生素B_2、烟酸等成分。中医认为，羊肉具有益气养血、温中暖下、补肾壮阳、生肌健力、补虚、御风寒的功能，可治虚劳羸瘦、腰膝酸软、产后虚冷、寒疝腹痛、中虚反胃等症。羊肉可单独烤、涮、煮熟食用，可与其他蔬菜一起炒、炖食。但需要注意的是羊肉不可烧焦烤糊，否则不仅肉老不鲜，还产生致癌物。明火熏烤的羊肉串味道虽佳，但不可多食，因为熏烤易产生致癌物。羊肉一般人都可以食用，解脾胃寒者尤其适宜。羊肉属大热之品，有发热、牙痛、口舌生疮、咳吐黄痰等上火症状者不宜食用。

* 萝卜

萝卜营养价值甚高，是普通百姓的养生食品。常言说得好："冬吃萝卜夏吃

姜，一年四季保安康。""扬州八怪"之一的郑板桥曾写过这样一副养生保健联："青菜萝卜糙米饭，瓦壶天水菊花茶"，"萝卜就茶"是郑老先生的养生之道。相传唐朝时有人将白萝卜作为贡品，并馈赠施主。萝卜的医疗价值也很高，有"十月萝卜小人参"的说法。萝卜的主要营养成分是蛋白质、糖类、B族维生素和大量的维生素C，以及铁、钙、磷和多种酶与纤维。

白萝卜的营养成分大部分存在于萝卜皮中。萝卜皮中含有丰富的淀粉酶，在食用烤鱼、烤肉和火锅食品时，食用一些带皮的萝卜丝，可保护肠胃。中医认为，白萝卜中含有胆碱物质，能降低血脂、血压，可有效预防高脂血症、高血压。白萝卜所含淀粉酶、氧化酶能促进脂肪代谢，预防肥胖。白萝卜中丰富的芥子油、消化酶能促进胃肠蠕动，对于预防消化道癌也有很大帮助，还能预防老年人药物性便秘。白萝卜的维生素C含量尤为丰富，并且含多种酶，能消除致癌物质亚硝酸，防止细胞发生突变，所含的木质素，能提高巨噬细胞的活力，加速吞噬癌细胞。萝卜既可用于炒、煮、凉拌、捣汁等，又可当作水果生吃，味道鲜美，还可用作泡菜、酱菜腌渍。萝卜和肉一起炖煮，味道也很好，比如萝卜烧猪肉，肉不走味，萝卜也香。肥胖者、中老年人、大便秘结、小便不畅者、呼吸道疾病患者宜经常食用。十二指肠溃疡、慢性胃炎、子宫脱垂患者忌食。

※ 白菜

白菜有"菜中之王"的美名，据说这是齐白石老先生对大白菜的赞赏，齐老作有一幅写意的大白菜图，并题句说："牡丹为花中之王，荔枝为百果之先，独不论白菜为蔬之王，何也？"于是白菜为"菜中之王"的美名不胫而走，逐渐流传开来。白菜的品种很多，著名的有福山的大包头、胶州的大叶球、徐水的核桃纹、北京的青白口。"白菜吃半年，医生享清闲"，大白菜有丰富的营养，含有矿物质和维生素、蛋白质、粗纤维、胡萝卜素，还含有分解致癌物质亚硝胺的糖酶。中医认为，白菜含有丰富的膳食纤维，能润肠通便、促进排毒，还能刺激肠胃蠕动，帮助消化，预防肠癌。它含有的钼、硒、锌具有抗癌效果，而钾则有利尿作用，对高血压患者有益。白菜含有的维生素C，可清热去火，养胃生津，降低体内胆固醇，增加血管弹性，有益于预防心血管疾病。大白菜食法颇多，从烹调方法上看，无论是炒、熘、烧、熬、煎、烩、扒、涮、凉拌、腌渍，都可做成美味佳肴，特别是同鲜蘑、冬菇、火腿、虾米、肉、栗子等同烧，可以做出很多特色风味的菜肴。大白菜适合所有人食用，更适宜于维生素缺乏者、肥胖者及糖尿病患者经常食用。腹泻者尽量避免食用白菜。

* 香菇

香菇，又称冬菇、香蕈等，素有"菇中之王"的美誉。原产于我国，主要分布在我国浙江、福建、江西、广东、广西、安徽等地。在我国，香菇至今已有4000多年的食用历史。由于香菇的菌肉呈白色，肥厚，质滑嫩，有韧性，味道独特鲜美，香气沁人，营养丰富，不但位列草菇、平菇之上，而且素有"植物皇后"之誉，为"山珍"之一。香菇营养非常丰富，是一种高蛋白、低脂肪的保健食品，富含多糖、多种酶、多种氨基酸、多种维生素。而且香菇中含有一般食品中罕见的伞菌氨酸、口蘑酸等，故味道特别鲜美，被称为"干菜之

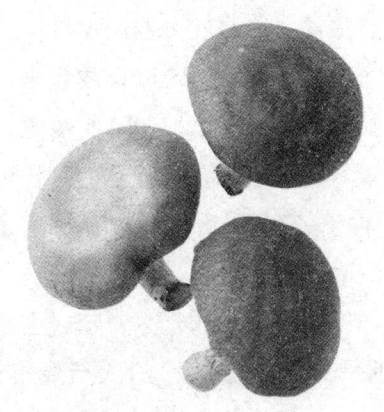

王"。中医认为，香菇具有养血补气、开胃助食、抗肿瘤、缓衰老等功效，对治疗贫血、佝偻病、肝硬化、食欲不振、肿瘤等病有一定的作用。香菇中含有多糖类物质，可以提高人体的免疫力，抑制癌细胞生长，增强机体的抗癌作用。如肿瘤切除患者常食香菇，可以预防肿瘤的复发与转移；香菇富含生物碱香菇嘌呤，具有降低血中胆固醇的作用，能有效地预防动脉血管硬化；香菇中含有一种干扰素，能干扰病毒的蛋白合成，使人体产生免疫作用，对病毒引起的疾病如流感、麻疹、肝炎等，有较好的防治作用。香菇可卤、拌炝、炒食、烹、炸、煎，也可制汤。脾胃湿寒、中焦湿滞者、顽固性皮肤瘙痒症者忌食香菇。

* 洋葱

洋葱又名圆葱、葱头，为百合科草本植物。叶鞘基部膨大成鳞茎，扁圆，圆球或长椭圆形。鳞茎部分可以食用，是我国人民常用的一种家常菜，原产中亚。我国生产的洋葱主要有3种：红皮、黄皮或白皮洋葱。其中黄皮葱头鳞茎横断面

的鳞片排列成 2 个同心圆,水分少,鲜嫩好吃,具有辛辣香气,十分诱人,是烧菜做汤的好原料。在欧美国家它被誉为"菜中皇后",营养价值很高。洋葱含有蛋白质、糖类、挥发油、苹果酸、钙、磷、铁、维生素 A、维生素 B_1、维生素 B_2、烟酸、维生素 C、胡萝卜素、尼克酸等营养成分。

洋葱亦有很多妙用,如可用来防治失眠:将切碎的洋葱放置于枕边,其特有的刺激成分,会发挥镇静神经、诱人入眠的神奇功效。感冒的时候,喝加了洋葱的热汤,很快就可发汗退烧。如果鼻塞,以一小片洋葱抵住鼻孔,洋葱的刺激气味,会促使鼻子瞬间畅通起来。如果咳嗽,以纱布包裹切碎的洋葱,覆盖于喉咙到胸口,也可以很快抑制咳嗽。冬季食用洋葱,可以有效地抵御寒流,因为洋葱鳞茎和叶子含有一种称为硫化丙烯的油脂性挥发物,具有辛辣味,有较强的杀菌作用,可以抗寒,抵御流感病毒。洋葱生熟食均可,可做蔬菜或调料食用,鲜食或脱水制干均宜。还可放在汤、沙拉、面包、炖食、蛋奶酥、蛋糕等食品中。也可以用于烤、炸、熏、蒸或生吃。需要注意的是洋葱不可过量食用,否则会产生胀气和排气过多,给人造成不适。过多食用洋葱可致眼睛视物模糊,可引起发热、眼病;热病后不宜进食。

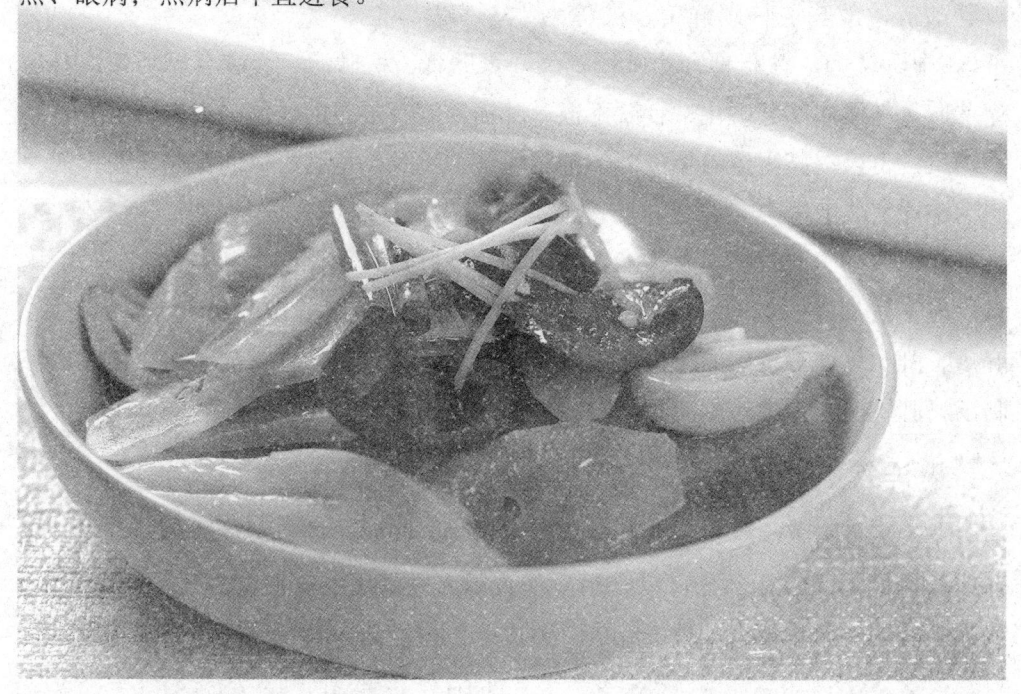

冬日进补应因时因人因地而宜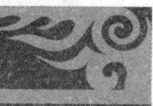

进入冬季，在全国各地的大小超市、菜市场、酒楼等地，各类滋补食材、药材、火锅、药膳都热卖，不少人也开始着手为家人制定滋补计划，积极购买各类补品。冬季滋补宜因人而异，盲目进补或大补急补，都有可能补不到位，甚至效果适得其反。

针对目前百姓冬季进补的热潮，滋补材料主要分为药材和食材，其中食材主要是药食同源的材料，即有一定的调理药效的食物。对食材，可以根据需要自行选用，但一定要注意科学、适量；对药材，如药膳煲汤、民间偏方等，最好遵医嘱慎用。因为各类药材的药性不同，单用或混用、量多量少、配比不同，都可以产生不同药效，使用不当非但起不到滋补的作用，反而有可能适得其反，加重原有的病症或引发其他新的病症。

"滋补不可盲目，应该因人、因时、因地而异。"专家从中医学的角度指出，冬季温性滋补，总体来说是对身体有益的，但是滋补一定要根据各类人群的差异，如年龄、性别、体质等的不同而有针对性地选取补材及滋补方法。老年人、儿童、孕妇、病患者、身体虚弱的人都是适合滋补的人群。但是这些人群的滋补方法却又各不相同，不可一概论之。如体热者，人参、鹿茸等滋补品就一定要慎用，特别是已经有原发病的人更不可随意乱补。

南方的冬天不像北方那样寒冷，所以有些人稍稍滋补便会产生上火等不良反应，因此完全不必逢冬季便大肆滋补。重点是防寒保暖、运动健身、科学饮食。额外滋补适量即可，关键在于注意营养平衡。

冬令进补避免四大误区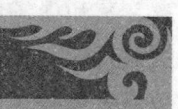

冬至刚过，很多人开始设计自己的冬令进补方案。冬季是一年中最容易通过调补来补偏救弊、强身健体的季节，然而不少人在冬令进补上存在四大常见误区。

＊ 误区一

体质不虚也大补。不少老年人吃了补品，反而觉得心烦意躁，安定不下来，甚至出现鼻出血等现象，这往往是滥用补品所造成的。专家指出，"补"要对"虚"，如人参补气、当归补血、燕窝养阴、鹿茸温阳，各有所长，但针对的是虚症体质，不"虚"者补了往往适得其反。

＊ 误区二

不辨类型随意补。一些人一有头晕、乏力、气短等症状就想大补特补；一有病就要让医生开补药调理；一到冬季就盲目地吃膏方进补，根本不管是否可以进补或有无必要进补。专家表示，体质虚的人可以补一补，但男女老幼可能需补的因素不同，因为他们的体质一般不同。更为重要的是，体"虚"本身有不同类型，不能一概而论，须辨阴阳，阴虚补阴、阳虚补阳。

＊ 误区三

名贵药品能大补。专家表示，中药的价格只是反映了供求关系。通俗地讲"物以稀为贵"，不是越贵就越补，更没有吃一补百的事。以冬虫夏草为例：中医认为，冬虫夏草归肾、肺经，也就是说只补肾和肺，只对肾虚患者（常感疲劳者）、免疫力低下者（经常感冒发热的人）、肺气虚者（常感冒、一受凉就咳、说话细声细气的）效果明显，但是这种上万元一斤的冬虫夏草的实际效果，与十几元钱一斤的枸杞子、麦冬并没有太大的差别。

＊ 误区四

药补不如用食补。食补历来就受到人们的重视，因为食补安全，一般没有不良反应，也不需要懂得太多的医学知识，容易掌握；另外，服食方法多样：炖、煮、蒸和煲汤，任凭自己的口味，在进行滋补调养的同时，还可享受美味佳肴。因而食补深受人们的喜爱。但专家指出，食补也具有局限性，对于有明显虚弱症状或有疾病的人，还要在专业医生的指导下进行药补，因为食补营养价值较高，而药补调整机体阴阳平衡作用较强。

冬季养生食疗美食坊

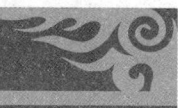

二豆二米粥

【原料】小米、粳米各50克,绿豆、赤豆、核桃仁、花生、葡萄干各20克,红枣8个,干无花果6个,红糖或盐适量。

【制作】红枣洗净去核,无花果、小米、粳米、绿豆、赤豆、核桃仁、花生、葡萄干分别洗净,共入砂锅或不锈钢锅,注入清水,大火烧沸,改小火煮至米烂粥稠,加红糖或盐调味服食。

【功效】此粥营养丰富、全面、均衡,冬季食用有助于增加热量。

鹿角胶粥

【原料】鹿角胶15~20克,粳米100克,生姜3片。

【制作】先煮粳米做粥,待沸后放入鹿角胶、生姜同煮为稀粥。每日1~2次,3~5日为1个疗程。

【功效】补肾阳、益精血。适用于肾阳不足所致的阳痿、早泄、遗精、腰痛、妇女子宫虚冷、不孕、崩漏、带下等。

【宜忌】阴虚火旺、口干舌燥、尿黄便秘或感冒发热者忌服。适宜于冬季服用。

枸杞子肉丝

【原料】枸杞子100克,猪瘦肉50克,竹笋100克,植物油30克,食盐、白糖、料酒、麻油、味精、酱油各适量。

【制作】将猪瘦肉洗净,去筋膜,切成2寸长的丝,竹笋切成同样长的丝,枸杞子洗净待用。炒锅加植物油烧热,肉丝、笋丝同时下锅,烹入料酒,加入白糖、酱油、盐、味精搅匀,投入枸杞子,翻炒几下,淋入麻油,起锅即成。佐餐食,做菜肴。

【功效】滋阴补肾、健耳明目。适用于体虚乏力、神疲、肾虚目眩、视物模糊、阳痿、腰疼等症。

核桃仁炒鸡丁

【原料】核桃仁30克，鸡蛋1个，枸杞子20克，红柿子椒30克，鸡胸脯肉400克，生姜5克，葱10克，莴苣30克，酱油10毫升，盐3克，料酒10毫升，芡粉30克，鸡精2克，白糖15克，植物油35毫升，味精2克。

【制作】将核桃仁用植物油炸香，枸杞子去果炳、杂质，洗净，红柿子椒、莴苣洗净，切成丁，鸡胸脯肉用沸水焯一下，切成丁，生姜切片，葱切段；将鸡肉丁放入碗内，加入芡粉、料酒、酱油、盐、鸡精、鸡蛋清，加少许水对成汁液，使鸡丁挂上浆；将炒锅置武火上烧热，加入植物油，烧六成热时，下入生姜、葱爆香，随即下入鸡丁、料酒、枸杞子等料，炒熟，下入盐、味精、鸡精、核桃仁即成。

【功效】补肾、温肺、润肠、补脑。适用于腰痛脚软、虚寒咳喘、肠燥便秘、记忆力减弱、健忘等症。

【宜忌】不宜与兔肉、鲤鱼、大蒜同食。

乌药羊肉汤

【原料】乌药10克，羊肉100克，高良姜10克，白芍25克，香附8克，生姜、葱、黄酒、花椒、白糖、盐各适量。

【制作】将乌药、高良姜、白芍、香附、花椒研末，装入纱布袋中，放入砂锅内。羊肉洗净，切小块，入砂锅，加水适量，先以大火煮沸，再加生姜、葱、黄酒、白糖，改文火慢炖至羊肉烂熟，加入盐即可。食肉饮汤。每日1剂。

【功效】温脾散寒、益气补虚。

鹿茸粥

【原料】鹿茸3～6克，粳米100克，生姜3片，盐少许。

【制作】先将鹿茸炙酥为末，再煮粳米做粥，待沸后放入鹿茸末、生姜同煮为稀粥。分2次服，温热食，3～5日为1个疗程。

【功效】温肾阳、益精血。适用于肾阳不足所致的阳痿、早泄、滑精、腰痛、妇女子宫虚冷、不孕、崩漏、带下者。

【宜忌】阴虚火旺、口干舌燥、尿黄便秘或感冒发热者忌服，适宜于冬季服用。

第五章

五谷杂粮，天生五谷以养人

人类饮食，每天都在与五谷杂粮打交道，不仅为了裹腹，还需要吸收其中的营养来维持身体运作，更重要的是，吃对五谷更对五脏起到养生保健的功效。对于各种各样的五谷杂粮，它们都有各自的最佳吃法，从而把其中的营养效用发挥得淋漓尽致。

小米
——美味营养的"代参汤"

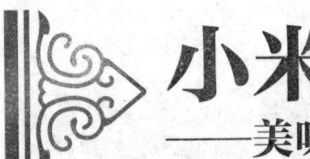

性味：性寒、凉。味甘、咸。
归经：归肾、脾、胃经。
宜食人群：一般人均可食用，为老年人、病人及孕妇的滋补食品。
忌食人群：素体虚寒、小便清长、气滞者不宜食用。

* **食疗功效**

小米营养丰富，富含蛋白质、脂肪、糖类、维生素 B_1、维生素 B_2、烟酸和钙、磷、铁等成分，容易被消化吸收，故被营养专家称为"保健米"。中医学认为小米具有健脾和中、益肾气、清虚热、利小便、治烦渴等功效，是治疗脾胃虚弱、体虚、精血受损、产后虚损、食欲不振的营养康复良品。

* **食物黄金搭配**

小米＋桂圆：两者同食具有补血养颜、安神益智的功效，适用于心脾虚损、气血不足、失眠健忘、惊悸等症。

小米＋绿豆：两者一起煮粥，营养更为全面，特别适合食欲不佳、肠胃不好的人食用。

* **科学选购的方法**

优质的小米大小、颜色均匀，呈乳白色、黄色或金黄色，有清香味，微甜。

* **营养师的建议**

小米的食用方法以煮粥为最佳，蒸饭次之，还可做成小米锅巴，中医称为黄金粉、焦饭，是一道风味食品。小米宜与大豆或肉类食物混合食用。小米粥不宜太稀薄。熬小米粥时，表面漂浮着形如油膏的"米油"，可调养虚寒体质，常称之为"代参汤"。

* 家庭营养厨房

小米麦片粥

【原料】小米、麦片、绿豆、糯米各60克,冰糖15克,冷水2000毫升。

【制作】绿豆先用冷水浸泡2小时,再连水蒸2小时,捞出备用。小米、糯米、麦片用10倍的水浸泡20分钟,再置于炉上以大火煮开后转小火熬30分钟;加入蒸好的绿豆汤和适量冰糖,待所有的材料拌匀煮沸即可。

【功效】清热解暑。非常适宜夏季食用。

小米鸡茸羹

【原料】鸡肉、小米各100克,冬菇4个,马蹄粉少量。

【制作】将小米洗净,冬菇洗净切细粒,鸡肉洗净切粒。把小米放入锅内,加清水适量,武火煮熟,放入冬菇粒、鸡肉粒,煮沸后调味,拌入马蹄粉水,煮成稀糊状即可。随量饮用。

【功效】营养丰富,能有效的补益中气,温暖脾胃。很适宜病后体虚的患者食用。

小米鸡蛋粥

【原料】小米50克,鸡蛋1个。

【制作】先将小米洗净煮粥,末汤打入鸡蛋,稍煮即可。每晚于睡前泡脚后饮此粥。

【功效】养心安神。有助于治疗失眠。

小米南瓜粥

【原料】小米100克,水10杯左右,南瓜500~1000克,冰糖或蜂蜜少许。

【制作】先将小米洗净,南瓜去皮剔瓤,切成1/2寸的丁状或片状。将两者一同放入水内,煲约30分钟,稍闷片刻,加入冰糖或蜂蜜即可。

【功效】单用小米熬成的粥偏稀,与南瓜同熬刚刚好中和了南瓜久熬后的粘稠,熬出的粥色泽金黄,喝起来甘香清润,有解热降暑之功效。

粳米
——补脾益胃的延年珍品

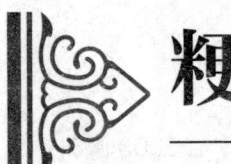
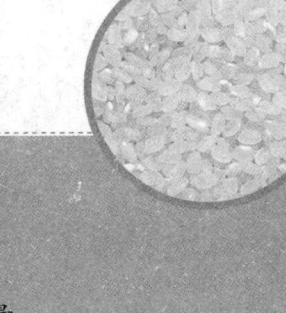

性味：性平和，味甘。

归经：归脾、胃经。

宜食人群：一般人均可食用。

忌食人群：糖尿病患者应注意每餐米饭的摄入量。

* 食疗功效

粳米含淀粉、蛋白质、脂肪和多种有机酸、糖类、钙、磷、钾、镁等成分。中医学认为粳米有健脾养胃、益精强志、和五脏、通四脉、解烦止渴、止泄的功效，对小便不畅、尿频、泄泻等病症均有治疗作用。

* 食物黄金搭配

粳米+绿豆：粳米和绿豆同食有清热止渴、补中健脾的功效，适合夏季伏天喝。

粳米+桑葚：粳米和桑葚做成粥有补肝益肾、养血润燥的功效，常吃还有利于记忆减退、多梦遗精、失眠等症状的改善。

* 科学选购的方法

一看：看粳米的色泽和外观。正常粳米大小均匀、丰满光滑，有光泽，色泽正常，少有碎米和黄粒米。

二抓：抓一把粳米，放开后，观察手中粘有糠粉情况，合格粳米糠粉很少。

三闻：闻粳米的气味。手中取少量粳米，向粳米哈一口热气，或用手摩擦发热，然后立即嗅其气味。正常粳米具有清香味，无异味。

四尝：尝粳米的味道。取几粒粳米放入口中细嚼，正常粳米微甜，无异味。

* 营养师的建议

粳米是人们的日常主食之一，食用方法很多，如蒸米饭、煮米粥、做醪糟、酿米酒、磨成粉后做小磨年糕、过桥米线等，花样很多。粳米最养生的吃法就是熬粥油，民间有"粥油赛参汤"的说法。要想获得优质的粥油，煮的时候最好用小火慢熬，而且不要添加任何作料。粥油是米汤的精华，滋补力之强，丝毫不亚于人参、熟地黄等名贵的药材。研究表明，新鲜粳米的粥油对胃黏膜有保护作用，适合慢性胃炎、胃溃疡患者服用。因此，熬粥所用的米最好是优质的新米。粳米煮粥时不能加碱，加入碱会破坏粳米中的维生素。

* 家庭营养厨房

牛肉粳米粥

【原料】粳米400克，牛肉200克，味精、葱段、精盐、姜块各少许。

【制作】将洗净的牛肉剁成肉末，粳米淘洗干净。将锅置于火上，倒入开水烧沸，放入葱段、姜块（拍松）、牛肉末，煮沸，捞出葱段、姜块、倒入粳米，煮成粥，用精盐、味精调味即可。佐餐食用。

【功效】补脾胃，益气血，除湿气，消水肿，强筋骨。主治骨质疏松、贫血、水肿等。

猴头菇粳米粥

【原料】猴头菇150克，粳米100克，葱花、姜末少许，盐、味精各适量。

【制作】将猴头菇用温开水泡发，去柄蒂，洗净，切碎，剁成糜糊状；粳米淘净后入锅，适量加水，先用大火煮沸，加猴头菇糜糊，改用小火煮成黏稠粥。粥成时加葱花、姜末、盐、味精，拌和均匀即成。

【功效】调补脾胃，促进食欲，防癌抗癌。

卷心菜米粥

【原料】卷心菜100克，粳米150克，猪肉末50克，精盐适量，味精少许。

【制作】将卷心菜洗净切丝；粳米洗净，放入锅中，加水，大火烧沸后，改小火慢煮。另起锅，加油烧热，放入猪肉末，精盐略炒加味精，备用。待粳米熬熟时，加入炒好的卷心菜、猪肉末搅拌均匀，稍煮片刻。

【功效】平肝熄风。适宜于肝炎患者食用。

小麦
——养心安神的五谷之贵

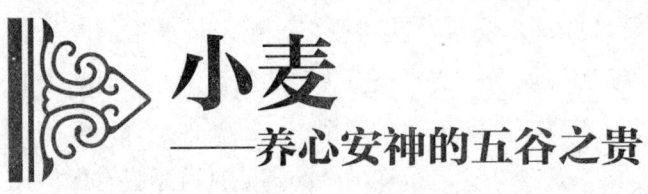

性味： 新麦性热，陈麦性平，味甘。
归经： 归心、脾、肾经。
宜食人群： 一般人均可食用，心血不足、口干舌燥、心烦失眠者宜多食。
忌食人群： 糖尿病患者不宜食用。

❋ 食疗功效

小麦含有蛋白质、粗纤维、糖类、脂肪、钙、磷、钾、维生素B_1、维生素B_2及烟酸等成分，还有一种尿囊素的成分。宜进食全麦，因全麦可以降低血液中雄性激素的含量。中医认为，小麦有生津止汗、养心益肾、镇静益气、除热止渴的功效，进食全麦可以防治乳腺癌，人进食夏小麦可治疗腹泻、血痢、无名毒疮、丹毒、盗汗、多汗等症。古代还有"小麦养心气"的说法，它对于精神安定及增进体力有良好功效。

❋ 食物黄金搭配

小麦+大豆：两者食用能有效提高蛋白质的摄入。这是因为小麦类食品中蛋白质的赖氨酸含量不足，蛋氨酸含量高；而大豆中的蛋白质蛋氨酸低，赖氨酸高。

小麦+山药：有助于治疗小儿厌食和消化不良，有益于小儿脾胃虚弱的调养。另外，针对孕妇便秘也有一定的效果。

❋ 科学选购的方法

主要看小麦的色泽、饱满度、干潮程度、大小均匀和净度。优质小麦应该色泽鲜艳、籽粒饱满、干燥、大小基本一致，无杂质。小麦粉的选择是一般精度高的富强粉，色泽白净；标准粉呈淡黄色；普通粉则颜色较深。用手抓一把面粉，使劲一捏，松开后面粉随之散开，表明面粉所含水分正常；若面粉不散开，则含水分较大。优质面粉略带清香甜味；劣质面粉带有霉味、土味和酸苦味。用手指捻搓面粉，感觉绵软的为上品，过分光滑的为次品。

*营养师的建议

民间有"麦吃陈，米吃新"之说，一般来说，存放时间较久的面粉比新磨的面粉品质要好。小麦加工成面粉时，加工精度越高，面粉中的营养含量越低，因此，平时不宜常食用精白面粉。小麦的吃法很多，在我国主要有蒸、煮、烤、烙等，西方国家主用小麦做面包食用。

*家庭营养厨房

开花馒头

【原料】面粉1000克，酵母150克，白糖300克，清水400克，食用碱适量。

【制作】将酵母用水调开，加入面粉调和均匀，揉成发面团，用湿布盖严，饧40分钟后备用。将发好的面团搓成长条，按每100克下一个面剂，剂口朝上摆入笼屉中，上旺火蒸约25分钟即可。

【功效】消食开胃。

小麦红枣桂圆粥

【原料】小麦50克，大枣5枚，桂圆肉15克，白糖20克，糯米100克。

【制作】小麦淘洗干净，加热水浸涨，倒入锅中煮熟取汁水，加入淘洗干净的糯米、洗净去核的大枣和切碎的桂圆肉，用大火烧开后转用小火熬煮成稀粥，起锅时加入白糖。

【功效】养心益肾，健脑益智。

小麦黑豆莲子汤

【原料】黑豆、小麦各50克，莲子20克，黑枣4枚，冰糖10克。

【制作】将黑豆洗净煮熟；小麦洗净，放入开水锅中煮成浓汁；莲子洗净，去心；黑枣洗净去核。往锅中加入适量清水，下黑豆、小麦汁，再下入莲子、黑枣同煮，煮至莲子、黑枣熟烂，加入冰糖，冰糖融化即成。

【功效】养心安神。

大麦
——一种理想的保健食品

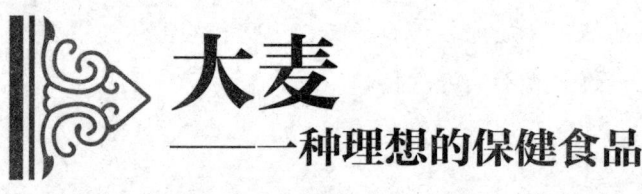

性味：性平，味甘。

归经：归脾、胃经。

宜食人群：一般人群均可食用，适宜胃气虚弱、消化不良者食用。

忌食人群：孕期及哺乳期妇女禁止食用。

* 食疗功效

大麦含蛋白质、脂肪、膳食纤维、糖类、维生素 B_1、维生素 B_2、维生素 E、烟酸、多种微量元素等。中医学认为食用大麦有健脾益气、和胃润中、疏肝理气、断奶回乳的功效。另外大麦可以消暑热，可治疗胃炎及十二指肠壶腹部溃疡等病。此外，还有消食、消水肿等功效。

* 食物黄金搭配

大麦+粳米：大麦和粳米同食可补益脾胃，明代医学家希雍言："大麦，其性平凉滑腻，故人以之佐粳米同食"。

大麦+生姜汁和蜂蜜：《太平圣惠方》记载，以大麦煎汤取汁，加生姜汁、蜂蜜服，用于小便不利，淋漓作痛。

* 科学选购的方法

选购大麦应以颗粒饱满、无杂质、颜色均匀者为佳。

* 营养师的建议

由于大麦中所含的谷蛋白较少，因此不可用来做多孔面包，而适合做不发酵食物。同时，大麦仁还是"八宝粥"中不可或缺的原料。另外，大麦还可用来制作麦芽糖、啤酒及蒸馏饮料。大麦炒制后再煮沸做成大麦茶，闻起来会有一股浓浓的麦香，喝大麦茶可以开胃助消化。

* 家庭营养厨房

大麦仁糯米粥

【原料】大麦仁 250 克，糯米、红糖各 30 克。

【制作】把大麦仁淘净，用水浸泡 2 小时；锅内注水烧热，放入大麦仁，用大火煮开花后加入糯米；水沸后，用小火熬到米烂粥稠，再加入红糖调味即可。

【功效】健脾益气，和胃宽肠，润肺生津。对口腔溃疡、高脂血症、动脉硬化症、慢性气管炎皆有疗效。适宜每天早、晚分食。

大麦蒸糕

【原料】大麦 300 克，红枣数颗，蜂蜜 120 毫升，水 500 毫升。

【制作】大麦洗净，事先泡水 12 小时后取出；将大麦放入果汁机中，加入水与蜂蜜一起打成浆状，倒入模型中；将模型放入电锅，蒸好时取出，装饰上红枣即可。

【功效】可强健血脉、补气虚，祛除体内燥热。长期食用可使皮肤润滑、防止头发变白。

大麦山药粥

【原料】大麦米 150 克，粳米 50 克，山药 200 克。

【制作】将大麦米洗净用凉水浸泡 2 小时，山药削好皮后放入冷水中浸泡，备用。浸泡好的大麦米和白米淘洗干净后放入锅中，放入足量的水，大火熬开后，中小火熬 40～50 分钟，米粥已经变得黏稠后倒入山药再煮 15 分钟。

【功效】健脾养胃。

红枣薏米大麦粥

【原料】薏米 30 克，大麦米 20 克，红枣 20 克，花生米 20 克，黑米 10 克，粳米 10 克，小米 10 克。

【制作】将薏米、大麦米提前泡 1 小时，放入锅中，黑米、粳米、小米淘洗干净，放入锅中。将花生米在水中泡一会儿，剥去外皮放入锅中；大火烧开，小火慢煮 30 分钟；将大红枣放入锅中，煮 5 分钟关火即可。

【功效】补气养血，美容养颜。

高粱
——和胃健脾的五谷之精

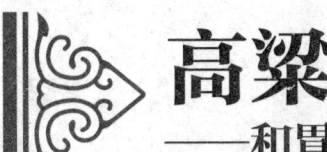

性味：性温，味甘。

归经：归脾、胃经。

宜食人群：适宜于消化不良的儿童，脾胃虚寒、大便溏薄之人，以及肺结核者食用。

忌食人群：大便燥结者、便秘者，应少食或尽量不食用高粱，糖尿病患者禁食。

* 食疗功效

现代营养学研究表明，高粱含有蛋白质、脂肪、糖类、粗纤维、胡萝卜素、核黄素、尼克酸、泛酸、烟酸、单宁酸以及钙、铁、锌、镁、钾、铜、硒等。祖国传统医学认为，高粱味甘涩性温，有温中、利气、止泄、涩肠胃、凉血解毒、止霍乱等功效，适用于脾虚湿困、消化不良及湿热下痢、小便不利等症。

* 食物黄金搭配

高粱+甘蔗：民间常用高粱米和甘蔗汁按1∶4的比例煮成高粱甘蔗粥，具有益气生津之作用，对老年人痰热咳嗽、口干舌燥、唾液黏涎者均有食疗作用。

高粱+石榴皮：将高粱（炒炸开裂）和适量石榴皮拌匀，水煎服。对于婴幼儿腹泻有很好的疗效。

* 科学选购的方法

优质高粱米呈乳白色，有光泽，颗粒饱满、均匀；用牙咬籽粒，断面质地紧密，无杂质、虫害和霉变，且无任何不良气味。

* 营养师的建议

食用以白色高粱米为最好，含单宁最少，角质最多，食用品质好，磨粉和做淀粉，粉质较好。原粮经清理、脱壳、碾去皮层（多道碾白）、成品整理即为成品。由于加工除去了皮层，并含有碎米、糠粉等，极易吸湿发热，不耐久储。高粱不仅可供直接食用，还可制糖、制酒、制糕团、制饼等。在煮高粱米时，一定要将其煮烂，以健脾益胃、充肌养身。

* 家庭养生厨房

山楂高粱米粥

【原料】山楂片10克，高粱米50克，奶粉、白糖各适量。

【制作】将山楂片和高粱米一起置于铁锅中，以文火炒焦，取出压碾成粗粉，置于砂锅内，加水煮成粥，调味可加适量的奶粉和白糖。不满1岁的患儿每次取10克消食粥，每日3次；2～3岁每次取20克消食粥；4～5岁每次取30～40克消食粥。

【功效】健脾消食。适用于小儿厌食、小儿消化不良。

鲫鱼高粱粥

【原料】鲫鱼1尾（约750克），高粱米50克，橘皮10克，胡椒粉、酱、葱各适量。

【制作】将高粱米、橘皮末同煮粥，鲫鱼去骨入粥，临熟加胡椒粉、酱、葱调和，可作为半流食正餐食之。

【功效】健脾和中，渗湿消肿。主治气滞湿阻型妊娠水肿。

皮蛋杂粮粥

【原料】皮蛋1个，小米、糯米、高粱米、猪瘦肉、香菇各50克，葱丝3克，虾皮10克，胡椒粉1克，盐2克，冷水2000毫升。

【制作】将小米等杂粮分别洗净、浸透；猪瘦肉洗净切成粒；皮蛋去壳切粒；香菇泡发回软，去蒂，洗净切丝；锅中倒入冷水，将杂粮全部放入，先用旺火烧沸，再改用小火熬煮约45分钟，待粥稠时盛起备用；炒锅中放油烧热，倒入香菇丝、虾皮爆香，然后加适量水烧沸，放入杂粮粥、猪肉粒和皮蛋粒，煮熟后加上胡椒粉、盐调味，食用前撒上葱丝即可。

【功效】健脾养胃，消肿利水。

玉米
——长寿美容的"软黄金"

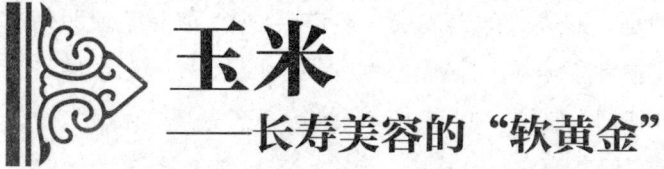

性味：性平，味甘。

归经：归胃、膀胱经。

宜食人群：适宜所有人群，尤其对于高脂血症、动脉硬化、高血压、冠心病、脂肪肝、肥胖症、习惯性便秘等患者有利。

忌食人群：由于玉米制品质地较硬而难以消化，故消化功能欠佳者要慎用。

＊ 食疗功效

玉米所含的脂肪中50％以上是亚油酸，并含有卵磷脂、谷物醇、维生素E及丰富的维生素B_1、维生素B_2、维生素B_6等，是对人体十分有益的健康食品。玉米有降血糖、降血压、利尿、促进胆汁排泄、增加血液中凝血酶原含量、提高血小板数量、加速血液凝固等功效。以玉米作为食物，可以刺激胃肠蠕动，加速粪便排泄，增强人的体力和耐力，并可防治便秘、肠炎、肠癌等疾病。

＊ 食物黄金搭配

玉米＋赤豆：赤豆有利尿降压作用，玉米可以补钙降压，两者搭配蒸饭，非常适合中老年高血压患者食用。

玉米＋苦瓜：玉米和苦瓜搭配食用具有清热解暑、润肠通便、止渴利尿等功效，适合上火口干、便秘、糖尿病等患者食用。

＊ 科学选购的方法

真正的甜玉米，是颗粒整齐，表面光滑、平整的明黄色玉米，普通黄色玉米则排列不规整，颗粒凸凹不平；真正的黏玉米，是颗粒整齐，表面光滑、平整的白色玉米，而普通的白色玉米则排列不规整，玉米颗粒凸凹不平。

＊ 营养师的建议

玉米的营养成分确实很高，但营养成分不够完善是美中之不足。如玉米蛋白质中缺乏色氨酸，长期食用玉米易发生癞皮病，所以以玉米为主食的地区应配上豆类、蔬菜或牛奶、羊奶，即可获得完全蛋白质。因为玉米粒的外壳比较粗硬，咀嚼起来粗糙涩口。如果把粗粮细做，口感会好一些。吃玉米时应把玉米粒的胚芽全部吃进，因为玉米的许多营养都集中在这里。玉米可以煮食或蒸食，玉米粒也可以用来做菜做汤，如松仁玉米即是一道名菜。也可做成玉米粥、玉米饼、玉米糕，玉米面加白面制作的面包、膨化玉米粉等，都是受欢迎的吃法。

* 家庭养生厨房

玉米冬瓜汤

【原料】鲜嫩玉米 150 克，鲜冬瓜 350 克，精盐 1 克，味精 0.5 克，植物油 15 克，葱末、生姜末各 10 克。

【制作】将鲜嫩玉米去外皮取玉米粒，鲜冬瓜洗净切小块，锅烧热入植物油，油热入葱末、姜末，煸炒几下，加水 800 毫升，入鲜嫩玉米粒、冬瓜块、精盐，煮 30 分钟后入味精即成。饮汤，食玉米粒、冬瓜。

【功效】舒筋通络，降糖。主治糖尿病、动脉硬化。

芦笋玉米须二米粥

【原料】芦笋 50 克，玉米须 200 克，薏米 50 克，粳米 50 克。

【制作】先将鲜芦笋洗净切碎后，盛入碗中，备用。再将玉米须洗净，切成小段，放入双层纱布袋中，扎紧袋口，与洗干净的薏米、粳米同放入砂锅，加水适量，大火煮沸后，改用小火煨煮 30 分钟，取出玉米须纱袋，滤尽药汁，调入切碎的芦笋，继续用小火煨煮至薏米熟烂如酥，粥黏稠即成。

【功效】清热利湿，抗癌退黄。适用于肝胆湿热型肝癌。

松仁玉米

【原料】嫩玉米粒 200 克，松仁 50 克，植物油、绿柿子椒、葱、精盐、白糖各适量。

【制作】将玉米粒煮至八成熟，捞出沥干水分；绿柿子椒切成丁。松仁入锅，小火炒至略变金黄时盛出晾干；锅内加植物油烧热，煸香葱段，再一次放入玉米粒、绿柿子椒丁和松仁煸炒 2 分钟，最后加入精盐和白糖调味即可。

【功效】美容养颜，强身健体。

荞麦
——软化血管的消炎粮食

性味：性凉、味甘。

归经：归脾、胃、大肠经。

宜食人群：荞麦是老弱妇孺皆宜的饮食，对于糖尿病患者更为适宜。

忌食人群：肿瘤患者要忌食，否则会加重病情。脾胃虚寒、消化功能不佳、经常腹泻的人不宜食用。

* 食疗功效

现代研究表明，荞麦含有蛋白质、多种维生素、纤维素、镁、钾、钙、铁、锌、铜、硒等。荞麦中的某些黄酮成分还具有抗菌、消炎、止咳、平喘、祛痰的作用，因此还被称为"消炎粮食"。中医认为，荞麦有降血脂、保护视力、软化血管、降低血糖的功效，还可以杀菌消炎。

* 食物黄金搭配

荞麦+羊肉：荞麦性寒凉，羊肉温热，寒热互补，而且味道鲜美，又不易引起肠胃不适。

荞麦+蜂蜜：两者同食具有引气下降、止咳的功效，适用于咳嗽的治疗。

* 科学选购的方法

挑选荞麦的时候最好选择颗粒均匀、饱满的，这样的荞麦在煮食的过程中受热均匀，会在同一时间内煮熟，利于我们的食用。挑选的时候应选出几颗来用手捏捏，坚实、圆润者为佳。荞麦是有一定光泽的，而且光泽好的荞麦在收割和保存的过程中保护得比较好，营养和口感也是一流的。

* 营养师的建议

荞麦面可做面条、猫耳朵等主食，营养价值很高，是糖尿病患者的保健食品。苦荞麦虽然口感上不为很多人接受，但却是清热解毒、营养丰富的好东西，尤其是在暑天，苦荞面条、苦荞凉粉作为去暑食品深受欢迎。最简单的食用方法就是煮荞麦粉，煮的时间宜短，要做得松软易食用，而汤汁里因为溶有芦丁和蛋白质，所以最好把汤也喝掉。

* 家庭养生厨房

干贝香菇荞麦粥

【原料】干贝、香菇、枸杞子、荞麦、鸡蛋、盐、酱油各适量。

【制作】干贝洗净，温水中浸泡一夜，变软后取出，浸汁留用；香菇用水浸泡，变软后取出，切成丝，浸汁留用；枸杞子洗净；荞麦洗净，煮20分钟，放到竹箅上。把干贝汁、香菇汁放入深锅中，加入香菇、干贝，同煮，去浮沫。加入荞麦，煮5分钟，加枸杞子调味，把搅好的鸡蛋慢慢地倒入锅中打成蛋花，盖上盖子稍煮。最后用盐、酱油调味，熄火。

【功效】健脾益气，消食化滞。特别适合想健身减肥的女士服用。

金丝饼

【原料】荞麦面粉1000克，温水600克，精盐、食用碱各少许，香油适量。

【制作】将面粉过筛，加少许精盐和碱用温水和成面团，揉匀后用湿布盖严饧30分钟待松弛。将饧好的面团搓成长条，用抻面的方法，反复将面抻成细丝状，刷上油，分切成20份，再将每份盘圆，稍按成饼状。平锅上火烧热刷香油，用中火将饼两面烙成金黄色，取出，用干净热湿布盖严，上屉再蒸2分钟，取出装盘即可。

【功效】强身健体。主治贫血、身体羸弱。

荞麦瘦肉粥

【原料】荞麦100克，瘦肉丝50克，黄瓜丁、胡萝卜丁各30克，精盐适量。

【制作】先将荞麦洗净，再和瘦肉丝同煮；煮至八成熟的时候，加入黄瓜丁、胡萝卜丁，然后调入适量的精盐待粥成即可。

【功效】止咳平喘。

燕麦
——美白养颜的植物黄金

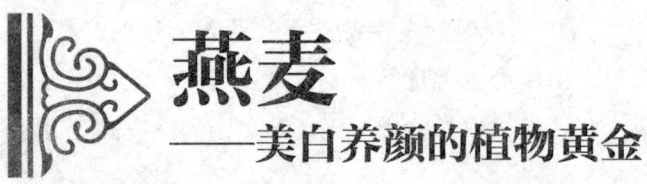

性味：性平，味甘。
归经：归肝经、脾经、胃经。
宜食人群：适宜体虚自汗、多汗、易汗、盗汗者食用。
忌食人群：消化不良、胆结石以及怀孕初期的孕妇忌食。

＊食疗功效

燕麦含淀粉、蛋白质、脂肪、氨基酸，脂肪酸等多种物质，还含有维生素B_1、维生素B_2和少量的维生素E、钙、磷、铁、核黄素以及谷类粮食中独有的皂甙。中医认为燕麦具有补益脾胃、滑肠催产、止虚汗和止血的功效。常食燕麦，能够降血脂、降血压、降三酰甘油，是老年人理想的食品。

＊食物黄金搭配

燕麦+冬菇：燕麦搭配冬菇具有防癌、抗衰老的功效。
燕麦+牛奶：两者搭配，互补不足，两者同食能更好地为人体补充蛋白质和钙。

＊科学选购的方法

纯燕麦片是燕麦粒轧制而成，呈扁平状，直径约相当于黄豆粒，形状完整。经过速食处理的速食燕麦片有些散碎感，但仍能看出其原有形状。优质的燕麦质地较硬，且整体看起来饱满、圆润。

＊营养师的建议

燕麦营养丰富，但不容易消化，所以，食用燕麦食品要掌握"少量、经常"的原则，每天食用量以40克为宜，小孩或者老年人还应更少，否则有可能造成胃痉挛或者腹部胀气。老年人或者小孩不要在晚餐大量食用燕麦食品，即使食用也应该选择燕麦粥。用燕麦粉与土豆粉做成土豆燕麦饼，然后油炸、焙烤或煮食都是不错的选择，风味和口感都很好。

* 家庭养生厨房

燕麦银耳羹

【原料】燕麦片 100 克，水发银耳 50 克，胡萝卜 1 根。葡萄干、枸杞子各 10 克，白糖适量。

【制作】胡萝卜、银耳、葡萄干、枸杞子洗净。胡萝卜切丁。银耳掰小块。胡萝卜丁、银耳置入净锅内，加适量清水煮至沸。加入燕麦片，再煮。粥将成时，加入枸杞子。食时加入白糖拌匀、撒上葡萄干即可。1 日 2 次。

【功效】降压降脂。主治高血压。

燕麦粳米粥

【原料】燕麦片 30 克，粳米 100 克，白糖 10 克，冷水 1000 毫升。

【制作】粳米淘洗干净，用冷水浸泡半小时，然后放入锅中，加入冷水，先用旺火烧沸，然后改用小火慢煮；粥熬至半熟时，将燕麦片用冷开水调匀，放入锅中，搅拌均匀，待粳米烂熟以后，加白糖调好味，即可。

【功效】暖胃健脾。主治脾胃虚弱。

燕麦枸杞子羹

【原料】燕麦片 100 克，水发银耳 50 克，胡萝卜 1 根，葡萄干、枸杞子各 10 克，白糖适量。

【制作】胡萝卜、银耳、葡萄干、枸杞子洗净，胡萝卜切丁，银耳掰小块。胡萝卜丁、银耳置入净锅内，加适量清水煮至沸，加入燕麦片再煮，粥将成时加入枸杞子。食时加入白糖拌匀、撒上葡萄干即可。

【功效】补气养血，通便。

肉末麦片粥

【原料】燕麦片 150 克，猪瘦肉 150 克，鸡蛋一个，青葱末 20 克，麻油、精盐、味精、胡椒粉、料酒、湿淀粉各适量。

【制作】将猪瘦肉剁成泥，调入料酒、盐、蛋液、湿淀粉用力搅成肉糊。将燕麦片用 250 克水浸透，再加 500 克水用文火煮成粥状，徐徐调入麻油、胡椒粉、味精，再撒上青葱末即可。

【功效】强身健体，暖胃健脾。

薏米
——健脾去湿的神奇食品

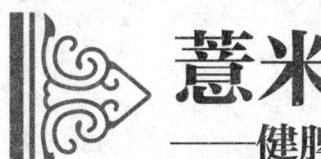

性味：性微寒，味甘、淡。

归经：归脾、胃、肺经。

宜食人群：适宜急慢性肾炎水肿、面浮肢肿、各种关节炎、癌症患者食用。

忌食人群：大便燥结、滑精、精液不足、小便多者，以及孕妇不宜服用。

✻ 食疗功效

现代营养学研究，薏米含有薏苡仁油、薏苡仁脂、固醇、氨基酸、精氨酸等多种氨基酸成分和维生素B_1、糖类、矿物质、微量元素等营养成分。薏米富含硒元素，能有效抑制癌细胞的增殖，可用于胃癌、子宫颈癌的辅助治疗。中医认为薏米有健脾、去湿、利尿的功效，主治湿热、脾虚腹泻、肌肉酸痛、关节疼痛等，还可抑制艾氏腹水癌细胞增殖，增强肾上腺皮质功能，提升白细胞和血小板，是一种理想的抗癌保健食品。

✻ 食物黄金搭配

薏米 + 鸡肉：薏米搭配鸡肉有补肾虚、益脾胃、利湿止泻的功效，还有抗癌的作用。

薏米 + 香菇：薏米健脾利湿、清热排脓；香菇味甘性平，化痰理气，两者为抗癌佳品。

✻ 科学选购的方法

光泽：要看薏米是否有光泽，有光泽的薏米颗粒饱满，这样的薏米成熟得比较好，营养也最高。

颜色：好的薏米颜色一般呈白色或黄白色，色泽均匀，带点粉性，非常好看。

味道：上品薏米味道甘甜或微甜，吃起来口感清淡。

* 营养师的建议

薏米的食用方法很多，最普通的方法是煮粥。薏米在熬煮之前，可先洗净，浸泡数小时后再煮，煮时先用旺火烧开，再改用文火熬，熟烂后可加白糖食用。薏米粥也可加红枣、糯米一起煮。薏米还可药用和酿酒。

* 家庭养生厨房

参芪薏米粥

【原料】党参10克，薏米30克，黄芪20克，生姜12克，大枣10克。

【制作】将党参、黄芪、大枣、薏米洗净同置砂锅中，加水武火烧沸，下生姜片，改用文火煮，至薏米烂熟即成。吃大枣、薏米，喝汤。

【功效】补中益气，健脾除湿。主治慢性腹泻、老年及病后体弱腹泻者。

芦笋玉米须二米粥

【原料】芦笋50克，玉米须200克，薏米50克，粳米50克。

【制作】先将鲜芦笋洗净切碎后，盛入碗中，备用。再将玉米须洗净，切成小段，放入双层纱布袋中，扎紧袋口，与洗干净的薏米、粳米同放入砂锅，加水适量，大火煮沸后，改用小火煨煮30分钟，取出玉米须纱袋，滤尽药汁，调入切碎的芦笋，继续用小火煨煮至薏米熟烂如酥，粥黏稠即成。

【功效】清热利湿，抗癌退黄。适用于肝胆湿热型肝癌。

薏米冬瓜排骨汤

【原料】排骨200克，薏米30克，冬瓜200克，葱段、生姜片、香菜末、精盐各适量，胡椒粉少许。

【制作】将排骨洗净放入汤锅中，放入3大碗清水，开锅后将浮沫撇干净；放入葱段和生姜片；放入洗净的薏米（不用提前浸泡）；然后改小火盖上锅盖煮40分钟左右；放入冬瓜块再煮20分钟，直到冬瓜熟透，放盐和胡椒粉调味，关火后撒上香菜末即可。

【功效】清热解毒，利湿化滞，降脂降压。

糯米
——健脾养胃的米中极品

性味：性温，味甘。

归经：归脾、胃、肺经。

宜食人群：多汗、血虚、脾虚、体虚、盗汗、肺结核、神经衰弱等症患者。

忌食人群：湿热痰火偏盛、发热、咳嗽痰黄、黄疸、腹胀、糖尿病等病症患者。

✽ 食疗功效

糯米中含有蛋白质、脂肪、糖类、钙、磷、铁、维生素 B_1、维生素 B_2、多量淀粉等营养成分，是温补强壮的食品，常食之对人体有滋补作用。中医认为，糯米可以补中益气、养胃健脾、固表止汗、止泻、安胎、解毒疗疮，常用于虚寒性胃痛、胃及十二指肠溃疡、糖尿病消渴多尿、气虚自汗、脾虚泄泻、妊娠胎动、痘疹痈疖诸疮等患者。

✽ 食物黄金搭配

糯米＋莲子：两者搭配能更好的补钙补铁，还有益气和胃、健脾养肝的功效。

糯米＋红枣：糯米和红枣搭配有补血益气、健脾温胃的功效，适用于体虚气弱、心悸失眠等症。

✽ 科学选购的方法

糯米有两个品种，一种是椭圆形的，挑的时候看它是否粒大饱满，还有一种是细长尖尖的，挑选的时候看是否发黑或坏掉，出现此情况则不宜购买。糯米的颜色雪白，如果发黄且米粒上有黑点儿，就是发霉了，不宜购买。糯米是白色不透明状颗粒，如果糯米中有半透明的米粒，则是滥竽充数，掺了粳米。陈糯米的米粒上会"爆腰"，仔细看米粒的中间，有"横纹"的叫做"爆腰"。不要选择米粒较大的糯米，有爆腰的陈米不宜购买。

＊营养师的建议

吃糯米食品需要注意几点：糯米食品宜加热后食用；糯米性黏滞，所以在肠胃中难以消化水解，不宜一次食用过多，老年人、小孩或病人更宜慎用；糯米食品无论甜咸，其糖类和钠的含量都很高，对于有糖尿病、体重过重或其他慢性病如肾病、高脂血症的人要适可而止。糯米不仅可以用来煮粥，且和不同原料做成年糕，味美香甜。

＊家庭养生厨房

桔梗雪梨煮糯米

【原料】桔梗6克，糯米30克，雪梨1个，蜜饯冬瓜60克，冰糖适量。

【制作】桔梗洗净，研成粉；糯米淘净；梨去皮，从上端1/3处切下为盖，用小勺挖出梨核，剩余部分即为梨盘；蜜饯冬瓜切小条。糯米上笼蒸熟。梨盘内放入桔梗、冬瓜条、冰糖、熟糯米，盖上梨盖。蒸碗内放入梨，加水没过梨面，大火蒸1小时即成。

【功效】止咳平喘。

糯米红枣开口笑

【原料】糯米粉100克，红枣200克，白糖30克。

【制作】红枣洗净，一边切开取出核；糯米粉加点白糖，加水揉成团待用。揉好的糯米粉团，搓成长条，嵌入红枣中间。待全部红枣嵌入糯米粉条后，均匀码放盘中，上锅蒸熟。

【功效】健脾益胃。主治脾胃虚弱。

杏仁山楂粥

【原料】杏仁10克，山楂糕10克，糯米100克，冰糖10克，冷水1200毫升。

【制作】将杏仁用豆浆机制成杏仁浆；山楂糕切成丁。糯米淘洗干净，提前用冷水浸泡3小时，沥干水分备用。锅中加入冷水，烧沸后将糯米、杏仁浆放入，煮半小时后加入冰糖，食用时撒入山楂糕丁即可。

【功效】开胃健脾，补气养血。

糙米
——调和五脏的"元气米"

性味：性温，味甘。

归经：归脾、胃经。

宜食人群：一般人群均可食用，尤适于肥胖、胃肠功能障碍、贫血、便秘等人食用。

忌食人群：胃肠消化不好的人慎食。

✻ 食疗功效

糙米有8种氨基酸、16种矿物质、21种维生素，它给人类的营养是完整的、全面的、天然的。糙米有所谓生命之源的胚芽。这种贵重的胚芽含有碳水化物、脂肪类、粗蛋白、纤维、维生素A、B_1、B_2、B_6、尼古丁酸、叶酸、维生素E、各种的矿物质以及很重要的酵素类等。中医认为糙米有健脾养胃、补中益气的功效，能调和五脏、镇静神经、促进消化吸收。

✻ 食物黄金搭配

糙米＋枸杞子：糙米与枸杞子同食，可以补肾阳阴、益血明目。

糙米＋荠菜：糙米与荠菜同食，可以健脾补虚、明目、止血、利尿。

✻ 科学选购的方法

看：色泽晶莹，颗粒均匀，无黄粒。

闻：有一股米的清香，无霉烂味。

摸：用手插入米袋摸一下，手上无油腻、米粉（为了观感好，很多黑心商会在米中掺面粉、清油）。

碾：用手碾一下，米粒不碎（说明米干燥，未掺水）。

✻ 营养师的建议

糙米口感较粗，质地紧密，煮起来也比较费时，煮前可以将它淘洗后用冷水浸泡过夜，然后连浸泡水一起投入高压锅，煮半小时以上。由于糙米口感不好，蒸饭的时候可以加 10%～50% 的糯米（黏米）改善口感。

* 家庭养生厨房

海米糙米粥

【原料】海米 1 大匙，小排骨 240 克，糙米 1 杯，盐 2 小匙，胡椒粉适量

【制作】糙米淘净，以清水浸泡 2 小时，沥干。小排骨洗净氽烫去腥，捞起；海米以冷水浸软去杂质。将全部材料放进煮锅，加 8 杯水（电锅用量杯）煮成粥，边煮边搅拌，以免烧焦。待米粒成糜糊状、排骨熟烂即可加盐调味、熄火，撒上胡椒粉食用。

【功效】补益气血，明亮脸色，改善湿疹，增强防晒抵抗力。

糙米南瓜饭

【原料】糙米 100 克，南瓜 400 克，食用油、精盐各适量。

【制作】将南瓜去皮去籽后切成小块；糙米清洗干净备用。炒锅放油烧热，倒入南瓜块翻炒，再倒入糙米炒匀后加入少许清水，转中火焖 10 分钟，调入精盐翻炒均匀，盖上锅盖用小火焖 15～20 分钟，收干水分即可。

【功效】补气养血，健脾养胃。

首乌百合粥

【原料】糙米 100 克，百合（干）25 克，何首乌 20 克，黄精 20 克，白果（干）10 克，枣（干）15 克，蜂蜜 30 克。

【制作】何首乌、黄精均洗净，放入纱布袋中包好；糙米洗净，用冷水浸泡 4 小时，捞出沥干水分。百合去皮，洗净切瓣，焯水烫透，捞出沥干水分；白果去壳，切开，去掉果中白心；红枣洗净备用。锅中加入约 1000 毫升冷水，先将糙米放入，用旺火烧沸后放入百合、何首乌、黄精、白果、红枣，然后改用小火煮成粥。待粥凉以后加入蜂蜜调匀，即可盛起食用。

【功效】健脾开胃，强身健体。

黑米
——滋阴补肾的"长寿米"

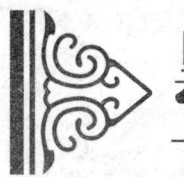

性味：性平，味甘。

归经：归脾、胃经。

宜食人群：贫血、头昏、视物不清、头发早白、糖尿病和心血管疾病患者宜食用。

忌食人群：火盛热燥者不宜食用黑米。

＊ 食疗功效

黑米含有人体必需的18种氨基酸、维生素B_1、维生素B_2、维生素B_{12}和维生素C、维生素D，以及铁、锌、钙、磷、钼、硒等微量元素。祖国传统医学认为，黑米具有开胃益中、健脾暖肝、养肝明目、益气活血、滑涩补精等功效，对头晕、目眩、贫血、白发、眼疾、腰膝酸软、肺燥咳嗽、大便秘结、小便不利、肾虚水肿、食欲不振、产后虚弱等症均有很好的补养作用。

＊ 食物黄金搭配

黑米＋莲子：黑米和莲子搭配具有养血安神、健脾养肝、养肾补精等功效，还有防癌的作用。

黑米＋红糖：黑米健脾开胃、补血，红糖活血养血，两者搭配，更可补血养颜。

＊ 科学选购的方法

由于黑米的色素集中在皮层，胚乳仍为白色，因此，购买时可将米粒外表皮刮掉，若米粒不是呈白色，则极有可能是人工染色。优质黑米外皮墨黑透亮、米粒细长、大小均匀、有清香味。有霉变气味、酸臭味、腐败味的为劣质黑米。

＊ 营养师的建议

黑米自古就被当成滋补保健品，有滋阴补肾、益气强身、健脾开胃的功效，经常食用黑米，对慢性病患者、康复期患者及幼儿有较好的滋补作用。但黑米必须熬煮至烂熟方可食用，因为黑米外部是一层较坚韧的种皮，如不煮烂很难被胃酸和消化酶分解消化，容易引起消化不良。黑米最佳的食用方法是煮粥，在煮粥时，为了使黑米较快地变软，可以先浸泡几小时，让其充分吸收水分。

* 家庭养生厨房

黑米桂花粥

【原料】黑米100克，赤豆50克，莲子30克，花生30克，桂花20克，冰糖适量。

【制作】黑米洗净，浸泡6小时；赤豆洗净，浸泡1小时；莲子洗净；花生洗净、沥干备用。锅置火上，将黑米、赤豆、莲子放入锅中，加水1000毫升，大火煮沸后换小火煮1小时；加入花生，继续煮30分钟。加入桂花、冰糖，拌匀，煮3分钟即可。

【功效】补肾健脾，美容养颜，补血养血。主治贫血、肾虚阳痿、早泄等症。

黑米薏米八宝稀饭

【原料】黑米50克，薏米50克，糯米50克，粳米50克，花生仁、红枣、无芯白莲、白芝麻各适量。

【制作】先将黑米、薏米、无芯白莲、红枣洗净，用水浸泡开；后将它们入锅加水先煮开，再放入糯米、粳米、花生仁、白芝麻，煮开后改用小火煮至近黏稠状，盖好盖闷一段时间，即成美味黑米粥。喜爱甜食者可放入蜂蜜，也可与菜同吃。

【功效】此粥营养价值高，是四季进补的佳品，补血养颜，强身健体。

黑米鸡肉汤

【原料】黑米100克，鸡肉500克。

【制作】先将鸡肉切块，用沸水焯一下，然后将黑米与鸡块共同入砂锅，加入鲜汤和各种调料，隔水蒸炖，待鸡肉与黑米烂熟后，加香油及食盐等调味食之。

【功效】此方能补虚益气，养血活血，适合于产妇、病后体虚者服用。

大豆
——防癌抗癌的大豆之王

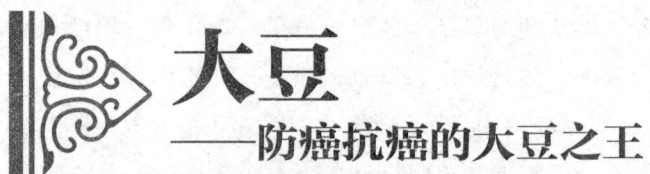

性味：性平，味甘。

归经：归脾、大肠经。

宜食人群：一般人均可食用。

忌食人群：胃寒者和易腹泻、腹胀、脾虚者；痛风、尿酸过多、黄豆过敏者。

* 食疗功效

大豆中含有极为丰富的营养要素，如8种氨基酸及钙、磷、铁、锌等重要微量元素，其中还含黄酮类化合物和植物激素。大豆中富含的皂角苷、蛋白酶抑制剂、异黄酮、钼、硒等抗癌成分，对乳腺癌、前列腺癌、皮肤癌、肠癌、食管癌有抑制作用。这就是经常食用黄豆及其制品的人很少发生癌症的原因。大豆具有健脾、益气宽中、润燥消水等作用，可用于脾气虚弱、消化不良、疳积泻痢、腹胀羸瘦、妊娠中毒、疮痈肿毒、外伤出血等症。

* 食物黄金搭配

大豆+雪里红：雪里红富含维生素C，与大豆同食，可促进钙的吸收利用。

大豆+排骨：两者同食可以促进蛋白质的吸收利用。

* 科学选购的方法

色泽：好的黄豆具有该品种固有的色泽，黄得自然，鲜艳有光泽的是优质大豆；若色泽暗淡，无光泽为劣质大豆。

质地：颗粒饱满且整齐均匀，无破瓣，无缺损，无虫害，无霉变，无挂丝的为优质大豆；颗粒瘦瘪，不完整，大小不一，有破瓣，有虫蛀，霉变的为劣质大豆。

干湿度：牙咬豆粒，发音清脆成碎粒，说明大豆干燥；若发音不清脆则说明大豆潮湿。

闻香味：优质大豆具有正常的香气和口味；有酸味或霉味者是劣质品。

＊营养师的建议

黄豆作为主食可以磨成豆面，与面粉、玉米等混合食用，其生物学价值几乎可与牛肉相媲美。黄豆作为菜食，可以发豆芽炒食，或泡开以后煮食。黄豆更主要的用途是生产其衍生制品，即豆制品，如豆腐、豆浆、豆豉、豆瓣酱及豆油等。

＊家庭养生厨房

山药炒黄豆

【原料】鲜黄豆300克，山药30克，酱油、盐、姜片、味精、葱段、植物油各适量。

【制作】黄豆洗净，山药去皮，洗净，水浸泡一夜，捞出沥水，切片。炒锅内放植物油烧热，下入葱段、姜片爆香，加入黄豆、山药片、盐、味精、酱油，炒熟即成。1日1次，佐餐食用。

【功效】清热解毒。主治胃中积热，腹水肿毒。

萝卜黄豆菠菜汤

【原料】萝卜50克，黄豆60克，菠菜50克，盐适量。

【制作】将黄豆水用浸泡一夜，萝卜切成块，一起放入锅中，加水适量，放少许精盐煮至熟烂，加入洗净的菠菜至熟。每日2～3次，连服3～5天，温服。

【功效】具有化积通便的功效。适用于大便干燥、胃纳差、腹胀腹痛者。

黄豆笋干丝

【原料】黄豆500克，水发笋干150克，酱油50克，精盐1克，味精0.3克。

【制作】将黄豆洗净；水发笋干切成细丝；黄豆与笋干丝一起入锅，加水至淹没原料，用大火烧开后，再用小火焖煮2小时，见豆将酥烂，加入酱油、精盐，再焖煮1小时，至汤浓豆酥，转用中火收汁，加入味精，不断翻炒至卤汁浓稠即成。

【功效】补虚开胃。

绿豆
——清热解毒的济世粮谷

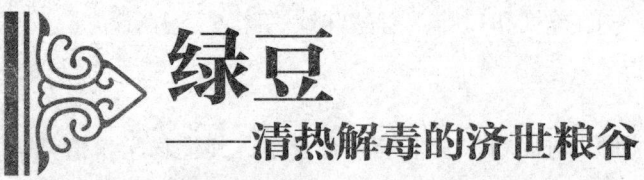

性味：性凉、味甘。

归经：归心、胃经。

宜食人群：一般人群均可食用。

忌食人群：老年人、儿童及身体虚弱、四肢水肿、腰腿冷痛、腹泻便稀者忌多食。

✽ 食疗功效

绿豆是典型的高蛋白、低脂肪类食品。它的主要成分是蛋白质、粗脂肪，并含有人体所需的多种氨基酸、维生素和铁、钙、磷等矿物质。绿豆有滋补强壮、调和五脏、清热解毒、生津解暑、利水消肿等功效，同时还有降压、降脂、保肝之功效。

✽ 食物黄金搭配

绿豆＋南瓜：绿豆与南瓜同食具有清热解暑、利尿消炎的功效，是夏季祛暑的佳品。

绿豆＋黑木耳：绿豆搭配黑木耳可清热凉血、润肺生津、益气除烦，适用于暑热症、高血压患者食用。

✽ 科学选购的方法

优质绿豆外皮蜡质，子粒饱满、均匀，很少破碎，无虫，不含杂质。其次闻其气味。向绿豆哈一口热气，然后立即嗅气味。优质绿豆具有正常的清香味，无其他异味；次质、劣质绿豆色泽暗淡，子粒大小不均，饱满度差，破碎多，有虫，有杂质。次质、劣质绿豆微有异味或有霉变味等不正常的气味。

✽ 营养师的建议

绿豆是夏令饮食中的上品，盛夏酷暑，人们喝些绿豆粥，甘凉可口，防暑消热。若用绿豆、赤豆、黑豆煎汤,既可治疗暑天小儿消化不良,又可治疗小儿皮肤病及麻疹。常食绿豆,对高血压、动脉硬化、糖尿病、肾炎有较好的辅助治疗作用。此外,绿豆还可以作为外用药,嚼烂后外敷治疗疮疖和皮肤湿疹。如果得了痤疮,可以把绿豆研成细末,煮成糊状,在就寝前洗净患部,涂抹在患处。

* 家庭养生厨房

绿豆海带粥

【原料】绿豆60克,海带、红糖各50克,粳米100克。

【制作】将海带上笼蒸30分钟,取出洗净,切成细丝。绿豆、粳米去杂,洗净,备用。锅内加水适量,放入绿豆、粳米、海带丝共煮粥,熟后调入红糖即成。每日2次,连服7~10天。

【功效】绿豆有清热解毒、降压明目、利尿消肿等功效。海带有清热利尿、软坚散结、镇咳平喘等功效。适用于肾炎水肿。

甘草绿豆炖鸭肉

【原料】生甘草20克,绿豆90克,白鸭肉100克,盐5克。

【制作】把生甘草润透,洗净,切片;绿豆洗净,去杂质;白鸭肉洗净,切4厘米见方的块。把鸭肉、甘草、绿豆放入炖锅内,加入清水500毫升。把炖锅置武火上烧沸,再用文火炖煮50分钟,加入盐,搅匀即成。1日1次。

【功效】清热解暑。主治中暑,呕吐。

百合绿豆粥

【原料】百合20克,绿豆50克,粳米60克,冰糖10克,冷水800毫升。

【制作】将绿豆、粳米淘洗干净,绿豆用冷水浸泡3小时,粳米浸泡半小时;百合去皮,洗净。把粳米、百合、绿豆放入锅中,加入冷水,先用旺火烧沸,然后转小火熬煮至米烂豆熟,加入冰糖调好味,即可。

【功效】滋阴润肺,清热解毒。

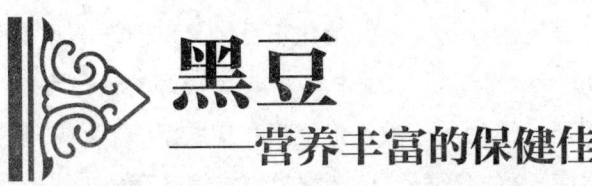
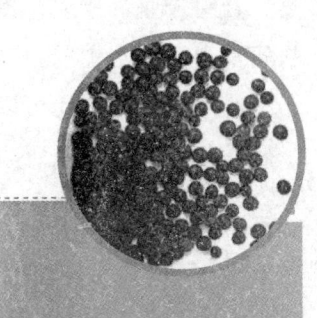

黑豆
——营养丰富的保健佳品

性味：性平，味甘。

归经：归脾、肾经。

宜食人群：一般人均可食用。

忌食人群：肝病、肾病、痛风、消化功能不良者。

✻ 食疗功效

黑豆含有丰富的大豆黄酮、大豆皂醇、蛋白质，并含有 B 族维生素、优质脂肪酸、胡萝卜素、叶酸、亚叶酸等。黑豆有补肾强身、活血利水、解毒、活血润肤的功效，特别适合肾虚者食用。黑豆酿造的豆豉有解毒、除烦、宣郁的功效，并可以治疗骨质疏松症、高血压、糖尿病等病症。黑豆制成的豆浆、豆腐等，是肾虚导致的须发早白、脱发患者的食疗佳品，故有"乌发娘子"的美称。

✻ 食物黄金搭配

黑豆+狗肉：狗肉有温肾补脾的作用，黑豆具有活血、利水、治水的功效，两者搭配适合肾气不足者食用。

黑豆+红糖：两者搭配食用，可滋补肝肾、活血行经、美容乌发，对血虚、气滞有疗效。

✻ 科学选购的方法

购买黑豆时，应挑选颗粒均匀，表面光洁，无虫眼，无碎粒，无霉变，无异味的。要仔细鉴别黑豆的真伪，人工染色的黑豆不能食用。

✻ 营养师的建议

黑豆可直接煮熟食用，也可将黑豆制成黑豆浆、豆腐、黑豆面条、黑豆奶，还可制成黑豆咖啡、黑豆香肠、黑豆冰激凌等食品。许多人不喜欢吃黑豆，是因为烹饪黑豆时容易产生一锅黑水,其实正是这黑水,能治脾肾两脏的疾病。

* 家庭养生厨房

黑豆焖狗肉

【原料】狗肉500克,黑豆50克,熟附子15克,生姜、葱、花生油、精盐、味精、胡椒粉、料酒、湿淀粉、香油各适量。

【制作】狗肉剁成块,熟附子洗净,黑豆泡透,生姜去皮拍烂,葱切成段。锅内烧油,放入生姜、葱炝香锅,下狗肉块,倒入料酒,用中火炒至水干。然后注入清水烧开,加入熟附子、黑豆,用中火焖至狗肉快烂,调入精盐、味精、胡椒粉,焖透,用湿淀粉勾芡,淋入香油即可。

【功效】温肾补阳。最适宜肾虚的患者。

黑豆红枣鲤鱼汤

【原料】黑豆60克,鲤鱼1条(重约500克),红枣15枚,猪瘦肉400克,陈皮10克,生姜20克,葱末15克,精盐1克,植物油适量。

【制作】炒锅上火烧热,放入洗净的黑豆,用中火炒至黑豆的外衣破裂备用。将红枣洗净,去核。猪瘦肉洗净,切片。陈皮浸软。将鲤鱼剖杀,去鳃、内脏,用精盐擦去鱼身黏液,冲洗净,抹干。炒锅上火,放油烧热,将鲤鱼煎至微黄,铲出。锅洗净,加水烧沸,下黑豆、陈皮、猪瘦肉片、生姜片、葱末,先用中火煲1小时,再添适量开水,放入红枣和煎鲤鱼,用小火煲30分钟,加精盐调味即成。

【功效】补虚强身,利水消肿。

黑豆炖排骨

【原料】猪排骨500克,黑豆50克,精盐适量。

【制作】将以上食材洗净,黑豆用清水浸泡;排骨切块,沸水撇去浮沫、捞出。锅内加水烧滚,放入排骨、黑豆,大火煮沸,小火炖煮2小时后,加精盐调味。

【功效】美容养颜,丰胸。

赤豆
——利尿消肿的保健珍粮

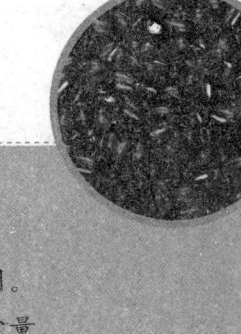

性味：性平，味甘。

归经：归脾、大肠、小肠经。

宜食人群：水肿、哺乳期妇女、肥胖之人适合食用。

忌食人群：赤豆有利尿作用，尿频的患者应控制食量。

* 食疗功效

赤豆含蛋白质、脂肪、糖类、钙、磷、铁、维生素 B_1、维生素 B_2、烟酸、膳食纤维，另含铜、皂素等成分。赤豆有利水除湿、退黄消肿、解毒排脓的作用。可治疗水肿腹胀、脚气疮肿、恶血不尽、产后恶露不净、妇女经水淋漓不尽、痔疮出血、肠痈腹痛、湿热黄疸、热毒痈肿、畜肉中毒、丹毒、肋颊肿痈、风疹块等病症。

* 食物黄金搭配

赤豆+百合：两者搭配食用具有补血安神、生津益气的功效。

赤豆+鸡肉：赤豆和鸡肉同食具有滋阴补肾、补血明目、祛风解毒的功效。

* 科学选购的方法

赤豆应该选择颗粒饱满均匀，表面光洁，色泽正常，无虫眼，无碎粒，无霉变，无异味的。赤豆在外观上与中药材相思子十分相似，相思子的特点是半粒红半粒黑。购买的时候应注意鉴别。

* 营养师的建议

赤豆一般用来煮粥，在八宝粥中是不可缺少的。再有，赤豆可做豆沙馅，是糕点的原料，如月饼、豆沙包、粽子的馅料等。赤豆与其他谷类食品混合食用，如制成豆沙包或八宝粥等，可以均衡营养摄入，是一种科学的饮食方法。

* 家庭养生厨房

赤豆蒸鲤鱼

【原料】鲤鱼500克，赤豆25克，陈皮、小辣椒、苹果各3克，生姜、葱、胡椒粉、精盐各适量。

【制作】鲤鱼去鳞、鳃和内脏，洗净待用。赤豆、陈皮、小辣椒、苹果洗净后，塞入鱼腹内，再将鲤鱼放入炖盅中，适量的生姜、葱、胡椒粉、精盐，也放入炖盅，上笼蒸制约1小时，待鲤鱼熟后，立即出笼。葱丝或其他绿叶鲜菜，用沸汤略烫，投入汤中即成。

【功效】具有利水消肿的功效。适用于小儿肥胖伴见下肢水肿、四肢无力、小便不利者。

赤豆糯米粥

【原料】糯米300克，薏米50克，赤豆30克，红枣20枚，莲子20克，芡实20克，生山药30克，白扁豆30克。

【制作】先将薏米、赤豆、芡实、白扁豆入锅煮烂，再入糯米、山药、红枣、莲子同煮。每日早晚当点心食。

【功效】具有健胃、生气血的功效。适用于小儿贫血、食欲差、夜惊、大便溏泻、腹胀腹痛、四肢无力、舌质溃者。

赤豆莲藕粥

【原料】莲藕90克，赤豆40克，莲子20克，糯米20克，果糖15克，冷水800毫升。

【制作】糯米、赤豆分别淘洗干净，用冷水浸泡2~3小时，捞出沥干水分；莲子洗净，用冷水浸泡回软；莲藕洗净切片备用。锅中加入约800毫升冷水煮沸，将赤豆、糯米、莲子、莲藕片依次放入，再次煮滚后转小火慢熬约2小时。见粥稠以后，加入果糖拌匀，即可。

【功效】美容养颜。

赤豆山药羹

【原料】赤豆200克，山药100克，冰糖适量。

【制作】赤豆洗净，添水煮至开花（水的量根据口味定）成赤豆粥；山药切不规则块，放入粥内。煮至山药熟软，加入适量的冰糖调味，略煮至冰糖融化即可。

【功效】利尿消肿。

银花赤豆羹

【原料】赤豆30克，金银花10克。

【制作】赤豆淘净；金银花用纱布包裹，即是药包。锅内放入药包、赤豆，加水适量，大火烧沸，改用小火煮15分钟，至赤豆熟烂即可。每1～2日服1次。

【功效】清热解毒。主治腮腺炎。

赤豆乌鸡汤

【原料】赤豆70克，乌鸡1只。陈皮10克，姜片、精盐各适量。

【制作】将乌鸡洗净，切块，入沸水中氽烫，去除血水，捞出备用；赤豆充分浸泡于水中，备用；陈皮洗净后切丝；将乌鸡块、赤豆、陈皮丝、姜片放入煲盅内，用小火煲2小时，离火前，加入适量精盐调味即可。

【功效】轻身健体，补虚养肾。

第六章

五色蔬菜，菜篮子里的养生智慧

《黄帝内经》中讲到："五菜为充。"所谓菜，《本草纲目》中说："凡草木之可茹者谓之菜。韭、薤、葵、葱、藿，五菜也。"蔬菜是人们日常饮食中必不可少的食物之一，担负着为人体提供必需维生素和矿物质的重任，不仅如此，常食蔬菜还有防病治病的功效。

白菜
——"百菜不如白菜"的菜中之王

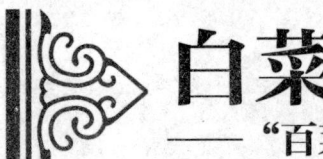

性味：性平，味甘。

归经：归肠、胃经。

宜食人群：一般人均可，特别是肺热咳嗽、便秘、肾病、腹胀及发热的患者。

忌食人群：腹泻者尽量忌食大白菜；气虚胃寒的人忌多吃。

✽ 食疗功效

白菜含蛋白质和糖类、维生素B_1、维生素B_2、维生素C、烟酸、粗纤维、钙、磷、铁、锌、锰、铜、钼等成分。白菜有清热除烦、通肠养胃的功效，主治口干食少、大便秘结、肺热咳嗽、胃热阴伤引起的牙龈出血。

✽ 食物黄金搭配

白菜 + 豆腐：白菜和豆腐是最好的搭档，豆腐含有丰富的蛋白质和脂肪，与白菜相佐，相得益彰。两者一起食用对咽喉肿痛、支气管炎的患者是非常有利的。

白菜 + 虾仁：白菜和虾仁相配可有效防治牙龈出血，还可促进体内代谢，使大小便顺畅、改善长期干咳、消除水肿、促进肾上腺素分泌。

✽ 科学选购的方法

白菜应选购菜身干洁、菜心结实、菜叶软糯、老帮少、根子少、形状圆整、菜头包紧为上品。

✽ 营养师的建议

腐烂的白菜含有亚硝酸盐，不能食用；在烹调时有一些讲究，要先洗后切，不宜用煮后挤汁的方法，以避免营养素的大量损失；大白菜在沸水中焯烫的时间不可过长，最佳的时间为20～30秒；大白菜性偏寒凉，胃寒腹痛的人不能多吃。

* 家庭养生厨房

鲜味辣白菜

【原料】白菜500克，干红辣椒丝、姜丝、盐、醋、白糖、香油、花椒粒各适量。

【制作】白菜洗净，切成小段。取一盆，放入白菜，加入盐拌匀，腌渍1小时，备用。锅内倒入醋，加白糖，用小火熬至汁浓，放冷备用。炒锅放香油烧热，倒入花椒粒炸香，制成花椒油，装碗，放冷备用。原炒锅加入香油烧热，放入干红辣椒丝，小火炸至红辣椒丝脆时捞出，辣椒油倒入碗中，放冷备用。取一盆，放入白菜段，加干红辣椒丝、姜丝、花椒油，拌匀即可。每日1次，佐餐食用。

【功效】清肺热，止喘咳。主治支气管炎。

火腿炖白菜

【原料】火腿肉100克，白菜心1棵（约300克），虾子、黄酒、精盐、味精、葱段、姜片、鲜汤各适量。

【制作】白菜心（直径约8厘米）削成圆形，放入沸水锅中烫至半熟。砂锅置火上，放入菜心，加黄酒、葱段、姜片、虾子、鲜汤，盖上锅盖，中火烧沸后，将火腿片排放在上面，加精盐、味精调味即成。

【功效】健脾开胃，补益气血，帮助消化。对于消化不良的患者有疗效。

醋熘白菜

【原料】白菜嫩帮250克，酱油3毫升，醋10毫升，盐1.5克，味精1克，葱1克，姜1克，淀粉2克，油20毫升。

【制作】将白菜嫩帮洗净，切成长约2.5厘米的菱形片；葱、姜均切成片。将葱、姜放入小碗中，加入酱油、醋、盐、味精、淀粉及20克水，搅拌均匀。炒锅上火，放入油，烧热后将白菜放入煸炒，炒熟后把调好的汁倒入，不停地翻炒，使汁均匀地挂在白菜表面即可。

【功效】消食开胃。

圆白菜
——促进消化的"不死菜"

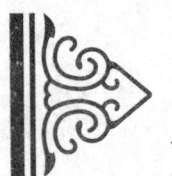

性味：性平，味甘。

归经：归脾、胃经。

宜食人群：孕妇、糖尿病患者、老年人，小儿。

忌食人群：结石患者、肺结核患者。

* 食疗功效

圆白菜（又名卷心菜）含人体必需的多种氨基酸，还含有B族维生素、维生素C、胡萝卜素、烟酸、蛋白质、脂肪、钾、钙等，具有很高的营养价值和食疗保健作用。卷心菜可补骨髓、润脏腑、益心力、壮筋骨、利脏器、祛结气、清热止痛；主治睡眠不佳、多梦易醒、耳目不聪、关节屈伸不利、胃脘疼痛等病症。

* 食物黄金搭配

圆白菜＋海米：两者搭配一荤一素，弥补了各自的不足，既含有了丰富的蛋白质，又能缓解便秘，非常适合上学的孩子和工作的朋友食用。

圆白菜＋西红柿：两者同食具有益气生津的功效。适用于身体疲乏、心烦口渴、食欲不振等病症。

* 科学选购的方法

优质圆白菜应该是结球坚实、包裹紧密，质地脆嫩的，有虫咬、黄叶、开裂和腐烂等情况的卷心菜最好不要购买。包裹得紧密、结实的卷心菜，放在手上应该很有沉重感。用拇指轻压卷心菜表面，稍有内陷的卷心菜质量较好。叶片呈绿色并有光泽的卷心菜一般口感比较好，而叶片颜色泛白的，口感要稍差一些。

* 营养师的建议

圆白菜被誉为天然"胃菜"，其所含的营养物质，不仅能预防胃溃疡、保护并修复胃黏膜，还可以保持胃部细胞的正常功能，降低病变的概率。有胃溃疡或十二指肠溃疡的人可以空腹饮用圆白菜汁，具体方法如下：将圆白菜洗净，切或撕成小块，放入榨汁机中，加入少量凉白开水后榨汁。每日适量饮用，数日后消化道疼痛症状会有不同程度的减轻，甚至消失。

* 家庭养生厨房

虾皮圆白菜

【原料】圆白菜 300 克，虾皮 30 克，蒜末、精盐、辣椒油、鸡精、香油各适量。

【制作】圆白菜洗净切块；虾皮用温水浸泡。锅置火上，加入适量清水烧沸，放入圆白菜焯水，倒入漏勺沥去水分，放入盘中，放上虾皮。将蒜末、精盐、辣椒油、鸡精、香油调成味汁，与虾皮圆白菜拌匀即可。

【功效】补钙，润肠。主治便秘。

圆白菜刀豆汤

【原料】圆白菜 500 克，刀豆 250 克，辣椒油 3 毫升，香油 2 毫升，酱油 4 毫升，葱花 5 克。

【制作】用圆白菜撕成片，刀豆撕掉筋；将圆白菜、刀豆同下锅注入清水，置炭火上煨煮 2 小时，即移锅上桌，食时另备蘸料，碟中以辣椒油、香油、酱油、葱花调匀。佐餐食用。

【功效】强身补肾。主治肾虚腰痛。

肉片圆白菜

【原料】圆白菜 300 克，瘦猪肉 50 克，葱、姜、酱油、白糖、精盐各适量。

【制作】圆白菜洗净、切块；猪肉洗净，切薄片；葱姜切丝；锅内加油烧热，放入肉片煸炒断生；放入葱丝、姜丝、酱油、白糖、精盐炒均匀，最后放入圆白菜，大火快炒至断生即可。

【功效】健脾开胃，补虚强身。

芹菜
——营养丰富的"夫妻菜"

性味：性凉，味甘。

归经：归肺、胃、肝经。

宜食人群：一般人群均可食用。特别适合高血压、动脉硬化、高血糖、经期妇女。

忌食人群：脾胃虚寒、血压偏低者。有生育计划的男性应少食。

* 食疗功效

芹菜含有蛋白质、脂肪、糖类、维生素A、维生素B_1、维生素B_2、烟酸、维生素C、钙、磷、铁及粗纤维等营养成分。其中，铁含量为西红柿的20倍左右，蛋白质的含量比一般蔬菜高出1倍左右，B族维生素、维生素P的含量较多，矿物质元素钙、磷、铁的含量更是高于一般绿色蔬菜。芹菜具有利尿、镇静中枢神经、降低血压和血液中的胆固醇浓度、促进男女性兴奋、降低精子的生成、减轻胃溃疡、帮助消化、抑制蛋白糖化、缓解关节炎、消除疲劳、促进胃液分泌、增加食欲和祛痰等作用。

* 食物黄金搭配

芹菜＋虾米：芹菜和虾米搭配可以减少血液中胆固醇含量，防止动脉硬化，增加食欲、帮助消化、有助于减少人的食量，帮助您降脂减肥。

芹菜＋花生：两者搭配食用能更好的改善脑血管循环、延缓衰老，特别适合高血压、高脂血症及血管硬化等患者食用。

* 科学选购的方法

选购芹菜时，宜选择茎部肥厚的，梗不要太长，以20～30厘米为宜。菜叶翠绿不枯黄且有光泽，菜梗粗壮坚硬、不发空的是好芹菜。

* 营养师的建议

男性多吃芹菜会抑制睾丸酮的生成,从而有杀精作用,减少精子数量。据报道,国外有医生经过实验发现,健康良好、有生育能力的年轻男性连续多日食用芹菜后,精子量会明显减少甚至到难以受孕的程度,所以建议那些准备生育宝宝的男性不可多吃芹菜。芹菜一般以肥大脆嫩、富有香气的叶柄供食用,可以素炒、荤炒、煮熟后凉拌,也可以做馅。芹菜的叶和花也可食用。

* 家庭养生厨房

芹菜香干

【原料】香干150克,芹菜段200克,精盐、味精、色拉油各适量。

【制作】香干切成与芹菜段相仿的条。洗净后用沸水浸烫数分钟。炒锅中倒入油少许,放入芹菜、香干、精盐、味精,煸炒至芹菜断生即可。

【功效】清肝降火,调脂降压。主治高血压、高脂血症。

芹菜炒肉丝

【原料】嫩芹菜400克,猪瘦肉100克,葱丝5克,姜丝3克,盐4克,味精1克,酱油15毫升,料酒5毫升,植物油30毫升。

【制作】将嫩芹菜择洗干净,切成长4厘米的段;猪瘦肉切成长5厘米的细丝。炒锅置旺火上,加入植物油,烧至五成热时放入肉丝煸炒,至肉丝色变白时,加入葱姜丝略炒一下,再烹入料酒,放入酱油,然后依次加入芹菜段、盐,翻炒至芹菜断生,加入味精,翻炒均匀后盛盘即可。

【功效】健脾,开胃,降压。

芹菜粳米粥

【原料】芹菜40克,粳米50克,葱白5克,植物油、精盐各适量。

【制作】芹菜洗净切成末。锅中倒入植物油烧热,爆香葱白,添入粳米、水、精盐煮成粥。最后加入芹菜末稍煮,调味即可。

【功效】清热利水。

菠菜
——滋阴润燥的蔬中之王

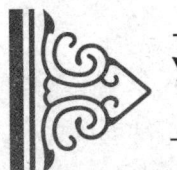

性味：性凉，味甘、辛。

归经：归肠、胃经。

宜食人群：贫血、坏血病、高血压、便秘、糖尿病患者及过敏者。

忌食人群：肠胃虚寒、肾炎、肾结石和腹泻患者。

✽ 食疗功效

菠菜中含有矿物质、胡萝卜素、维生素、铁质、磷脂、草酸和丰富的核黄素等。其中，维生素 K 是绿叶植物中含量最高的。菠菜有养血止血、清热除烦、敛阴解渴、润燥通便、滋阴平肝、利五脏、通血脉、助消化的功效，主治高血压、头痛、目眩、风火赤眼、衄血、便血、消渴（糖尿病）、便秘等病症。

✽ 食物黄金搭配

菠菜 + 猪肝：菠菜和猪肝一素一荤搭配富含维生素 A、维生素 B_2、铁和钾，除了有补肝、明目和补血的作用，还是治疗各种贫血、口角炎和夜盲症的佳品。

菠菜 + 鸡蛋：两者搭配食用，可有助于人体钙与磷的平衡摄入。

✽ 科学选购的方法

由于菠菜很容易变蔫，菜贩一般会在菜叶上洒水，以保持新鲜度。不过，这样做会大大影响菠菜的味道。新鲜而味好的菠菜是没有洒过水的那种，虽然看上去色泽略暗淡，但只要干爽，菜叶无黄色斑点，根部呈浅红，这都是优良品种。

✽ 营养师的建议

菠菜营养丰富，素有"蔬菜之王"之称，很多人都爱吃菠菜，但一定要注意，菠菜不能直接烹调，因为它含草酸较多，有碍机体对钙的吸收。故吃菠菜时宜先用沸水烫软，捞出再炒。应尽可能地多吃一些碱性食品，如海带、蔬菜、水果等，以促使草酸钙溶解排出，防止结石。菠菜最好带根一起吃。在烹饪过程中，注意不要煮太烂、炒过火，以免营养流失。

* 家庭养生厨房

麦冬菠菜

【原料】麦冬20克，菠菜300克，料酒、姜片、葱段、盐、味精、植物油各适量。

【制作】麦冬用清水浸泡1夜，捶扁，去梗，洗净；菠菜择洗干净，焯水。炒锅放植物油烧至六成热，下入姜片、葱段爆香，放入菠菜、麦冬、料酒、盐、味精，炒熟即成。

【功效】补肝明目。

菠菜牛骨汤

【原料】牛骨500克，菠菜250克，洋葱(白皮)50克，土豆(黄皮)100克，料酒10毫升，盐3克，胡椒粉2克。

【制作】将牛骨加适量水和料酒，以小火熬汤1~2小时。将洋葱切丝，土豆切块；捞去牛骨，放入洋葱丝和土豆块，煮至土豆变软。菠菜剁成碎末，倒入牛骨汤中，再加盐、胡椒粉即可食用。

【功效】益肝补血，活血通络，化痰镇咳，祛风解毒。

粉丝菠菜

【原料】菠菜250克，粉丝50克（发水200克），葱、姜茸各10克，盐4克，味精10克，酱油15毫升，花生油30毫升。

【制作】菠菜去杂及黄叶，洗净，用开水焯过，冷却后改刀切成寸段，加盐2克、味精5克拌匀备用。粉丝用热水泡发，用剪刀剪短；将花生油下锅烧热，投入葱、姜茸炒出香味，下入酱油、盐2克，味精5克，加入粉丝煮5~7分钟，加入拌好的菠菜即可装盘。

【功效】通便，养血。适宜于贫血。

空心菜
——可以美容的"绿色精灵"

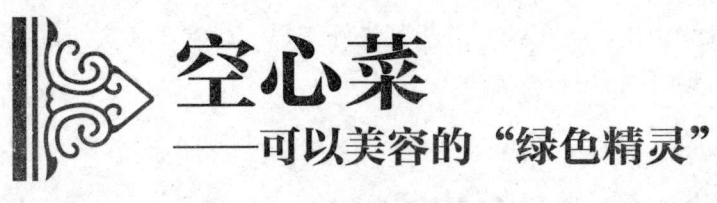

性味：性凉，味甘。
归经：归肝、心、大肠、小肠经。
宜食人群：血尿、鼻衄和便血患者，糖尿病、高脂血症及口臭者。
忌食人群：脾胃虚寒、大便溏泄、体质虚弱、血压偏低者。

✱ 食疗功效

空心菜含有矿物质、维生素和丰富的植物纤维。其所含维生素B_2是西红柿的8倍，钙的含量是西红柿的12倍，胡萝卜素的含量也较多。中医认为，空心菜性凉味甘，具有解暑行水、清热解毒、凉血止血、润肠通便等功效，被《南方草本状》誉为"奇蔬"，适用于痔疮、便血、折伤、淋浊、带下及饮食中毒等症。

✱ 食物黄金搭配

空心菜+荸荠：空心菜和荸荠均是寒性食物，搭配做汤有凉血解毒、利尿便秘、消食除胀的功效，非常适合夏季暑热、热结便秘等。

空心菜+红辣椒：两者同食，味道甘爽，富含维生素和矿物质，还可降压、解毒、消肿。

✱ 科学选购的方法

选购空心菜时，最好挑选茎叶比较完整、新鲜细嫩、不长须根的。以挑选无黄斑、茎部不太长、叶子宽大新鲜的为宜。此外，空心菜买回后，很容易因为失水而发软、枯萎，炒菜前将它在清水中浸泡约半小时，就可以恢复鲜嫩、翠绿的质感。

* 营养师的建议

空心菜加热时间不恰当，营养容易受损，最好把茎和嫩叶分开吃。嫩叶适合急火快炒和凉拌，搭配腐竹、豆腐、鱼、肉沫、芝麻酱等能使营养搭配更为合理。茎可以切成丁，与黄豆、豆腐干等一起炒，口感独特，营养丰富。吃凉拌或清炒空心菜时，最好放点蒜，因蒜能减轻寒凉。

* 家庭养生厨房

凉拌空心菜

【原料】空心菜200克，虾皮、精盐、味精、葱油、香油各适量。

【制作】将空心菜切去老根，切成段，用开水烫过，晾凉待用。虾皮用清水泡过，去除腥味和盐味，放入空心菜里面，加入精盐、味精、香油、葱油拌匀即可。

【功效】清热解毒，利尿通便。主治咳嗽。

炒空心菜

【原料】空心菜400克，调料：色拉油20毫升，酱油5毫升，大蒜5克，盐1克，味精1克

【制作】空心菜除去老茎，带叶择成长条，洗净沥水。炒锅内放油烧热，加入拍碎的蒜头爆出味，放入空心菜，加少许盐用大火急炒，菜软时加酱油、盐和味精，出锅即可。

【功效】利尿，清热，凉血。主治便秘、痔疮、水肿、糖尿病等。

空心菜辣椒丝

【原料】空心菜350克，红辣椒50克，蒜头1个，盐、味精、植物油各适量。

【制作】空心菜去叶留秆，洗净切段；红辣椒洗净，去蒂子，切细丝；蒜头拍碎；炒锅置火上，加油烧热，倒入辣椒丝、空心菜，快速翻炒，将熟时下盐、蒜头、味精，炒匀起锅。

【功效】消喘止咳。

油麦菜
——生食蔬菜中的上品

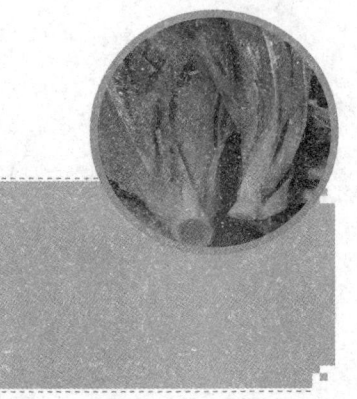

性味：性凉，味甘。

归经：归肝、脾、肺经。

宜食人群：一般人均可食用。

忌食人群：尿频、胃寒者。

✻ 食疗功效

油麦菜含有大量维生素和大量钙、铁、蛋白质、脂肪、维生素A、维生素B_1、维生素B_2等营养成分。油麦菜清燥润肺、化痰止咳，具有降低胆固醇、治疗神经衰弱等功效，是一种低热量、高营养的蔬菜。

✻ 食物黄金搭配

油麦菜＋核桃：两者搭配食用，不但清新爽口，对身体也有很大的补益作用。

油麦菜＋豆腐：两者搭配食用，能很好地促进钙质的吸收，还具有镇痛催眠的作用。

✻ 科学选购的方法

挑选时应注意菜叶的颜色最好是翠绿的，没有黄叶的。叶子很平整，没有蔫的。一般油麦菜都有6～8个叶柄。挑选的时候，挑选6个左右的都是可以的。另外，在挑选油麦菜的时候主要看看它的根部。如果菜根已经出现烂了的样子，就不要选购了。

✻ 营养师的建议

油麦菜既可生食，又可热炒，因其含水量低于生菜，所以烹调时缩水较少。不过，炒油麦菜的时候切记时间不能过长，断生即可，否则会影响菜的口感和鲜艳的色泽。另外，不可放太多的海鲜酱油、生抽等，否则会使成菜失去清淡的口味。由于油麦菜对乙烯很过敏，因此储藏时应尽量远离苹果、梨和香蕉，以免诱发赤褐斑点。

＊家庭养生厨房

紫菜河虾油麦菜

【原料】水发紫菜50克，河虾50克，油麦菜250克，盐、料酒、味精、葱花、香油、色拉油各适量。

【制作】水发紫菜撕成小块；河虾洗净，入沸水锅中氽熟后捞出；油麦菜择洗净，切成5厘米长的段。炒锅上火，放入色拉油烧热，投入葱花爆香，再下入河虾，烹入料酒，随即下入油麦菜、紫菜翻炒，调入盐和味精，炒熟后淋入香油，起锅装盘即成。

【功效】补钙，利水，明目。

豆豉鲮鱼油麦菜

【原料】油麦菜500克，豆豉鲮鱼罐头半盒，葱、姜、蒜、鸡精、盐、油各少许。

【制作】将油麦菜洗净切成4厘米左右的段；豆豉鲮鱼切成1厘米长的细条。锅中加底油，待油热后葱姜煸出香味，加入油麦菜，快速翻炒，加入少许盐，待油麦菜变色后盛出。锅中放少许油，待五成热时放入豆豉鲮鱼煸炒，放入葱、姜、蒜、鸡精、盐，炒出香味后倒入油麦菜快速翻炒几下，即可起锅装盘。

【功效】益智养脑。

麻酱油麦菜

【原料】油麦菜200克，盐1克，鸡精2克，白芝麻、芝麻酱各少许。

【制作】油麦菜洗净，浸淡盐水后，沥干切成小段，放在盘中。油麦菜浸水时，将芝麻酱用凉开水调稀，加盐、鸡精调匀备用。将调好的芝麻酱浇在油麦菜上，撒上少许白芝麻，拌匀即可。

【功效】补钙，益智，助眠。

芥菜
——风味鲜美的"春不老"

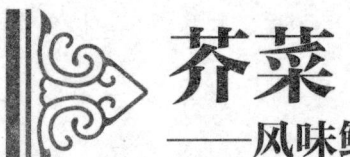

性味：性凉，味辛。

归经：归肺、胃、肾经。

宜食人群：眼疾患者，寒性便秘患者，寒痰素盛咳嗽哮喘的患者。

忌食人群：疮疡、痔疮及素体热盛的人不宜食。内热偏盛、热性咳嗽、便血患者。

＊食疗功效

芥菜营养价值较高，含蛋白质、脂肪、纤维素、糖类、维生素B_1、核黄素、尼克酸、抗坏血酸和钙、磷、铁等，其所含蛋白质分解为16种氨基酸，如谷氨酸、甘氨酸等。芥菜宣肺豁痰，温中利气。主治寒饮内盛，咳嗽痰滞，胸膈满闷。耳目失聪、牙龈肿烂、寒腹痛、便秘等病症。

＊食物黄金搭配

芥菜＋甘薯：芥菜气辛，味甘苦，略带静散之功，与甘薯同煮食，可帮助表散寒邪、宽中利肠胃。

芥菜＋黄豆：两者搭配食用，可以平衡营养，提高蛋白质的摄入。

＊科学选购的方法

叶用芥菜要选择叶片完整，没有枯黄及开花者为佳。若是包心芥菜，则需注意叶柄没有软化现象，叶柄越肥厚越好。

＊营养师的建议

芥菜主要用于配菜炒来吃，或煮成汤，也可做饺子、馄饨等面食的馅料；另外芥菜加茴香、甘草肉、桂姜粉腌制后，便成榨菜，也很美味；将芥叶连茎腌制，便是我们常见到的酸菜。

* 家庭养生厨房

肉丝炒雪里蕻

【原料】雪里蕻300克，肉、小冬笋各100克。

【制作】雪里蕻洗净切丝，入锅中煸干水后，装盘待用；猪肉切细丝，冬笋切丁。锅烧热后，加入菜油，油烧至五成热时，下肉丝煸炒断生味再加入小笋丁，煸炒数分钟，下酸菜同炒，酌加鲜汤，中火煮3～4分钟，盛入盘中即可食用。

【功效】明目除烦，解毒清热。主治眼睛红肿热痛者服食，习惯性便秘、食欲不佳、心情烦躁者尤宜食。

干贝芥菜

【原料】干贝40克，芥菜600克，猪油1大匙，辣椒1个，味精、精盐各适量。

【制作】芥菜梗切成粗丝，辣椒切成细丝。干贝泡开，大火蒸约4小时，冷后撕碎。锅中热油将辣椒炸成金黄色后取出，放入干贝、芥菜，用小火焖约5分钟，加入味精、精盐拌匀即可。

【功效】清热祛毒，杀菌。主治痢疾。

芥菜鸡汤

【原料】鸡脯肉片、鸡肝片、鸡肫片各50克，芥菜150克，鸡汤、榨菜丝、水发黑木耳、菜花、精盐各适量。

【制作】将芥菜洗净，切厚片，先将鸡肫片、鸡肝片用水洗一下，挤血水半碗，供提取清汤用；鸡汤锅上火，烧沸，将各料一同下锅汆熟，捞起，放在汤盆中，将血水倒入汤锅中，待沸，撇去浮沫，倒入汤盆即成。

【功效】补血养血。

韭菜

——春菜第一美食

性味：性温，味甘、辛。

归经：归脾、胃经。

宜食人群：男性阳痿、便秘者、性寒体质者。

忌食人群：眼疾、胃病、十二指肠溃疡、腹泻患者。

＊食疗功效

韭菜中蛋白质、脂肪、糖类含量较高，尤其维生素含量丰富且全面，钙、磷、铁等矿物质亦很丰富。韭菜有补肾益胃、宣痹止痛、行血散瘀、止汗固涩、润肠通便、充肺气、安五脏、平呃逆的功效，主治阳痿、早泄、遗精、多尿、经闭、白浊、白带、腰膝痛、噎嗝、反胃、胃中虚热、泄泻、腹中冷痛、吐血、衄血、尿血、产后出血、跌打损伤等病症。

＊食物黄金搭配

韭菜＋鸡蛋：韭菜壮阳补肾，鸡蛋滋阴养血，两者相配，既补肾又养血，同时韭菜中含有大量膳食纤维，可促进肠胃排空，减少鸡蛋中胆固醇的吸收，正是保证营养的减肥佳品。

韭菜＋核桃肉：韭菜是素中荤，核桃是美味干果；韭菜能补肾，核桃补肾健脑。韭菜炒核桃肉，也是道真正的素药膳。这道菜，无论男女，对疲劳乏力者是适合的。

＊科学选购的方法

叶直、鲜嫩翠绿为佳，这样的营养素含量较高。末端黄叶比较少、叶子颜色呈浅绿色、根部不失水，用手能掐动的韭菜比较新鲜；叶子颜色越深的韭菜越老。

＊营养师的建议

民间有"正月葱，二月韭"的说法，春季是食用韭菜的最佳季节，有益于养肝。初春时节的韭菜品质最佳,晚秋的次之,夏季的最差,有"春食则香,夏食则臭"之说,所以最好不要吃夏季的韭菜。韭菜入菜,既可做主料,又可做配料。做主料可单炒,也可焯水后凉拌,色绿质嫩,味美色佳。做配料可与很多动物性原料搭配,宜于炒、爆、馏等烹调方法;作调料香味四溢。

* 家庭养生厨房

韭菜炒核桃虾仁

【原料】韭菜500克,核桃肉100克,虾仁20克,植物油、精盐、味精各适量。

【制作】将韭菜洗净,切成3厘米长的段备用。虾仁用温开水浸泡30分钟后再洗净备用。先将锅用旺火加热,下植物油,烧至八成热后入核桃肉、虾仁,改用中火炒至熟后,再入韭菜翻炒片刻,加精盐、味精调味后食用。每日1~2次,连用20~30日。

【功效】补肾壮阳。

枸杞子炒韭菜

【原料】枸杞子、黄精各25克,韭菜300克,猪瘦肉150克,料酒、姜丝、葱丝、盐、干淀粉、蛋清、鸡精、鸡油、植物油各适量。

【制作】将韭菜洗净,切段;枸杞子洗净;黄精洗净,切薄片;猪瘦肉洗净,切片。取一碗,加入干淀粉、蛋清搅匀,放入猪瘦肉片抓匀,备用。炒锅内倒入植物油、鸡油,烧至变色,下入姜丝、葱丝爆香,放入猪瘦肉片、料酒,炒至变色,下入韭菜、枸杞子、黄精炒熟,加入盐、鸡精,炒匀即成。

【功效】清热祛毒。主治糖尿病。

清炒韭菜豆芽

【原料】韭菜、绿豆芽各150克,虾皮50克,盐3克,味精5克,植物油25毫升。

【制作】韭菜和绿豆芽都洗净,韭菜切段;绿豆芽去根。炒锅置旺火上,倒入植物油,烧至七成热时放入虾皮爆香,再将绿豆芽和韭菜段下锅,加盐翻炒几下。最后加入味精迅速翻炒几下即可。

【功效】补肾壮阳。

苋菜
——延年益寿的"长寿菜"

性味：性凉，味甘。

归经：归肺、大肠经。

宜食人群：肥胖、咽喉肿痛、贫血者及儿童。

忌食人群：慢性腹泻、脾虚便溏、阴盛阳虚体质者。

❋ 食疗功效

苋菜含蛋白质、脂肪、糖类、赖氨酸、铁合胡萝卜素、维生素K、钙、磷、硒、钾、膳食纤维等。苋菜明目、通窍、利大小肠，有清热解毒、收敛止血、抗菌止痢、消炎退肿的功效，可用于治疗急性肠炎、细菌性痢疾、伤寒、扁桃体炎、尿路感染、便秘、血吸虫病、丝虫病、甲状腺肿、子宫癌等症，外用可治蜈蚣、蜂蜇伤等。

❋ 食物黄金搭配

苋菜+鸡蛋：苋菜和鸡蛋搭配可以起到滋阴润燥、清热解毒的功效，还能提高人体免疫力，增强抵抗疾病的能力。

苋菜+猪肝：苋菜和猪肝都是补血的佳品，一荤一素搭配可提供给人体全面的营养，适用于肝虚、头昏、目花、夜盲、贫血等病症。

❋ 科学选购的方法

苋菜在上海叫做米苋。有红苋、青苋和彩苋3种。红苋叶片紫红色，吃口软糯；青苋叶绿色，吃口硬性；彩苋，又名观音米苋，叶脉附近紫红色，叶片边缘部绿色，吃口软糯，总的说来，叶片厚、皱的吃口老，叶片薄、平的吃口嫩。选购时手握苋菜，手感软的嫩，手感硬的老，五六月为最佳食用期。

* 营养师的建议

苋菜常用法包括炒、拌、烩、做汤、下面和制馅。凉拌时若加入蒜泥,味道更鲜;炒食、做汤时加入蒜片,更加鲜香可口。

* 家庭养生厨房

苋菜烧猪肠

【原料】苋菜250克,猪大肠200克,料酒5毫升,精盐2克,味精1克,胡椒粉0.5克,酱油15毫升,葱末、姜末各20克。

【制作】将苋菜去杂质洗净切段。猪大肠洗多次,去黏液,入沸水锅焯一会儿,捞出再用清水多次冲洗至干净,切段。锅烧热,放入猪大肠煸炒,加入酱油、葱、姜烧至猪大肠熟,放入料酒、精盐,烧至入味,投入野苋菜,烧至入味,点入味精、胡椒粉出锅即成。

【功效】强身健体,补虚。主治病弱体虚。

炒红苋菜

【原料】红苋菜500克,食油、食盐、香醋、蒜末各适量。

【制作】将红苋菜去掉根须,洗净,切段,锅内加用食油煸炒,快要熟时调以食盐、香醋、蒜末,翻炒均匀即可。佐餐食用。

【功效】促进食欲,泄热解毒,主治湿热腹泻,赤白痢疾。

蒜香苋菜

【原料】苋菜300克,大蒜20克,精盐、味精、猪油各适量。

【制作】苋菜择净去根,洗干净后沥干;大蒜去皮洗净,捣成蒜泥;炒锅放在中火上,放入猪油,待油温达到七成热时,放入蒜泥、苋菜翻炒几下,再放入精盐、味精,装盘即可。

【功效】杀菌止痢。

茼蒿
——美味的天然保健品

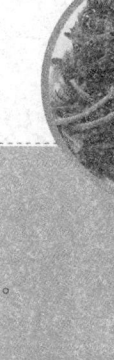

性味：性平，味甘、辛。
归经：归肝、肾经。
宜食人群：贫血、高血压、骨折患者及脑力劳动者。
忌食人群：脾虚腹泻者。

* 食疗功效

茼蒿营养丰富，含有蛋白质、脂肪、糖类、粗纤维、胡萝卜素、维生素B_2、维生素C和矿物质、磷、铁、钾、钠、镁，另含丝氨酸、天冬素、苏氨酸、丙氨酸等。茼蒿有化痰止咳、降压、利二便的功效，主治痰热咳嗽、心悸怔忡、失眠多梦、心烦不安、脾胃不和、高血压等病症。

* 食物黄金搭配

茼蒿＋果仁：果仁富含油脂，与茼蒿搭配除了有通肠润便外，还能和中健脾、增进食欲、止呕降逆，适宜习惯性便秘者食用。

茼蒿＋蛤肉：茼蒿翠绿，蛤肉嫩白，两者搭配不仅味香色美，还具有很好的通便、降压、养心安神的作用。

* 科学选购的方法

茼蒿多用于火锅和拌菜。为使叶子和茎杆都能均匀煮熟，可从茎短叶茂的茼蒿中挑选茎杆粗细适中的。粗茎而又中空的茼蒿大多生长过度，叶子又厚又硬。新鲜茼蒿通体呈深绿色。应舍弃叶子发黄、叶尖开始枯萎乃至发黑收缩的茼蒿。茎杆或切口变褐色也表明放的时间太久了。

* 营养师的建议

茼蒿鲜嫩爽脆，含有丰富的粗纤维和胡萝卜素，其含有特殊香味的挥发油有消食开胃的食效。茼蒿适宜与荤菜共烹，如猪牛羊肉等，此外，凉拌和炒都是不错的吃法。值得注意的是，茼蒿易熟，炒制时需用猛火快炒，这样可以减少其营养的流失。

* 家庭养生厨房

茼蒿炒猪心

【原料】茼蒿350克，猪心250克，精盐、料酒、白糖、葱花、油各适量。

【制作】将茼蒿去梗洗净切段，猪心洗净切片。锅中放油烧热，放葱花煸香，投入猪心片煸炒至水干，加入精盐、料酒、白糖，煸炒至熟，加入茼蒿继续煸炒至猪心片熟、茼蒿入味，点入味精即可。

【功效】开胃健脾，降压补脑。

蒜蓉茼蒿

【原料】茼蒿400克，蒜50克，葱、姜各5克，味精1克，料酒10克，植物油20克，盐、香油各3克。

【制作】将茼蒿择洗干净，切成3厘米长的段；蒜剁成蓉；葱、姜切成丝。炒锅置旺火上，倒入植物油，烧至五成热时放入茼蒿快速翻炒，再放入蒜蓉、葱姜丝、盐、料酒一同翻炒，最后放入味精拌匀，淋入香油即可。

【功效】清热解毒，消食开胃。

茼蒿豆腐羹

【原料】茼蒿、海米各100克，豆腐200克，鸡蛋清1个，淀粉15克，盐3克，白糖、香油、汤适量。

【制作】豆腐洗净，切成小方块；海米泡发好，加入蛋清及淀粉搅匀；茼蒿洗净，用沸水烫熟，挤去水分，切碎。锅置火上，下汤烧沸，依次下豆腐、海米及茼蒿，煮滚开后，加入盐、白糖、香油，用少许淀粉勾芡起锅即可。

【功效】健脾开胃。

荠菜

——味道鲜美的野生蔬菜

性味：性平，味甘。

归经：归肝、胃、小肠经。

宜食人群：消化不良、体质衰弱的中老年人。

忌食人群：体质虚寒者不宜食用。

✳ 食疗功效

荠菜含蛋白质、糖类、少量脂肪、粗纤维、胡萝卜素、维生素C、人体所需的多种氨基酸，以及磷、钙、铁、钾、锰、镁等元素。荠菜有健脾利水、止血、解毒、降压、明目的作用。荠菜所含的橙皮甙不仅具有消炎抗菌、增强体内维生素C含量的作用，还能抗病毒，预防身体冻伤，并抑制眼球晶状体的醛还原酶，对糖尿病性白内障患者有较好助益。

✳ 食物黄金搭配

荠菜＋苦瓜：两者搭配食用，具有滋阴润燥、清肝明目的功效，适用于肝火旺、烦躁易怒等人食用。

荠菜＋鸡蛋：两者搭配食用，有补脾益胃的功效，对于眩晕、头痛有很好的缓解作用。

✳ 科学选购的方法

蔬菜市场上有两种荠菜。一种是尖叶种，即花叶荠菜，叶色淡，叶片小而薄，味浓，粳性；另一种是圆叶种，即板叶荠菜，叶色浓，叶片大而厚，味淡。11月、12月、1月、2月为最佳食用期。市场选购以单棵生长的为好。轧棵的质量差，红叶的不要嫌弃，红叶的香味更浓，风味更好。

✳ 营养师的建议

荠菜吃法亦多样，荤素烹调皆点缀餐桌。如清炒、煮汤、凉拌、包饺子、做春饼及豆腐丸子等，都使人感到清香可口，风味独特。但需要注意的是烹调时最好不要加蒜、姜、料酒来调味，以免破坏荠菜本身的清香味。

＊ 家庭养生厨房

荠菜冬笋

【原料】熟冬笋300克，荠菜100克，熟胡萝卜20克，精盐、味精、湿淀粉、花生油、鲜汤各适量。

【制作】将熟冬笋切成块；荠菜去杂，择洗干净，下沸水锅焯一下，捞出过凉，挤去水分，切成粗末；将熟胡萝卜切末待用。锅置火上，放花生油，烧热，放入冬笋块略煸炒，加入鲜汤、精盐、味精，烧沸，放入荠菜末、胡萝卜末略炒，用湿淀粉勾稀芡，出锅装盘。

【功效】平肝清热，利尿消肿。

荠菜豆腐粥

【原料】荠菜120克，豆腐100克，粳米120克，精盐2克，味精2克，香油2毫升。

【制作】将荠菜洗净，切成碎末；豆腐切成小块；粳米淘洗干净，备用。锅内加水适量，放入粳米、豆腐煮粥，八成熟时加入荠菜末，再煮至粥熟，调入精盐、味精、香油即可。每日2次，空腹服用，连服7～10天。

【功效】荠菜有愈合溃疡创伤面的作用，豆腐营养丰富，易于消化吸收，两者合食，可收治疗消化道溃疡及增加营养之功。

苦瓜炖荠菜

【原料】苦瓜300克，荠菜100克，植物油100毫升，葱段3克，姜片2克，盐4克，味精2克。

【制作】苦瓜去瓤洗净，切成丁，入沸水锅略焯；荠菜去根洗净，切碎。炒锅下植物油，烧至五六成热时下葱段、姜片，煸炒出香味时加适量开水，同时加入苦瓜、荠菜，汤沸后用文火炖20分钟，调入盐、味精即可。

【功效】清热解毒，消肿利水，开胃健脾。

生菜
——多吃不胖的"减肥菜"

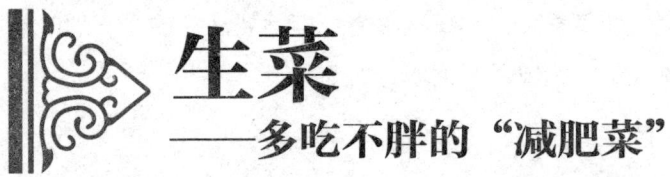

性味：性凉，味苦、甘。

归经：归胃、膀胱经。

宜食人群：内热体质、高血脂、肥胖、神经衰弱者。

忌食人群：脾胃虚寒者、肾虚小便清长、尿频者。

＊食疗功效

生菜含蛋白质、脂肪、糖类、灰分、维生素 A 原、维生素 B_1、维生素 B_2、维生素 C、钙、磷、铁、钾、镁和食物纤维等成分。常吃生菜能改善胃肠血液循环，促进脂肪和蛋白质的消化吸收。生菜还能保护肝脏，促进胆汁形成，防止胆汁淤积，有效预防胆石症和胆囊炎。另外，生菜可清除血液中的垃圾，具有血液消毒和利尿作用，还能清除肠内毒素，防止便秘。

＊食物黄金搭配

生菜+豆腐：生菜与营养丰富的豆腐搭配食用，则是一种高蛋白、低脂肪、低胆固醇、多维生素的菜肴，具有清肝利胆，滋阴补肾，增白皮肤、减肥健美的作用。

生菜+大蒜：生菜含有丰富的维生素，具有防止牙龈出血以及维生素 C 缺乏等功效。大蒜有解毒、行滞、健胃的功效。两者同食具有杀菌、消炎和降血糖的作用。

＊科学选购的方法

新鲜生菜的菜叶颜色是青绿的，颈部颜色是白的，叶子青翠而透亮，叶片不厚，有诱人的光泽。在新鲜生菜上滴一滴水，水会聚集在一起，直到水滴太重流下。一般不新鲜的生菜表面会因氧化而出现铁锈一般的红色。

* 营养师的建议

生菜以脆嫩叶片或叶球供食。叶球型生菜的心叶甜,外叶微苦,质脆爽口、清香,风味好,属生食菜类中的上品。生菜的吃法很多,在欧美及日本等国家主要是生食。在我国,生菜主要是涮菜或掰成片,洗净沥干水分,蘸甜面酱或炸酱食用。也可自制快餐:将洗净的整片或大片生菜叶沥干后卷上酱肉或炒鸡蛋(或撒上花椒盐的荷包蛋),夹在面包或馒头中食用。

* 家庭养生厨房

蚝油生菜

【原料】生菜300克,蚝油、料酒、胡椒粉、糖、味精、酱油、高汤、香油各适量。

【制作】把生菜叶洗净。坐锅放水,加精盐、糖、油,煮沸后放生菜,翻个倒出,控干水分倒入盘里。锅中放油,加蒜略炒,加蚝油、料酒、胡椒粉、糖、味精、酱油、高汤,沸后勾芡,淋香油,浇在生菜上即可。

【功效】此菜色泽碧绿,脆嫩爽口,味咸鲜,蚝香浓郁,营养丰富。有降血脂、降血压、抗衰老,促进血液循环、抗病毒、预防与治疗心脏病及肝病的作用。

生菜沙拉

【原料】生菜40克,黄瓜25克,番茄25克,洋葱20克,玉米笋20克,青红椒20克,香菜5克,樱桃萝卜5克,精盐3克,白胡椒粉2克,沙拉油25毫升,醋25毫升。

【制作】将生菜掰成不规则片状,黄瓜切成椭圆形片,番茄切成角、洋葱切成圈,玉米笋切段,青红椒去籽切成圈,然后拼摆在透明的玻璃盛皿内。把沙拉油和醋混合,倒入盛皿内,再放精盐、白胡椒粉调匀,制成油醋汁。食用时,将油醋汁摇匀,浇在生菜沙拉上即可。

【功效】清热解毒,开胃消食。

黄瓜
——厨房里的美容剂

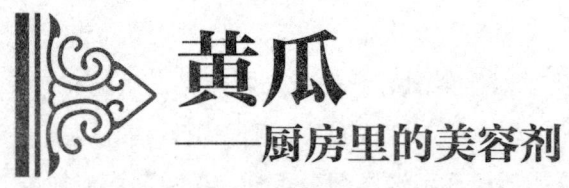

性味：性寒，味甘。
归经：归肺、胃、大肠经。
宜食人群：肥胖、高脂血症、高胆固醇、糖尿病、动脉硬化患者。
忌食人群：肝病、心血管病、慢性支气管炎患者。

＊食疗功效

黄瓜富含蛋白质、钙、磷、铁、钾、胡萝卜素、维生素B_2、维生素C、维生素E及烟酸等营养成分。黄瓜有清热解毒、生津止渴、利水消肿的功效，主治烦渴、咽喉肿痛、黄疸、风热眼疾、小便不利等病症。

＊食物黄金搭配

黄瓜+山楂：山楂有降脂降压，促进肠胃消化的作用，与黄瓜搭配，可除热、解毒、利水，还有很好的减肥功效。

黄瓜+黑木耳：黑木耳是清理肠胃的高手，黄瓜具有很好的清肠、排毒、降脂功效，两者搭配有减肥、防治胃肠道疾病的功效。

＊科学选购的方法

黄瓜以直长鲜嫩、顶花带刺、无伤烂的为佳。冻伤的黄瓜，松软皱缩。腐烂的黄瓜，瓜皮潮湿，并伴有褐色斑点或凹陷。

＊营养师的建议

黄瓜的最佳食用方法包括炒、熘、酿、拌、炝、腌、酱、汆汤及做各种荤素菜肴的配料，在凉拌黄瓜时，为防病菌污染，应加一些大蒜和醋，既可杀菌，又可增味。因黄瓜性凉，胃寒患者食之易致腹痛泄泻。黄瓜更不宜与含维生素C丰富的蔬果同食。黄瓜所含的维生素C分解酶如果与维生素C含量丰富的食物，如辣椒、菜花、芹菜、西红柿、橘子等同食，维生素C分解酶就会破坏其他食物的维生素C，虽对人体没有危害，但会降低人体对维生素C的吸收。

* 家庭养生厨房

酸辣瓜皮

【原料】黄瓜750克，干辣椒2克，白糖100克，醋25毫升，香油15毫升，精盐和姜丝各少许。

【制作】将黄瓜洗净后切成5厘米长的段，用刀旋片成圆桶形状。用烧热的锅将瓜皮煸蔫，倒出晾冷。将瓜皮装入盆内，放入白糖、醋、精盐和姜丝。锅置火上，放入香油烧热，将干辣椒炸成褐红色，倒入瓜皮内，把盆子置于冰箱内1小时取出。把瓜皮摆在盆内，将切好的干辣椒丝和姜丝放在瓜皮上即成。

【功效】降压降脂，清热解毒。

黄瓜炒鸡蛋

【原料】黄瓜150克，鸡蛋3个，精盐、色拉油各适量。

【制作】将黄瓜洗净，切成菱形片；鸡蛋磕入碗里，加少许盐搅匀。炒锅置火上，入油，放入鸡蛋液，炒至凝固，出锅装盘待用。将黄瓜片放入油锅内爆炒，加入刚炒好的鸡蛋，放盐调味，一起拌炒均匀，即可出锅装盘。

【功效】清热利水，滋阴润燥。

糖醋黄瓜

【原料】嫩黄瓜3根（约400克），白糖40克，米醋10毫升，香油15毫升，姜末少许。

【制作】将米醋、白糖一同放入碗内，调成糖醋汁。将黄瓜洗净，剖成两半，刮净瓤籽，用刀拍松，切成3厘米长的块，装入盘内，撒上姜末，淋入香油，食用时浇上糖醋汁，拌匀即成。

【功效】降压解脂。能有效降低血压。

丝瓜
——美容去皱的"美人水"

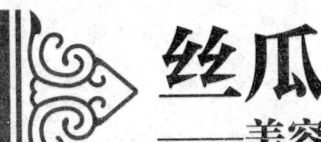

性味：性凉，味甘。

归经：归肝、胃经。

宜食人群：月经不调、身体疲惫、大便干燥、痰喘咳嗽及产后乳汁不通的妇女。

忌食人群：体虚内寒、便溏腹泻者。

*食疗功效

丝瓜富含蛋白质、脂肪、糖类、钙、磷、铁、胡萝卜素、维生素 B_1、维生素 B_2、烟酸、维生素 C、纤维素、生物碱等营养成分。丝瓜性平味甘，有清暑凉血、解毒通便、祛风化痰、润肌美容、通经络、行血脉、下乳汁等功效。丝瓜络有清热、化痰、通络的功效。

*食物黄金搭配

丝瓜+鸡蛋：鸡蛋滋阴润燥、养血，丝瓜清凉解暑、润燥养颜，两者搭配同食，具有清热解毒、滋阴润燥等功效。

丝瓜+枸杞子：枸杞子有补肾生精、养肝明目的功效，丝瓜有养容美白、延缓衰老的功效，两者同食，不仅营养丰富，而且赏心悦目，非常适宜老年人和爱美的女性食用。

*科学选购的方法

幼嫩的丝瓜柔软而有弹性，棱边也较软，外形稍细小且粗细均匀，颜色翠绿。老丝瓜棱边较硬，粗糙没有弹性且皮色发暗，不青翠。

*营养师的建议

丝瓜最宜热炒而忌生拌，口味主要以清淡为主，一般家庭做法多为与鸡蛋同炒，如果在此基础上添加以下某种配料：虾仁、腊肉、海米、火腿等，则会别有一番风味。值得注意的是，丝瓜无论如何烹制，都不宜太过油腻，更要保持自身的翠绿本色。

＊家庭养生厨房

西红柿丝瓜汤

【原料】丝瓜1根，西红柿2个，葱花、胡椒粉、精盐、味精、油各适量。

【制作】先将西红柿洗净，切成薄片，丝瓜去皮洗净切片；锅中放入油烧至六成热，加入鲜汤500毫升烧开。放入丝瓜片、西红柿片，待熟时，加胡椒粉、精盐、味精、葱花调匀起锅。

【功效】清解热毒，消除烦热。暑热烦闷、口渴咽干者服之有效。

虾仁丝瓜汤

【原料】虾仁50克，丝瓜150克，葱花、姜片各3克，盐、湿淀粉、色拉油、香油各适量，味精少许。

【制作】将虾仁洗净；丝瓜洗净去皮，切片。炒锅置火上，倒入色拉油烧热，用葱花、姜片炝香，放入虾仁烹炒，再放入丝瓜片同炒，倒入水，调入盐、味精烧沸，用湿淀粉勾芡，淋入香油即可。

【功效】清热解毒。主治甲状腺肿大。

芙蓉丝瓜

【原料】丝瓜150克，蛋清200克，红椒片30克，色拉油、精盐、湿淀粉各适量。

【制作】丝瓜去皮洗净，切成滚刀块；蛋清加入精盐、湿淀粉调匀待用。锅置火上烧热，加油，入蛋清炒至凝固，倒入漏勺沥去油。锅再置火上烧热，放油，放入丝瓜块、红椒片煸炒，加入炒熟的蛋清，再加精盐炒匀，用湿淀粉勾芡，即可起锅装盘。

【功效】清热解毒，滋阴润燥，养血通乳。

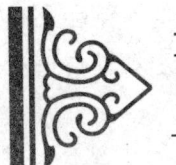

苦瓜
——健脾开胃的"君子菜"

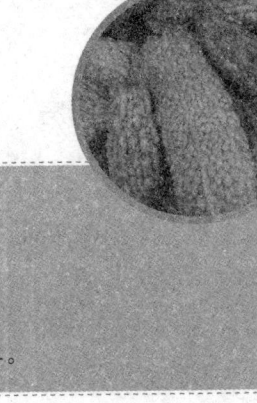

性味：性寒，味苦。

归经：归心、肝、脾、肺经。

宜食人群：急性痢疾、癌症和糖尿病患者宜食。

忌食人群：脾胃虚寒者、孕妇、体质虚寒的女性。

✱ 食疗功效

苦瓜营养丰富，含有蛋白质、糖类、胡萝卜素、维生素 B_1、维生素 C、钙、铁、磷等，其中维生素 C 和铁的含量很高，居瓜类之冠。此外，还含有粗纤维、苦瓜素、苦瓜苷等。苦瓜具有清热消暑、养血益气、补肾健脾、滋肝明目之功效，对治疗痢疾、疮肿、热病烦渴、中暑发热、痱子过多、眼结膜炎、小便短赤等病有一定的作用。

✱ 食物黄金搭配

苦瓜+青椒：青椒具有温中散寒、除湿开胃的功效，苦瓜具有清热解暑、明目清心的功效，两者搭配可以互补。

苦瓜+茄子：苦瓜与茄子搭配具有清心明目、祛痛活血、止渴除烦、清热利尿的功效，是心脑血管病和糖尿病患者的最佳饮食搭配。

✱ 科学选购的方法

挑选苦瓜时，以鲜嫩、瓜身周正、不烂不伤的为佳。瓜皮有光泽，绿中带黄的瓜不太嫩也不太老。颜色深绿的多半是鲜嫩的苦瓜，味道特别苦。黄色的苦瓜比较成熟，苦味较少，肉质变软，味道较差。

＊ 营养师的建议

苦瓜可烹调成多种风味菜肴，可以切丝、切片、切块，做作料或单独入肴。我国各地苦瓜名菜不少，如青椒炒苦瓜、干煸苦瓜、苦瓜烧肉、苦瓜炖牛肉等。刚吃苦瓜的人大多不喜欢太浓的苦味，可先将切好的瓜片放入开水锅中氽一下，或放在无油的热锅中干煸片刻，或用盐腌一下，可减去苦味而风味犹存。也可脱水加工成苦瓜干，长期储藏供冬春季食用。

＊ 家庭养生厨房

凉拌苦瓜

【原料】苦瓜300克，精盐、味精、香油、米醋各适量。

【制作】将苦瓜剖开，去籽及瓤，洗净切片，加精盐腌渍片刻，挤干水分。再加味精、香油、米醋拌匀即成。

【功效】清心泻火，明目解毒，消暑止渴。主治实火型口腔溃疡。

苦瓜肉丝汤

【原料】苦瓜300克，猪瘦肉150克，料酒、盐、葱末、植物油各适量。

【制作】苦瓜洗净，去瓤，切成条；猪瘦肉洗净，焯水后捞出，切丝。取一盆，放入苦瓜条，加盐拌匀，腌制片刻，放入沸水中略焯，捞出备用。锅内倒入植物油烧热，放入葱末爆香，加入猪肉丝煸炒至水干，捞起备用。砂锅内放入猪肉丝，加入水、盐，烹入料酒，大火烧至汤滚，加入苦瓜条煮熟即可。佐餐食用。

【功效】清热解毒。主治口干烦渴。

苦瓜炒鸡翅

【原料】苦瓜250克，鸡翅250克，食油、姜汁、黄酒、酱油、白糖、盐、豆粉适量，生葱段少许。

【制作】将鸡翅斩块，放碗中，加入姜汁、黄酒、酱油、白糖、盐、豆粉拌匀，放入开水中烫煮片刻，捞起，入热油锅炒焖至熟，将苦瓜倒入鸡翅同炒，然后加入少许生葱段和少量清水焖煮熟。

【功效】有清肝明目，补肾润脾，解热除烦的作用。

冬瓜

——美容瘦身的"减肥瓜"

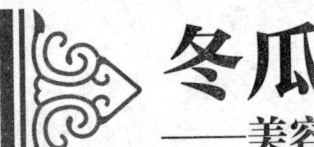

性味：性微寒，味甘、淡。

归经：归肺、大肠、小肠、膀胱经。

宜食人群：肾病、水肿、癌症、冠心病、糖尿病患者。

忌食人群：阴虚肢冷、脾胃虚寒者。

✱ 食疗功效

冬瓜含有蛋白质、脂肪、糖类、叶酸、膳食纤维、维生素A、胡萝卜素、维生素K、维生素C、维生素E、维生素B_6、硫胺素、核黄素、尼克酸和矿物质钙、磷、钾、钠、镁、铁、锌、硒等。且钾盐含量高，钠盐含量低。冬瓜具有润肺生津、化痰止渴、利尿消肿、清热祛暑、解毒排脓的功效，适用于暑热口渴、解酒、痰热咳喘、水肿、胀满、消渴、痤疮、脱肛、痔疮等。

✱ 食物黄金搭配

冬瓜+菠菜：菠菜含有大量膳食纤维，利于毒素排出，冬瓜具有利尿、消炎的作用，两者搭配具有美容养颜的功效。

海带+冬瓜：冬瓜有益气强身、延年益寿、美容减肥的功能，与海带搭配，可清热利尿，降脂降压。

✱ 科学选购的方法

优质冬瓜外形要匀称、没有斑点，肉质较厚、瓜瓤少。用手掂一下，分量重的水分足、肉厚瓤少，是优质冬瓜；分量轻的肉质疏松、水分不足、瓜瓤较多。

✱ 营养师的建议

古人很擅长应用冬瓜减肥美容，文献中记载了很多内服外用的养身减肥美容方法，外用可清洗面部、手部皮肤和润肤护肤增白。冬瓜的食用方法很多，以烧、烩、蒸和做汤为宜，既可单独切片或剁块，烧、烩成汤清味美的佳蔬，也可与芦笋、西红柿、丝瓜片、蘑菇等做成素席名菜，更可与鱼、虾、鳝、火腿、排骨、燕窝相配，做成荤食。

＊家庭养生厨房

冬瓜银耳羹

【原料】冬瓜250克，银耳30克，油、精盐、味精、黄酒各适量。

【制作】先将冬瓜去皮、瓤，切成片状；银耳水泡发，洗净。锅放火上加油烧热，把冬瓜片倒入煸炒片刻，加汤、精盐，烧至冬瓜将熟时，加入银耳、味精、黄酒调匀即成。

【功效】清热生津，利尿消肿。主治高血压、心脏病、肾炎水肿等。

冬瓜排骨汤

【原料】猪排骨300克，冬瓜150克，荷兰豆100克，姜、大料、盐、胡椒粉各适量。

【制作】排骨洗净斩块，冬瓜、荷兰豆洗净切片，姜拍碎。排骨放在开水中焯5分钟，捞出用清水过凉。将排骨、姜块、大料和适量清水放入锅中，大火烧沸，再改用小火炖约40分钟，放入冬瓜、荷兰豆再炖约20分钟，捞出姜块、大料，再加盐、胡椒粉，起锅即可。

【功效】轻身健体。主治腹胀。

薏米冬瓜

【原料】冬瓜500克，薏米100克，火腿末10克，精盐、葱花、黄酒、清汤、鸡油各适量。

【制作】冬瓜洗净，切成长4厘米、宽2.5厘米、厚1厘米的块；薏米洗净，控去浮水。锅内放清汤、黄酒、冬瓜块、薏米，旺火烧开后改中小火，烧至薏米熟烂，加精盐调味，淋鸡油，撒上葱花、火腿末即成。

【功效】补脾利湿，健体减肥。

南瓜
——益气补血之妙品

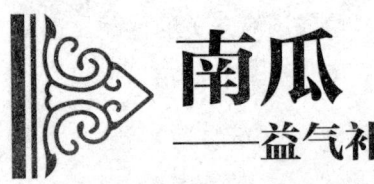

性味：性温，味甘。
归经：归脾、胃经。
宜食人群：高血脂、高血压、冠心病患者。
忌食人群：中满、气滞湿阻、胃热、脚气、黄疸患者。

* 食疗功效

南瓜含有较丰富的维生素A、B族维生素、维生素C，南瓜中维生素A的含量几乎为瓜菜之首。南瓜还含有丰富的矿物质，以及人体必需的8种氨基酸和儿童必需的组氨酸、可溶性纤维、叶黄素和磷、钾、钙、镁、锌、硅等微量元素。中医认为，南瓜有温中益气、消炎止痛、解毒杀虫等功效，可用于脾胃虚弱、营养不良、肋间神经痛、肺痈、痢疾、蛔虫病、下肢溃疡、烫灼伤等症。

* 食物黄金搭配

南瓜+红枣：南瓜和具有补中益气功效、有"维生素丸"之称的红枣搭配，有补中益气、收敛肺气的功效，特别适用于预防和治疗糖尿病。

南瓜+莲子：南瓜如果与莲子搭配同食，可增强人体机能，对糖尿病、冠心病、高血压、高血脂、肥胖症及便秘患者有很好的食疗效果。

* 科学选购的方法

新鲜的南瓜外皮和质地很硬，用指甲掐果皮，不留指痕，表面比较粗糙，虽然不太好看，但口感可能反而会好。南瓜表皮颜色以色泽金黄微微泛红，或颜色深绿的为好。南瓜的切面要紧致、有光泽，会散发出一种特殊的清香，瓜瓤也要完好。南瓜重量以拿起时有沉手感的较好。

* 营养师的建议

南瓜食用方法很多，嫩瓜可切片，荤、素炒食，还可做汤，作馅料。老南瓜也可炒食，但多作煮食、蒸食，或煮熟捣烂拌面粉制成糕饼、面条等。老熟南瓜还可加工成南瓜粉、南瓜营养液，与糯米、红枣，加适量红糖煮制成南瓜粥，可治中气不足、神疲乏力等症。由于南瓜的皮含有丰富的胡萝卜素和维生素，所以最好连皮一起食用，如果皮较硬，就用刀将硬的部分削去再食用。

* **家庭养生厨房**

糖醋南瓜丸

【原料】南瓜、面粉各500克，精盐、白糖、醋、淀粉、植物油各适量。

【制作】将南瓜去皮、瓤，洗净切块，上笼蒸熟后取出，控水，加面粉、白糖、精盐等，揉成面团状。锅内放油，烧至七成热，把南瓜挤成小圆球状丸子，入油中炸至金黄色时捞出；锅内放入底油，倒入清水100毫升，加白糖和少许精盐勾芡，淋入少许香醋，倒入丸子调匀即可。

【功效】补中益气，温中止泻。主治脾胃虚弱之泄泻、体倦等病症。

南瓜鸡蛋汤

【原料】紫菜10克，老南瓜100克，虾皮20克，鸡蛋1个，黄酒、葱末、醋、盐、香油、植物油各适量。

【制作】紫菜撕碎，洗净；鸡蛋打入碗内；虾皮用黄酒浸泡；老南瓜切块。锅内放少许油，油热后放入葱末炝锅，加水适量，放入虾皮、南瓜块煮10分钟。加入紫菜，打入搅匀的鸡蛋液，加上醋、盐，淋上香油即可食用。1日1次。

【功效】护肝补肾。主治肝肾功不全者。

南瓜牛肉汤

【原料】南瓜250克，牛肉125克，盐4克，清水700毫升。

【制作】将南瓜削皮洗净，切成3厘米左右的方块，放在锅中。将牛肉剔去筋膜，洗净切成2厘米见方的块，先在开水锅中焯一下捞出，放入锅中，加入清水，置大火上煮沸后，加入南瓜同煮2小时，待牛肉烂熟后加盐调味即可。

【功效】补中益气，补血强身。

西葫芦
——美容养颜的佳果

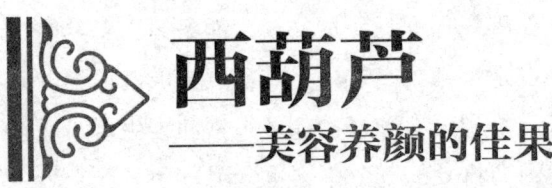

性味：性寒，味甘。

归经：归脾、胃、肾经。

宜食人群：一般人均可食用。

忌食人群：素体阳虚，或脾胃虚寒泄泻者不宜多食。

✽ 食疗功效

西葫芦含有较多维生素C、葡萄糖等营养物质，尤其是钙的含量极高。中医认为，西葫芦具有清热利尿、除烦止渴、润肺止咳、消肿散结的功能，对烦渴、水肿腹胀、疮毒以及肾炎、肝硬化腹水等症具有辅助治疗的作用。

✽ 食物黄金搭配

西葫芦+豆腐：两者搭配食用，不但能美容养颜，还有减肥瘦身的效果。

西葫芦+虾皮：两者搭配食用，不但口味清香可口，还能有效促进机体对钙的吸收。

✽ 科学选购的方法

最好不选粗的，细的西葫芦，味道更鲜嫩，而且出水也较少。不要选十分深绿色的，要选择翠绿中带白的，口感嫩。要挑选表面光亮、笔挺坚实、表面没有伤痕的，不要选表面晦暗、有凹陷或失水者的。

✽ 营养师的建议

西葫芦可烧汤，夏日里，黄淮一带人家喜食"面筋汤"。取鲜嫩西葫芦，去皮，削薄片，待汤水翻滚，与苋菜同时下锅，烧开，加味精、盐、老抽、香醋、麻油、胡椒粉调和；面筋柔软多汁，西葫芦片清香味美，汤味鲜辣，消夏祛暑，清热败火。西葫芦做菜晶莹碧绿，入口鲜嫩清爽。

* 家庭养生厨房

西葫芦炒虾仁

【原料】西葫芦250克,虾仁50克,枸杞子、蒜末、盐、白糖、湿淀粉、鸡精、植物油各适量。

【制作】虾仁洗净,去掉虾线,用沸水焯熟,备用;西葫芦洗净,切片。油锅烧热,放蒜末,炒出蒜香味后放西葫芦片,翻炒一会儿。放入焯熟的虾仁,加入枸杞子、盐、白糖,翻炒均匀,加盖略焖一会儿。加入2勺湿淀粉勾芡,加鸡精拌匀后起锅。

【功效】减肥瘦身。

西葫芦炒蛋

【原料】西葫芦200克,鸡蛋150克,盐4克,味精2克,大葱10克,植物油30毫升。

【制作】西葫芦洗净,切片;鸡蛋打散加盐搅匀;炒锅热植物油,鸡蛋放入锅内炒熟待用;锅内热油,放入葱花炒香,西葫芦片下锅翻炒,加盐调味;西葫芦炒熟时加入鸡蛋翻匀出锅。

【功效】润泽肌肤。

西葫芦炒肉片

【原料】西葫芦500克,猪肉(肥瘦)100克,鸡蛋清15克,盐3克,酱油15毫升,大葱10克,姜10克,淀粉(玉米)25克,香油5毫升,花生油40毫升。

【制作】西葫芦去皮、瓤,切成0.4厘米厚的片;猪肉切薄片,放碗内,加盐1克、蛋清、湿淀粉20克,拌匀;炒勺置中火,加花生油烧于五成热时,放入西葫芦稍炸(约半分钟),捞出沥油;然后放入肉片划散,捞出沥油;炒勺留底油20克,至七成热加入葱姜,放入肉片,烹料酒、酱油稍炒,再加清汤及西葫芦片翻炒;加精盐、味精拌匀,用湿淀粉勾芡,淋入香油,装盘即可。

【功效】减肥瘦身,提高免疫力。

西红柿
——营养丰富的"爱情果"

性味：性微寒，味酸、甘。

归经：归肝经、胃经、肺经。

宜食人群：食欲不振、牙龈出血、头晕、贫血、发热、高血压、慢性肾炎、肝炎患者。

忌食人群：溃疡、急性肠炎、菌痢患者。

* 食疗功效

西红柿含有丰富的番茄红素、糖类、维生素A、维生素B族、维生素C、维生素D及有机酸和酶等。而且它还含有一种抗癌、抗衰老的物质——谷胱甘肽，能使体内某些种类细胞推迟衰老、减少癌症的患病概率。西红柿有生津止渴、健胃消食、清热解毒、凉血平肝、降低血压之功效，对高血压、肾脏病有良好的辅助治疗作用。

* 食物黄金搭配

芹菜+西红柿：芹菜和西红柿都有降压作用。另外，芹菜还含有丰富的膳食纤维，与西红柿搭配可健消食。

西红柿+鸡蛋：鸡蛋含有丰富的优质蛋白和多种矿物质，可滋阴养血，配以同样营养丰富，可补血、凉血止血的西红柿，味道鲜美，易消化。

* 科学选购的方法

质量好的西红柿，颜色鲜艳、脐小、无畸形、无虫疤、不裂不伤、个大均匀。可以看一下西红柿的蒂部，如果是绿色的表明西红柿比较新鲜。如果蒂部周围是棕色或茶色的，可能已经开始腐烂了。

* 营养师的建议

西红柿既是美味果蔬，又是一种良药。但要注意的是未熟的西红柿不能吃，因为它含有生物碱甙，食用后轻则口腔感到苦涩，重时还会有中毒现象；空腹时不宜吃西红柿，西红柿中含有大量可溶性收敛剂等成分，与胃酸发生反应，凝结成不溶解的块状物，容易引起胃肠胀满、疼痛等不适症状。还有一点值得注意的是不宜长久加热烹制，长久烹制后会失去原有的营养与味道。

* 家庭养生厨房

西红柿米粥

【原料】西红柿、粳米各100克，山药20克，山楂10克。

【制作】山药去皮，洗净，切片；西红柿洗净，切块；山楂洗净，去核，切片；粳米淘净。锅内放入粳米、山药片、山楂，加800毫升水，大火烧沸，改用小火煮30分钟，加入西红柿，再煮10分钟即成。2～3日服1次。

【功效】降血压。可以作为高血压的食疗常食。

西红柿炒鸡蛋

【原料】鸡蛋3个，西红柿150克，盐3克，白糖5克，植物油15毫升。

【制作】将西红柿洗净后用开水烫一下，去皮、去蒂，切片备用。将鸡蛋打入碗中，加盐，用筷子充分搅匀备用。炒锅置旺火上，倒入植物油，烧至七成热时将鸡蛋放入锅中炒熟，盛出备用。锅留底油，放入西红柿片煸炒，放盐、白糖翻炒片刻，最后倒入鸡蛋翻炒几下即可。

【功效】生津止渴，健胃消食。

西红柿豆腐汤

【原料】番茄75克，内酯豆腐200克，清汤、精盐、味精、香油各适量。

【制作】番茄洗净，切片；豆腐对切两半，切片。清汤烧开，放入西红柿、豆腐，烧沸后加精盐、味精调味，装入碗中，淋上香油即可。

【功效】助消化，补血补钙。

茄子
——能降压的紫色蔬菜

性味：性凉，味甘。

归经：归脾、胃、大肠经。

宜食人群：高血压、动脉硬化、咯血、紫斑症及生疮疖者。

忌食人群：脾胃虚寒、慢性腹泻、哮喘、便溏者。

✻ 食疗功效

茄子含有蛋白质、脂肪、糖类、钙、磷、铁、胡萝卜素、维生素B_1、维生素B_2、烟酸、维生素P、维生素E，并含生物碱等营养成分。茄子在蔬菜中营养素含量中等，但茄子富含维生素E和维生素P。茄子有清热凉血、消肿止痛、宽肠、通便的功效，热毒、痈疖者食之为佳。

✻ 食物黄金搭配

辣椒+茄子：辣椒中富含的维生素C可提高茄子中所含维生素P的吸收率，同食可起到舒缓压力、美白的功效。

茄子+西红柿：两者均具有清热解毒、降压、抗癌、保护血管弹性的功效，一起食用味道会更鲜美，是高血压、冠心病患者及中老年人的食疗佳品。

✻ 科学选购的方法

茄子应选果形均匀周正，无裂口、腐烂、斑点者；外观亮泽表示新鲜程度高，表皮皱缩、光泽黯淡说明已经不新鲜了。另外，嫩茄子颜色乌黑，皮薄肉松，籽肉不易分离，重量小，手握有黏滞感；而老茄子颜色光亮光滑，皮厚而紧，籽肉容易分离，重量大，手握感觉发硬。

✻ 营养师的建议

茄子是夏秋季节主要蔬菜之一，食用方法多样。冬季吃茄子煲，芳香开胃、抗癌。紫皮茄子对高血压、咯血、皮肤紫斑病患者益处很大。茄子的常见吃法有烧、炒、蒸、焖、油炸、凉拌、干制等。需要注意的是食用时最好不要油炸,因为油炸会使茄子中的维生素P损失。挂糊上浆后炸制能减少这种营养成分的流失。茄子食用时最好不要削皮。

* 家庭养生厨房

鱼香茄子

【原料】茄子300克,葱、姜、蒜末、料酒各5克,豆瓣酱50克,白糖、醋各20克,酱油10毫升,湿淀粉15克,高汤适量,植物油30毫升。

【制作】茄子去皮刻上刀纹,切块后用四成熟油焐软。炒锅置旺火上,倒入植物油,烧至八成热时放入郫县豆瓣翻炒,散出香味后加葱、姜、蒜末,放白糖、酱油、醋、高汤、料酒,放入炸好的茄子,收干汁后,用湿淀粉勾芡即可。

【功效】清热止血,消肿止痛。主治皮肤溃疡、痔疮下血等症。

茄子鲜鱼片

【原料】茄子、鲜鱼肉250克,酢海椒、胡椒、精盐、鸡精、水淀粉、香油各适量。

【制作】将鲜鱼肉去鳞洗净,片成薄大片,加精盐、鸡精、胡椒、水淀粉待用;茄子去表皮切长条状,用清水漂浸15分钟后沥干,入热油锅氽至七成熟时捞出摆于盘中垫底,将鱼片摆放在茄子上面,撒上酢海椒,上笼蒸熟,取出淋上香油即可。

【功效】清热止痛,散瘀。主治乳腺炎。

烧茄饼

【原料】茄子300克,猪肉末100克,鸡蛋3枚,葱花、姜末、黄酒、盐、味精、淀粉、植物油各适量。

【制作】茄子洗净、去皮,切成3厘米长的片;肉末内加黄酒、盐、葱花、姜末与味精,搅拌均匀;鸡蛋去壳打碎,投入淀粉调成糊;茄夹撒少许干淀粉后,将肉末放入做成茄饼。锅内放油烧至六成热时,茄饼挂糊,逐个下锅炸至八成熟时捞出;待油温升到八成热时,再把茄饼放入复炸,至酥脆出锅,撒上椒盐末即成。

【功效】此菜香脆可口,具有和中养胃作用,胃纳欠佳,食欲不振者尤宜服食。

青椒
——开胃消食的"辣之蔬"

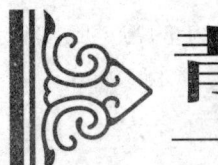

性味：性热，味辛。

归经：归心、脾经。

宜食人群：肥胖、糖尿病、高脂血症患者。

忌食人群：阴虚上火、高血压、眼疾、食管炎、胃肠炎、胃溃疡、痔疮患者。

✽ 食疗功效

青椒果肉厚而脆嫩，含蛋白质、脂肪、糖类、膳食纤维、维生素A、胡萝卜素、维生素C和钙、磷、钠、镁、铁、锌等矿物质。青椒有温中散寒，开胃消食的功效。主治寒滞腹痛、呕吐、泻痢、冻疮、脾胃虚寒、伤风感冒等症。

✽ 食物黄金搭配

马铃薯+青椒：马铃薯有健脾补气和安神的功效，与富含多种维生素的青椒一起吃，可营养互补，功效加倍。

银耳+青椒：两者搭配，再加点香油，能补充维生素C和胡萝卜素，也是孕妇的爽口菜，可减轻孕吐。

✽ 科学选购的方法

成熟的青椒外观厚实、明亮，肉厚，顶端的柄呈鲜绿色。未成熟的青椒较软，肉薄，柄呈淡绿色。新鲜的青椒在轻压下虽然也会变形，但抬起手指后，能很快弹回。不新鲜的青椒常是皱缩或疲软的，颜色晦暗。不应选肉质有损伤的青椒，否则保存时容易腐烂。

✽ 营养师的建议

青椒果肉厚而脆嫩，可凉拌、炒食、煮食、做馅、腌制和加工制罐、制蜜饯等。在烹制青椒时，要注意掌握好火候，最好采取猛火快炒法，且加热时间不要太长，以免维生素C损失过多。

* 家庭养生厨房

青椒炒猪肚

【原料】肉青椒200克,猪肚250克,黑木耳20克,玉兰片30克,青蒜50克,姜末15克,葱花10克,味精1克,精盐1.5克,食用油40毫升,湿淀粉25克,高汤适量。

【制作】先将黑木耳用水泡发;肉青椒去蒂、子,斜切成2厘米宽的片;猪肚入沸水锅煮至八成熟捞起沥水,切薄片;青蒜去根,切3厘米长段。热油锅入姜煸炒出香后,投猪肚片、黑木耳、青椒、蒜段稍翻炒,入葱、姜、味精、盐,并入玉兰片与少量高汤,汤沸后湿淀粉勾芡即可。

【功效】补虚强身。

青椒香干炒毛豆

【原料】青椒、毛豆各100克,香干丝200克,香油适量。

【制作】将青椒去子,切丝。大火热锅,将油烧至七成热,放入青椒、毛豆,炒至毛豆熟,下香干丝,加调味料及水,再炒片刻,淋上香油即可出锅。

【功效】此菜肴具有补脾开胃、健脑长智的功效,是理想的营养食品,常食之对健美、延年益寿有一定作用。

青椒肉丝

【原料】猪肉200克,青椒100克,精盐4克,味精0.5克,酱油5毫升,水豆粉30克,鲜汤35毫升,植物油75毫升。

【制作】青椒摘洗干净,淘洗去籽,切成约3毫米粗的丝。猪肉切10厘米长、3毫米粗的二粗丝,放入碗内,加盐、水豆粉拌匀。盐、酱油、味精、水豆粉、鲜汤兑成芡汁。青椒入锅加适量油、盐炒至断生盛盘。炒锅置旺火上,放油烧至六成热,下肉丝炒散,放青椒丝炒匀,烹入芡汁,翻炒几下起锅装盘即成。

【功效】强身健体。

洋葱
——营养味美的菜中皇后

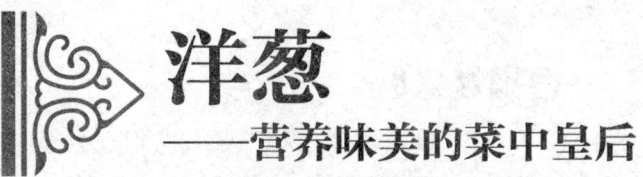

性味：性温、味甘、微辛。

归经：归肝、脾、胃、肺经。

宜食人群：高血压、高脂血症、动脉硬化、糖尿病、痢疾患者以及消化不良者。

忌食人群：热病、胃病、眼疾及皮肤瘙痒性疾病患者。

＊食疗功效

洋葱含蛋白质、糖类、粗纤维、钙、磷、铁、维生素C、胡萝卜素、维生素B_1和烟酸等成分。洋葱几乎不含脂肪，却含有前列腺素A及硫氨基酸等。洋葱具有润肠、理气和胃、健脾进食、发散风寒、温中通阳、消食化肉、提神健体、散瘀解毒等功效，适用于外感风寒无汗、鼻塞、食积纳呆、宿食不消、高血压、高脂血症、痢疾等症。

＊食物黄金搭配

洋葱＋牛肉：洋葱气味辛辣，能刺激肠胃，促进消化，还可以降压降脂。牛肉补中益气，滋养脾胃，强健筋骨。两者搭配食用，使牛肉更易消化，营养更易吸收。

猪肝＋洋葱：洋葱配以补肝明目、补益血气的猪肝，可为人体提供丰富的蛋白质、维生素A等多种营养物质。

＊科学选购的方法

洋葱挑选比较简单，尖头的部分必须干燥，这样不容易变质发霉。其次选择表皮光滑的个体不仅代表洋葱发育较好，也表示可以储存较久。挑选时要注意洋葱表面颜色是否正常，若有灰颜色的水伤，表示洋葱泡过水，内部可能已腐烂。另外仔细观察洋葱表面是否有机械伤害。

* 营养师的建议

经常做饭的人深有体会,切洋葱时特别容易刺激眼睛。我们在这提供两个小窍门:只要在切洋葱之前把洋葱放在冷水里浸一会儿,把刀也浸湿,再切就不会流眼泪了。或者把洋葱先放在冰箱里冷冻一会,然后再拿出来切,也会获得较好的效果。还要注意的是,洋葱一次不宜食用过多,否则容易引起目糊、发热。

* 家庭养生厨房

什锦洋葱

【原料】洋葱150克,猪肉100克,青柿子椒、红柿子椒、黑木耳各20克,盐5克,味精1克,白糖2克,植物油30毫升。

【制作】将所有原料洗净切丝。炒锅置旺火上,倒入植物油,烧至五成热时放入洋葱炝锅爆香,再加入猪肉丝、黑木耳丝、青柿子椒丝、红柿子椒丝、盐和白糖翻炒,最后加入味精即可。

【功效】安神益气,强身健体。主治病后体虚、失眠、多梦、记忆力减退等症。

洋葱炒肉丝

【原料】洋葱300克,猪肉200克,淀粉、葱花、姜丝各10克,精盐1克,味精1克,酱油5毫升,植物油20毫升,生粉适量。

【制作】将洋葱、猪肉洗净切细丝,略加生粉拌入肉丝内;锅烧热,将油入锅,下肉丝爆炒断生后,盛盘中待用。洋葱入油锅中煸出香味后,下肉丝,翻炒片刻,酌加调味品,待洋葱九成熟时即可起锅。

【功效】降压降脂,健胃助消化。主治高血压、胃肠动力不足等症。

洋葱火腿汤

【原料】洋葱300克,火腿肉3片,植物油、蒜末、盐各适量。

【制作】洋葱洗净,切小丁;火腿肉切条。炒锅内放植物油烧热,放入火腿肉炸至香酥,捞出。原锅留底油烧热,放入蒜末爆香,下入洋葱,翻炒片刻,加适量水,大火烧沸,改用小火煮7~8分钟,放盐及火腿肉,调匀即成。每2~3日食1次。

【功效】增加免疫力,有效预防感冒。

白萝卜
——清肺止咳的保健圣品

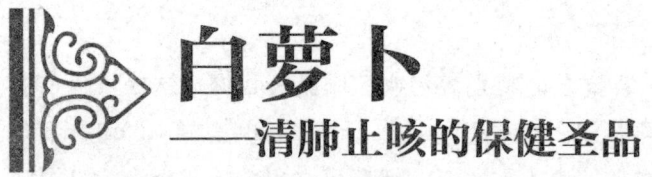

性味：性凉，味辛、甘。
归经：归肺、胃、大肠经。
宜食人群：肥胖者、中老年人、大便秘结、小便不畅者、呼吸道疾病患者。
忌食人群：十二指肠溃疡、慢性胃炎、子宫脱垂患者。

✱ 食疗功效

萝卜营养丰富，含蛋白质、脂肪、食物纤维、葡萄糖、蔗糖、果糖、维生素 A、维生素 B_1、维生素 B_2、维生素 E、维生素 C、核黄素和矿物质钾、钠、钙、铁、锌、磷、硼，以及胆碱、氧化酶、淀粉酶、芥子油、墨氧化黏液素、糖化酵素等，还含有相当多的木质素。具有清热生津、凉血止血、下气宽中、消食化滞、开胃健脾、顺气化痰的功效。主要用于腹胀停食、腹痛、咳嗽、痰多等症。

✱ 食物黄金搭配

白萝卜 + 豆腐：白萝卜与豆腐搭配食用，有助于增强消化能力，利于人体对营养的吸收，是不可多得的搭配食材。

白萝卜 + 羊肉：白萝卜和羊肉营养都非常丰富。若两者搭配一起食用，不仅能够减少心脑血管疾病的发生，还可以助阳补精，顺气消食，尤其适用于肾虚体弱者食用。

✱ 科学选购的方法

以根形圆整、表皮光滑为宜。一般说来，萝卜皮光滑的肉质更细。挑选时拿在手上掂掂分量，沉甸甸的则表明不是空心萝卜。另外，如果萝卜皮色呈半透明的斑块，不仅表明不新鲜，且有可能是严重受冻的萝卜，解冻后皮肉分离，这种萝卜基本上失去了食用价值。买萝卜不能贪大，以中型偏小为宜，这种白萝卜肉质较密实，烧出来成粉质软糯。

* 营养师的建议

萝卜既可用于制作菜肴，炒、煮、凉拌等俱佳，又可当做水果生吃，味道鲜美；还可腌制泡菜、酱菜。萝卜营养丰富，有很好的食用、医疗价值。白萝卜生食时，应选择汁多、微甜、辣味少的萝卜，而且最好不要将皮剥去，避免维生素C的流失。喜欢吃熟者，需要将烹饪的温度控制在70℃以下，以免营养素遭到破坏。

* 家庭养生厨房

天冬萝卜汤

【原料】天冬15克，萝卜200克，火腿100克，大葱花、盐、味精、胡椒粉各适量，鸡汤500毫升。

【制作】天冬切厚片，用2杯水，中火煎至1杯量，用纱布过滤，留汁。火腿切条形片；萝卜切丝。锅内放鸡汤，先下入火腿肉，煮沸后放入萝卜丝，并将煎好的天冬药汁加入，盖锅煮沸后，加盐调味，再略煮片刻即可。食前加大葱花、胡椒粉、味精调味。佐餐服用。

【功效】止咳祛痰，消食轻身，消除疲劳。主治咳嗽、消化不良。

萝卜猪肚汤

【原料】萝卜100克，猪肚100克，香菇30克，茯苓50克，厚朴花5克，紫苏3克，盐适量。

【制作】将萝卜、猪肚洗净，切成小块；香菇、茯苓、厚朴花浸泡、洗净。全部放入砂锅内，文火煮1.5小时，放入紫苏后再煮10分钟，加盐调味，即可食用。

【功效】健脾行气，化痰开郁。主治痰气郁结型瘿症，孕妇慎用。

白萝卜粥

【原料】白萝卜150克，粳米100克，精盐1克，味精2克。

【制作】将白萝卜洗净，切成小块；粳米淘洗干净，备用。锅内加水适量，放入粳米煮粥，五成熟时加入白萝卜块，再煮至粥熟，调入精盐、味精即成。每日2次，连服3～5天。

【功效】萝卜有宽中下气、消积化痰等功效。适用于消化不良之食积胸闷。

胡萝卜
——营养丰富的"小人参"

性味：性微温，味甘、辛。
归经：归肝、胃、肺经。
宜食人群：夜盲症、消化不良、高血压患者及经常坐在电脑前工作的人。
忌食人群：想要生育的妇女。

※ 食疗功效

胡萝卜中含有丰富的胡萝卜素、维生素 B_1、维生素 B_2、维生素 C、维生素 D、维生素 E、维生素 K、叶酸、钙质及食物纤维等。胡萝卜具有健脾和胃、补肝明目、清热解毒、壮阳补肾、透疹、降气止咳等功效，适用于肠胃不适、便秘、夜盲症、性功能低下、麻疹、百日咳、小儿营养不良等症状。

※ 食物黄金搭配

胡萝卜+猪肝：猪肝补肝血、养肝明目，与胡萝卜搭配食用，为夜盲症、小儿近视、视物昏花者的食疗佳品。

胡萝卜+羊肉：胡萝卜与羊肉搭配同食，可为人体提供丰富的营养，既能补血益气，又能固肾壮阳。对身体虚弱、阳气不足、阳痿及性冷淡患者食疗效果显著。

※ 科学选购的方法

胡萝卜宜选橙红色、根茎粗大、表面光滑、不开裂、无伤烂、重量在150克以上的。如果色泽接近红色，表明有粒状凸起，说明是发育不良的胡萝卜；如果表面有黑色的斑点，说明已经开始腐烂，不要购买。

※ 营养师的建议

人们很早就知道食用胡萝卜有益健康，吃比不吃强，熟吃比生吃强。但由于胡萝卜素属于脂溶性维生素，所以，只有经过油炒才能容易被人体所吸收。生食胡萝卜时，人体只能吸收其中微量的胡萝卜素，营养价值大打折扣。因此人们食用时要用足量的食油炒食，而将胡萝卜与猪肉、牛肉、羊肉一起炖食，既减轻了肉的腥味，又提高了肉汤的营养，这种肉汤特别适合小孩和老年人食用。

* 家庭养生厨房

胡萝卜煲羊肉

【原料】羊肉、胡萝卜各500克，生姜少许，山药、红枣各适量。

【制作】羊肉洗净切块，下油起锅用姜少许爆香；胡萝卜洗净，切片；山药块、红枣洗净，与羊肉、生姜一起放入锅内，加清水适量。大火煮沸后，小火煮约2小时，调味佐膳。

【功效】补血养血强身健体。可辅助调理气血不足、头晕眼花、视物昏花。

胡萝卜牛肉汤

【原料】牛肉500克，胡萝卜1根，葱段、姜末、料酒、盐、味精各适量。

【制作】牛肉洗净，切块，汆烫；胡萝卜洗净去皮，切块。油锅烧热，放入姜末炒香，下牛肉，烹料酒，加适量水，炖煮至八成熟，加入胡萝卜同炖至熟，加盐、味精调味，撒上葱段即可。

【功效】补肝明目。主治夜盲症。

双蔬排骨汤

【原料】西兰花、胡萝卜各100克，猪排骨250克，清汤、葱段、姜片、黄酒、盐、味精各适量。

【制作】西兰花切块，胡萝卜去皮、切块，均入沸水锅焯水；排骨洗净，剁成块，入沸水锅焯水后洗净。砂锅中加入清汤、排骨块、葱段、姜片、黄酒，烧沸后撇去浮沫，加盖炖2小时至排骨熟烂，放入西兰花和胡萝卜，加入精盐、味精，再烧5分钟，拣去葱段、姜片即可。

【功效】补钙，滋阴养血，美容。

香菇
——能抗癌的"菇中之王"

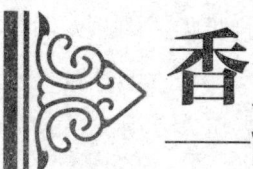

性味：性平，味甘。

归经：归肝、胃经。

宜食人群：贫血者、高脂血症、高血压、动脉硬化、糖尿病、癌症、肾炎患者。

忌食人群：脾胃寒湿气滞或皮肤瘙痒病患者。

＊食疗功效

香菇营养非常丰富，是一种高蛋白质、低脂肪的保健食品，富含多糖、多种酶、多种氨基酸、多种维生素。中医认为，香菇具有养血补气、开胃助食、抗肿瘤、缓衰老等功效，对治疗贫血、佝偻病、肝硬化、食欲不振、肿瘤等病有一定的作用。

＊食物黄金搭配

荸荠＋香菇：两者搭配，可调理脾胃、清热生津，常食能补气强身、益胃助食，有助于治疗脾胃虚弱、食欲不振、高血压、高血脂。

鸡肉＋香菇：鸡肉含有甲硫氨基酸，与香菇中的膳食纤维共同作用，可帮助排泄，改善便秘。

＊科学选购的方法

体圆齐正，菌伞肥厚，盖面平滑，质干不碎。手捏菌柄有坚硬感，放开后菌伞随即膨松如故。色泽黄褐，菌伞下面的褶裥要紧密细白，菌柄要短而粗壮，远闻有香气，无焦片、雨淋片、霉蛀和碎屑等。

* 营养师的建议

烹调香菇前,先用冷水将香菇表面冲洗干净,可将根部除去,然后"鳃页"朝下放置于温水盆中浸泡,待香菇变软、"鳃页"张开后,再用手朝一个方向轻轻旋搅,让泥沙徐徐沉入盆底。浸泡香菇的水除去泥沙后还可利用。如果在浸泡香菇的温水中加入少许白糖,烹调后的味道更鲜美。

* 家庭养生厨房

香菇冬瓜汤

【原料】干香菇15克,冬瓜500克,精盐、葱白、料酒、味精、香油各适量。

【制作】香菇用温水浸泡,切成小块;冬瓜洗净切块。共入锅内加水,煮沸后加调料,装盆淋香油即成。

【功效】补脾益胃,益肝利水,降脂防癌,主治年老体弱、久病气虚、高血压、冠心病、动脉硬化、糖尿病患者食用。

香菇菜心

【原料】香菇150克,油菜心200克,白糖2克,料酒10毫升,植物油、盐、味精、姜末、香油适量。

【制作】香菇洗净后用温水发透,再放在开水中焯一下,捞出沥水。菜心也用开水稍焯。锅内打底油,烧至七八成熟时放少量姜末炝锅,放香菇,再放菜心和调料,铲翻几下,淋香油即成。

【功效】降压利水。有助于高血压的预防食疗。

红枣香菇姜蒸乳鸽

【原料】肥大乳鸽1只,黄酒、白糖、酱油、花生油(或猪油)适量,去核红枣5枚,香菇3朵,生姜2片。

【制作】将肥大乳鸽去毛和内脏,切块,加黄酒、白糖、酱油和花生油(或猪油)、去核红枣、泡软切丝香菇、生姜拌匀腌渍,隔水蒸熟。

【功效】有益气补阳之功能,可供病后调补身体或体质虚弱者食用。

平菇
——营养丰富的"宫廷菜"

性味：性温，味辛、甘。
归经：归肝、肾经。
宜食人群：体弱者、肝炎、消化系统疾病、软骨病、心血管疾病患者。
忌食人群：对菌类过敏者。

* 食疗功效

平菇具有高蛋白、低脂肪的特点。蛋白质含量高于蘑菇、香菇、草菇。在平菇所含的17种氨基酸中，人体必需的8种氨基酸含量较为丰富，还含有多种维生素、矿物质等。中医认为，平菇具有追风散寒、舒筋活络的功效。用于治腰腿疼痛、手足麻木、筋络不通等病症。

* 食物黄金搭配

韭黄+平菇：韭黄能增加体力，促进肠胃的蠕动，与平菇搭配，是心血管病、肥胖症患者的理想食品。

牛肉+平菇：两者搭配，可提供丰富的蛋白质及多种维生素，常食能增强人体免疫力。

* 科学选购的方法

首先看外观，新鲜的平菇，菇片的边缘应该向内包裹着，像把小伞一样扣下来，而且边缘很齐整，没有丝毫的开裂。而稍微不那么新鲜的平菇，菇片的边缘呈平散状，而且边缘不整齐，有开裂。

* 营养师的建议

平菇嫩滑可口，有类似牡蛎的香味。常见的食用方法有炒、烩、烧，无论素炒还是制成荤菜，都十分鲜嫩诱人。平菇以鲜食为主，罐头和干制品很少食用。鲜品出水较多，易被炒老，因此要掌握火候。

*家庭养生厨房

油烧平菇

【原料】新鲜平菇500克，蒜1头，酱油2汤匙，料酒1汤匙，胡椒粉、盐、淀粉、鸡精、植物油各适量。

【制作】把平菇洗净，撕成大片，投入沸水中烫透，取出挤干水分。蒜切片待用。起油锅，在油温热时，下蒜片爆香，放入料酒、酱油，加鸡精和适量水。下平菇、盐、胡椒粉，烧开，转用小火慢烧，把平菇烧透入味，勾入湿淀粉。

【功效】养脾健胃。

肉炒平菇

【原料】猪瘦肉100克，鲜平菇250克，料酒1汤匙，淀粉5克，植物油、盐、糖适量，葱4段，姜片、味精少许。

【制作】将肉切片，用料酒浸泡10分钟左右。把剁碎的姜末、淀粉、盐放入碗中加水少许，搅拌均匀。油烧热，把葱与肉片放入文火炒后盛出。起热锅大火炒平菇，加少许水，把盐、味精放入后，再把炒好的肉片倒入锅内，大火翻炒数次即成。

【功效】保肝护肝。

平菇三鲜汤

【原料】平菇100克，榨菜2克，猪瘦肉60克，猪肝30克，菜心3棵，熟猪油20克，清汤、酱油、精盐、料酒、味精、胡椒粉各适量。

【制作】将平菇、猪瘦肉、猪肝、榨菜均切片；菜心对切两半。锅上旺火，放入清汤、平菇片、猪肉片、猪肝片、料酒，烧沸后撇去浮沫，加精盐、酱油、菜心和榨菜片，略沸后淋入熟猪油，加味精、胡椒粉，盛碗即可。

【功效】养肝活血。

草菇
——味道极美的"兰花菇"

性味：性寒，味甘、微咸。

归经：归脾、胃经。

宜食人群：体质虚弱、心脑血管病和糖尿病患者食用。

忌食人群：脾胃虚寒者不宜多食。

* 食疗功效

草菇营养丰富，富含蛋白质、脂肪、糖类、粗纤维、铁、磷。在其所含的20多种氨基酸中，有7种为人体必需的氨基酸。草菇还含有大量的维生素C。中医认为，草菇香味浓郁，具有消食去热、补脾益气、滋阴壮阳、护肝健胃等功效，是优良的药食兼用型营养保健食品。

* 食物黄金搭配

草菇＋猪肉：草菇富含维生素C，能促进人体新陈代谢，提高机体免疫力；猪肉富含铁，具有补气血的功效。两者搭配可补脾益气。

草菇＋豆腐：草菇可促进人体新陈代谢，增强抗病能力，搭配富含植物蛋白的豆腐，有益气补虚的功效，适合脾胃虚弱、食欲缺乏者食用。

* 科学选购的方法

无论是罐头制品还是干制品，好的草菇都应该是菇身粗壮均匀、质嫩、菇伞未开或开展小的。干制品还应菇身干燥，色泽淡黄艳明，无霉变和杂质。

* 营养师的建议

草菇入馔，可炒、熘、烩、烧、酿、蒸等，也可做汤，或作各种荤菜的配料；适于做汤或素炒，无论鲜品还是干品都不宜浸泡时间过长。但草菇也同其他青叶蔬菜一样，在生长过程中，特别在人工栽培的生长过程中，经常被农药喷洒，因此要想办法清除残毒，或作稍长时间的浸泡，或用食用碱水浸泡。

* 家庭养生厨房

草菇蒸鸡

【原料】嫩光鸡1只（约重800克），水发草菇100克，料酒、盐、味精、酱油、白糖、葱段、姜片、胡椒粉、香油、湿淀粉、猪油各适量。

【制作】将嫩光鸡洗净，拆去大骨，用刀切成块。水发草菇去杂洗净，沥干水分。取大碗1只，放入鸡块、草菇、香油、胡椒粉、盐、酱油、料酒、白糖、味精、姜片、葱段、湿淀粉拌匀，再加入猪油，上笼蒸熟，取出即成。

【功效】降糖，降压。

木瓜炒草菇

【原料】新鲜木瓜250克，鲜草菇250克，白糖20克，酱油10克，料酒20克，植物油500克，湿淀粉25克，精盐5克，味精1克。

【制作】将鲜木瓜削去果皮，切成宽1厘米、长4厘米、厚0.5厘米的薄片。鲜草菇洗净，切成3厘米×4厘米的斜刀片，以盐水浸1分钟，捞出，控干盐水备用。炒锅放火上，入植物油，烧至八成热时倒入木瓜片，稍炸捞起备用。原炒锅中植物油倒出，酌留底油约40克，倒入鲜草菇，拨炒几下，再倒入木瓜片、白糖、酱油、料酒，加水70毫升，煮5分钟，加入味精以湿淀粉勾芡，装盘即成。

【功效】滋阴润燥，强身健体。

草菇扒芦笋

【原料】芦笋250克，草菇100克，蚝油、味精各适量。

【制作】芦笋改刀，成长条形，草菇一剖为二备用。芦笋和草菇过油，加入蚝油、味精翻炒出锅，装盘造型。

【功效】补脾益气，滋阴润燥。

金针菇
——有益儿童的"增智菇"

性味：性凉，味甘。

归经：归脾、胃、肾经。

宜食人群：气血不足、营养不良、肝脏病及胃、肠道溃疡、癌症、心脑血管疾病患者。

忌食人群：脾胃虚寒者。

* 食疗功效

金针菇含有蛋白质、脂肪、糖类、粗纤维，并含有丰富的 β-D 葡萄糖、多糖、多肽、维生素 B_1、维生素 B_2、维生素 B_{12}、维生素 E 等。金针菇益肠胃，抗癌。主治肝病，补肝，胃肠道炎症，溃疡，癌瘤等病症。金针蘑可抑制血脂升高，降低胆固醇，防治心脑血管疾病。

* 食物黄金搭配

金针菇＋柴鸡：两者同食有补益气血、强健身体之功，适用于体虚气血不足之人经常食。

金针菇＋猪肝：两者同食有养血补肝、利胆明目的功效，可作为肝病患者的辅助食疗菜肴。

* 科学选购的方法

优质的金针菇颜色应该是淡黄至黄褐色，菌盖中央较边缘稍深，菌柄上浅下深；还有一种色泽白嫩的，应该是污白或乳白。不管是白是黄，颜色特别均匀、鲜亮，没有原来的清香而有异味的，可能是经过熏、漂、染或用添加剂处理过，要留意其药剂会不会影响健康，残留量是否达标。

* 营养师的建议

新鲜的金针菇中含有秋水仙碱，人食用后，容易因为氧化而产生有毒的秋水仙碱，对胃肠黏膜和呼吸道黏膜有强烈的刺激作用。秋水仙碱溶于水，充分加热后可以被破坏，所以，食用前，应将鲜金针菇在冷水中浸泡2小时；烹饪时要把金针菇煮软煮熟，使秋水仙碱遇热分解。

* 家庭养生厨房

鲫鱼炖金菇

【原料】金针菇250克，鲫鱼2条（重800克），熟笋50克，料酒、植物油、醋、姜丝、精盐各适量。

【制作】将金针菇去根，洗净，切成段；鲫鱼去鳞、内脏，洗净后放在盘中，用料酒、精盐、姜丝拌匀，腌渍片刻去姜。熟笋切成片，铺在鲫鱼身上，放上金针菇段、姜丝、醋，上笼蒸熟取出，淋上植物油即可。

【功效】促进生长发育。

金针菇烧粉丝

【原料】肉苁蓉25克，粉丝100克，金针菇60克，豆腐皮、冬笋各50克，白菜150克，榨菜30克，盐、味精各2克，酱油、料酒各4克，白糖3克，植物油适量。

【制作】将豆腐皮、白菜、冬笋分别切成丝状备用。把肉苁蓉放入锅中，加水煎取药液。锅内倒入植物油，油热后放豆腐皮丝、白菜丝、冬笋丝、榨菜迅速翻炒。注入药汤、酱油、料酒、白糖及粉丝，烧20分钟左右，待以上主料烧烂后，加入金针菇及盐、味精，焖烧3分钟即可，佐餐食用。

【功效】降血压。有助于高血压。

猪肝拌金针菇

【原料】猪肝100克，鲜金针菇250克，盐、味精、香油、葱、姜片各适量。

【制作】猪肝翻洗干净，炒锅内加水1200克，放入猪肝，加料酒、葱、姜片，旺火烧开后，文火焖酥，取出切丝。金针菇去根去叶，洗净，切成3厘米长小段，放入开水焯一下，至八成熟取出。将金针菇与猪肝丝加盐、味精、香油拌匀，即可装盘食用。

【功效】健脾养胃。

竹笋
——美味的素菜第一品

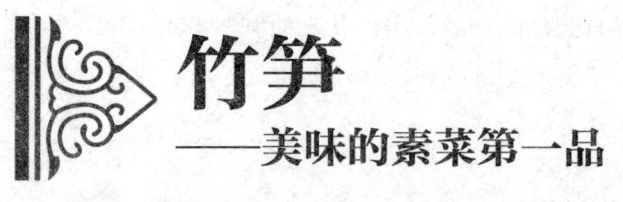

性味：性微寒，味甘。

归经：归胃、肺经。

宜食人群：肥胖、习惯性便秘及高血压患者。

忌食人群：肾炎、肝硬化、肠炎、胆结石、胃溃疡、胃出血患者。

* 食疗功效

现代营养学研究表明，竹笋营养丰富，含有充足的水分、植物蛋白、脂肪、糖类、大量的胡萝卜素和维生素C、维生素E、B族维生素，以及钙、磷、铁等人体必需的营养成分和微量元素，其中含量较高的是纤维素、氨基酸。竹笋能化痰下气，清热除烦，通利二便，用于热痰咳嗽，胸膈不利；心胃有热，烦热口渴；小便不利，大便不畅。

* 食物黄金搭配

竹笋+猪肉：竹笋具有清热化痰、止渴益气的功效，与油腻的猪肉搭配，对水肿、积食、便秘、积痰、咳喘等均有疗效。

竹笋+鸡肉：竹笋与鸡肉同食，具有暖胃益气、补精添髓的功效，还非常适合想减肥的人食用。

* 科学选购的方法

鲜嫩的竹笋，颜色稍黄，笋肉柔软，竹皮紧贴，外表平滑，底部切口较洁白。若底部切口呈深黄色，黄中泛青，这样的笋就较老，吃起来口感较差；如壳松、根头发空，根部上一节有疤斑，则是被黄褐虫蛀了的竹笋。

* 营养师的建议

鲜笋有冬笋和春笋之分，冬笋是在冬天笋尚未出土时挖掘的，质量最好，春笋次之。现代医学认为，竹笋具有吸附脂肪、促进食物发酵、有助消化和排泄作用，所以常食竹笋对肥胖者大有益处。然而，竹笋不仅含有难溶性草酸钙，尿道、肾、胆结石患者不宜多食，而且还含有较多的粗纤维素，对于胃肠疾病患者及肝硬化等患者可能是致病因素，容易造成胃出血、肝病加重等。

* 家庭养生厨房

竹笋鲫鱼汤

【原料】鲜活鲫鱼1条（约250克），春笋50克，葱、盐各适量。

【制作】鲫鱼去鳞及内脏，洗净；春笋洗净切片。鲫鱼入锅，放入春笋片和葱，加水适量炖至汤浓，加盐少许调味。每日1剂，分3次温服。

【功效】理气透疹。主治小儿麻疹不透、疹出不爽、发热不退者。

竹笋鲤鱼汤

【原料】鲜冬笋1棵，鲤鱼1条，眉豆、生姜、红枣（去核）、精盐、味精、小葱各适量。

【制作】鲜冬笋剥去外皮，洗净切成薄片；鲤鱼去鳞及内脏，洗净；生姜去皮洗净，切成细丝；眉豆、红枣洗净。锅置旺火上，加水适量，下竹笋，烧沸，捞出用水冲凉待用。另起锅，倒入素油用武火烧沸，下鲤鱼，两面煎炸至微黄；下眉豆、生姜、红枣、精盐、加水煮沸，改用小火炖1小时，加葱、味精调味即成。

【功效】消水利肿。

竹笋香菇汤

【原料】香菇25克，竹笋15克，金针110克，姜5克，味精1克，精盐3克，清汤300毫升。

【制作】香菇泡软去蒂切厚丝，姜切丝，金针洗净后打结，竹笋剥皮切厚丝；竹笋、姜丝放汤锅中加适量清水，煮沸15分钟，再放香菇、金针煮5分钟后，加入精盐、味精即可。

【功效】轻身健体，清热除烦。主治热病烦渴等症。

莴笋
——促进生长的千金菜

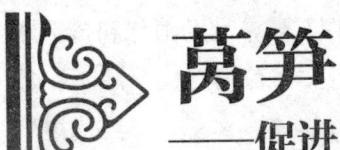

性味：性凉，味甘。

归经：归胃、膀胱经。

宜食人群：小便不利、尿血和乳汁不足等患者。

忌食人群：弱视、夜盲症等眼疾患者。

✱ 食疗功效

莴笋的营养成分很多，包括蛋白质、脂肪、糖类、灰分、维生素 A 原、维生素 B_1、维生素 B_2、维生素 C、微量元素钙、磷、铁、钾、镁、硅等和膳食纤维，故可增进骨骼、毛发、皮肤的发育，有助于人的生长和发育。莴笋有益五脏、通经脉、坚筋骨、白牙齿、开胸膈、利小便等功效，可治疗高血压、慢性肾炎、产后乳汁不通等症。

✱ 食物黄金搭配

莴笋 + 香菇：莴苣和香菇搭配可以起到利尿通便、降脂降压的功效，适用于习惯性便秘、慢性肾炎、高血压病、高脂血症等。

莴笋 + 猪肉：莴苣和猪肉搭配可以促进末端血管的血液循环，使皮肤滋润健康，对预防糖尿病还有很好的作用。

✱ 科学选购的方法

鲜嫩的笋茎表面无锈色、皮薄、呈浅绿色，鲜嫩水灵，有些带有浅紫色。选购时，以茎粗大，中下部稍粗或呈棒状，叶片距离较短，不弯曲，叶片长度一般在 30～35 厘米，无黄叶，不抽苔，不发蔫的为好。

✱ 营养师的建议

莴笋是一种美味可口的蔬菜，其茎鲜香脆嫩，可生食、可熟食，可凉拌、可烧、可炒、可烩，也可加工腌渍酱菜、泡菜等。如：莴笋炒肉丝、凉拌笋丝、笋叶拌豆腐、酸辣莴笋等。莴笋叶洗净可蘸甜面酱食用，别具风味。莴笋虽然好吃，但也不可过多食用，否则会引起夜盲症。

* 家庭养生厨房

豆浆莴笋汤

【原料】黄豆300克，莴笋150克，植物油、盐、味精、姜片、葱段各适量。

【制作】黄豆淘净，温水浸泡30分钟左右，用豆浆机打磨出生豆浆。莴笋去皮，洗净，切成条，用沸水略焯，捞出沥水。锅中放植物油烧至六成熟，放入葱段、姜片爆香，放入莴笋条炒至断生，拣去姜片、葱段，倒入豆浆。豆浆烧开后，继续加热3~5分钟，加盐、味精调味即可。佐餐食用。

【功效】舒筋通络。主治动脉硬化。

莴笋炒山药

【原料】山药100克，莴笋200克，精盐、胡椒粉、白醋、鸡精各适量。

【制作】将山药、莴笋洗净去皮，切长条，汆烫后捞出沥干。油锅烧热，放入山药、莴笋、胡萝卜炒至八成熟，再放入精盐、胡椒粉炒匀，出锅前放入鸡精炒匀，烹入白醋调味即可。

【功效】促进排尿，降低血压，消除脂肪沉积。主治高血压、动脉硬化、肥胖等病。

凉拌莴笋丝

【原料】鲜莴笋350克，香油10克，葱10克，味精、盐、辣椒油、醋各适量。

【制作】先将莴笋切丝后用少量盐腌5~10分钟，倒掉多余的水分。加入适量小葱末，调入盐、香油、醋、味精，喜欢辣椒的朋友可以再加少许辣椒油。

【功效】通乳利尿，轻身健体。主治失眠、乳汁缺少等症。

黑木耳
——养血的素中之荤

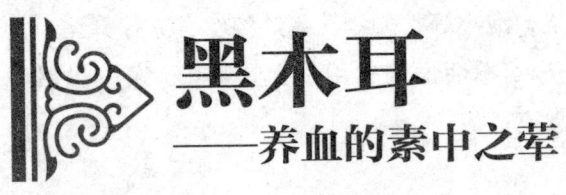

性味：性平，味甘。

归经：归胃、大肠经。

宜食人群：心脑血管疾病、结石病患者及矿工、冶金工人、纺织工、理发师等职业者。

忌食人群：出血性疾病、腹泻者及孕妇。

✽ 食疗功效

黑木耳富含糖类、胶质、脑磷脂、卵磷脂、纤维素、葡萄糖、木糖、胡萝卜素、维生素 B_1、维生素 B_2、维生素C、蛋白质、铁、钙、磷等多种营养成分，被誉为"素中之荤"。祖国传统医学认为黑木耳具有益智健脑、滋养强壮、补血治血、滋阴润燥、养胃通便、清肺益气、镇静止痛等功效，适用于气虚或血热所致腹泻、崩漏、尿血、齿龈疼痛、便血等病症。

✽ 食物黄金搭配

黑木耳+红枣：黑木耳和红枣搭配是补血佳品，尤其适于面色比较黄的女性食用，经常食用可使面色红润、容光焕发，也适于月经过多而贫血的女性。

猪腰+黑木耳：猪腰可补肾利尿，黑木耳则益气润肺、补血养颜，两者同食，可辅助治疗久病体弱、肾虚腰背痛等症。

✽ 科学选购的方法

优质黑木耳：呈深黑色，有光泽，耳背呈暗灰色，无光泽，朵片完整，无结块，干的黑木耳用手握易碎，无韧性，用舌轻舔无味。

✽ 营养师的建议

黑木耳炒、烧、烩、炖、做汤或醋泡浸酒，无不味美适口。将黑木耳用清水浸泡1夜，洗净，在饭锅上蒸1~2小时，加冰糖，临睡前服用，可辅助治疗高血压。鲜黑木耳中有一种卟啉性物质，食后能使人脸部水肿，手足发水泡，面、颈部出现鲜红色丘疹，鼻涕、眼泪分泌增多，呼吸急促。植物日光性皮炎又称蔬菜日光性皮炎，是一种光感性疾病，食用鲜黑木耳后被太阳一照射即会发病。干制黑木耳毒性物质已消失，食用时很安全，所以不要食用鲜黑木耳。

* 家庭养生厨房

爆炒黑木耳

【原料】黄精15克，水发黑木耳150克，料酒、姜片、葱段、盐、鸡精、植物油各适量。

【制作】黄精润透，切片；黑木耳洗净，去蒂，撕瓣。炒锅放植物油烧至六成熟，下入姜片、葱段爆香，放入黑木耳、黄精、料酒，炒熟，加入盐、鸡精，炒匀即成。佐餐食用。

【功效】润肠通便。主治便秘、痔疮。

黑木耳豆腐汤

【原料】水发黑木耳100克，豆腐500克，姜丝10克，葱花5克，味精1克，精盐1.5克，豆油30毫升。

【制作】将黑木耳择洗干净，撕成小片，豆腐切片，炒锅放油，烧热，倒入葱、姜炒香，加入豆腐、黑木耳、精盐和适量水，旺火烧沸后，改用小火炖至豆腐入味，点入味精即成。1日1次。

【功效】清热解毒。主治胃出血。

海带黑木耳烧芹菜

【原料】湿海带250克，水发黑木耳30克，芹菜100克，香醋12克，葱段、生姜丝、猪油、精盐、味精各适量。

【制作】海带、黑木耳洗净切丝，芹菜去叶、根，洗净切段。将炒锅置旺火上，倒猪油入锅烧至七成热，下葱段、生姜丝煸香；将海带丝、黑木耳丝、芹菜一起下锅，快速翻炒片刻，接着下香醋、精盐、味精等调味即可。

【功效】滋阴润燥。

银耳
——长生不老的良药

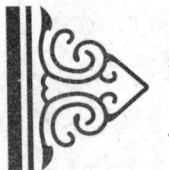

性味： 性平，味甘。

归经： 归肺、胃、肾经。

宜食人群： 阴虚火旺、老慢支、虚痨、肺热咳嗽、妇女月经不调、胃炎、大便秘结患者。

忌食人群： 外感风寒、出血症、糖尿病患者。

✳ 食疗功效

银耳含丰富的胶原蛋白和维生素B_1、维生素B_2、维生素C、脂肪、钙、磷、铁等，其中18种氨基酸有7种为人体所必需氨基酸。银耳具有滋阴润肺、养胃生津的功效，适用于干咳、少痰或痰中带血丝、口燥咽干、阴虚型神经衰弱和失眠多梦等。

✳ 食物黄金搭配

银耳 + 鹌鹑蛋：银耳有清补之功，能防止动脉硬化，配以补气益血、强身健脑、降脂降压的鹌鹑蛋，强身健体、补脑、降压降脂功效更显著。

菠菜 + 银耳：银耳清肺热、益气补脾，菠菜则含有丰富的维生素、铁、钙等营养元素，两者炖汤，可滋阴润燥、补气利水。

✳ 科学选购的方法

选银耳应以朵大，体轻，色黄白，有光泽，胶质厚者为佳，要注意含水量要适中，太干容易碎，太潮容易发霉不耐放。质量好的银耳用水泡开后细软柔润，富有弹性；不好的银耳用水泡开后，外层有柔软弹性，但中间常有硬块。

✳ 营养师的建议

银耳是名贵的滋补佳品，但也要注意：发好的银耳应一次用完，剩余的不宜放在冰箱中冷藏，否则银耳易碎，造成营养成分大量流失。煮熟的银耳不宜放置时间过长，在细菌的分解作用下，其中所含的硝酸盐会还原成亚硝酸盐，对人体造成严重危害，所以，再美味的银耳食品，过夜后就不能食用了。

* 家庭养生厨房

银杞明目汤

【原料】银耳15克，枸杞子15克，鸡肝100克，茉莉花24朵，料酒、姜汁、食盐、味精各适量。

【制作】将鸡肝洗净，切成薄片，放入碗内，加料酒、姜汁、食盐拌匀待用。银耳洗净，撕成小片，用清水浸泡待用；茉莉花择去花蒂，洗净，放入盘中；枸杞子洗净待用。将锅置火上，加入清汤，加入料酒、姜汁、食盐和味精，随即下入银耳、鸡肝、枸杞子烧沸，撇去浮沫，待鸡肝刚熟，装入碗内，将茉莉花撒入碗内即成。空腹服用。

【功效】补肝，益肾，明目，养颜。

银耳薏米汤

【原料】薏米150克，水发银耳50克，白糖、糖桂花、湿淀粉各适量。

【制作】薏米用温水浸泡，洗净。水发银耳去杂洗净，撕成小片。锅中加冷水，放入银耳、薏米一起炖煮。待薏米熟透，加入白糖煮沸，用湿淀粉勾成稀芡，加糖桂花搅匀即成。1日1次。

【功效】美容养颜。主治黄褐斑。

银耳瘦肉汤

【原料】银耳20克，瘦肉50克，姜、葱、料酒各适量。

【制作】银耳洗净，瘦肉洗净，切成小块，共置锅中，加清水100毫升，加姜、葱、料酒，急火煮开，去浮沫，改文火煮30分钟。分次食用，连续数日食用。

【功效】补肺益气，健脾运化。

跟着《本草纲目》学饮食——本草中的食物养生

荸荠
——养生的"地下雪梨"

性味：性微寒，味甘。

归经：归肺、脾、胃经。

宜食人群：发烧、肺热咳嗽、咽喉肿痛、口腔炎、小便不利、高血压患者。

忌食人群：脾胃虚寒、血瘀者。

✻ 食疗功效

荸荠营养丰富，含有蛋白质、脂肪、糖类、膳食纤维、维生素A、胡萝卜素、维生素B_1、维生素B_2、烟酸、维生素C、维生素E、钙、磷、钾、钠、镁、铁、锌、硒等。中医认为荸荠具有清热解毒、凉血生津、利尿通便、化湿去痰、消食除胀的功效，可用于治疗黄疸、痢疾、小儿麻痹、便秘等疾病。

✻ 食物黄金搭配

荸荠+香菇：两者搭配具有调理脾胃、清热生津的功效，适合高血压、高脂血症、冠心病等患者食用。

荸荠+海蜇：荸荠和海蜇都具有清热止渴、利湿化痰、凉血降压的功效，两者同食会更具疗效，非常适合高血压患者食用。

✻ 科学选购的方法

优质的荸荠以皮薄，肉白，芽粗短，无破损，略带泥土的为好。荸荠表皮一般呈淡紫红色或红黑色，有些显老。可以闻一闻荸荠的味道，如果有刺鼻的味道，或别的异味，最好不要购买，因为可能是被浸泡处理过。另外，要注意观察有无变质、发软、腐败等状况，还可以用手挤荸荠的角，如果浸泡过，手上会粘上黄色的汁液。

＊ 营养师的建议

在呼吸道传染病较多的季节，吃鲜荸荠还有利于流脑、麻疹、百日咳以及急性咽喉炎的防治；如果在冬天感觉干燥或者有些内火，不妨喝点荸荠甘蔗水，就是把甘蔗去皮切成小段，荸荠去皮，一起煮水就行了；如果有高血压患者，用荸荠和海蜇、粳米一起煮粥，煮出的粥具有降压的功效。

＊ 家庭养生厨房

海蜇荸荠汤

【原料】海蜇皮 50 克，荸荠 100 克。

【制作】将海蜇皮洗净切丝，荸荠去皮切片同煮汤。吃海蜇皮、荸荠，饮汤，每日 2 次。

【功效】清热化痰，滋阴润肺。主治阴虚阳亢的高血压患者。

荸荠香菇汤

【原料】荸荠、荠菜各 200 克，水发香菇 100 克，香油、盐、味精各适量。

【制作】荸荠去皮，洗净，切丁；荠菜洗净，切段；香菇洗净，切丁。锅内放入香油烧热，倒入荸荠、香菇，翻炒片刻，加适量水煮沸，倒入荠菜煮熟，加盐、味精调味即可。每日 1 次，连食数日。

【功效】清热祛毒。主治肺热咳嗽。

拔丝荸荠

【原料】荸荠 400 克，白糖 200 克，鸡蛋 25 克，淀粉 30 克，植物油 500 克（实耗约 50 克），面粉和糖色各少许。

【制作】将荸荠去皮洗净，投入烧沸的水锅中焯一下，捞出；鸡蛋磕入碗内，加入淀粉、面粉、糖色和少许水搅拌成糊。将荸荠挂浆，投入烧至四成热的油锅中炸成里软外红黄色时，捞出沥去油。将白糖下入热油锅中炒至起泡时，放入荸荠挂匀糖汁，出锅盛入事先抹过油的盘内即成。

【功效】滋阴润燥，养肺。

土豆
——"十全十美"的最佳食物

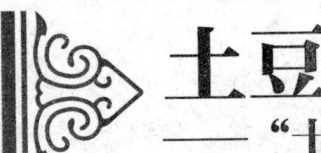

性味：性平，味甘。

归经：归胃、肠经。

宜食人群：胃病、湿疹、便秘患者。

忌食人群：糖尿病、肾病患者。

✽ 食疗功效

土豆中含有丰富的淀粉、维生素C、维生素A、维生素B_1、钾、胡萝卜素，此外还含有铁、钙、磷、抗坏血素和粗纤维等成分，热量高但不含脂肪，能满足人体全部营养需要的95%。土豆具有和胃调中、益气健脾、强身益肾、消炎、活血消肿等功效，可辅助治疗消化不良、习惯性便秘、神疲乏力、慢性胃痛、关节疼痛、皮肤湿疹等症。

✽ 食物黄金搭配

土豆＋牛奶：土豆富含糖类和维生素，牛奶富含蛋白质和钙，两者同食，可提供人体所需的营养素。

土豆＋牛肉：土豆和牛肉搭配，可以彼此促进吸收，中和酸碱，使营养更丰富，口味更鲜美。

✽ 科学选购的方法

购买土豆时，应挑选表皮土黄色、无损伤、无虫眼、没有腐烂、没有长芽的。长芽和绿色的土豆带有毒素，不能食用；个头过大的土豆纤维较粗，口感不好；有冻伤或腐烂的土豆，呈深灰色或有黑斑，也不能食用。

✽ 营养师的建议

认为自己身材不够理想的人，只要将土豆列为每日必吃食品，吃上一段时间，不必受节食之苦，便能收到"越贪吃越美丽"的效果。每天多吃土豆，可以减少脂肪摄入，可以让身体把多余脂肪渐渐代谢掉。土豆对人体有很奇妙的作用：瘦人吃能变胖，胖人吃能变瘦，常吃身段会变得苗条起来。

* **家庭养生厨房**

红烧土豆

【原料】土豆350克，植物油、豆瓣、红酱油、姜末、精盐、味精、香油各适量。

【制作】土豆洗净，去皮后切成块。炒锅置旺火上，下植物油烧热，放入豆瓣爆炒，至豆瓣吐红油出香味时，捞出豆瓣渣，下土豆块和红酱油、姜末、精盐等，改用小火烧至汁水收干且土豆熟，放入味精、香油起锅。

【功效】强身健体，止痛。主治体虚、消化不良等症。

土豆蜂蜜

【原料】鲜土豆1000克，蜂蜜适量。

【制作】取鲜土豆洗净切细，加水捣烂，用洁净纱布绞取液汁，再放锅中小火煎熬，浓缩至稠黏时，加入1倍量的蜂蜜，再煮至稠黏浓如蜜时，停火候冷装瓶。每次服用1汤匙，每日2次，空腹服下。

【功效】养胃健胃。

土豆牛肉汤

【原料】牛肉片100克，土豆1个，葱段、姜片、洋葱片、黄酒、精盐、味精、清汤、胡椒粉、色拉油各适量。

【制作】土豆削皮，切成3厘米长的片，放入沸水中氽烫片刻，倒入漏勺中沥去水。锅置火上，倒入色拉油烧热后，放入葱段、姜片、黄酒、土豆片、洋葱片稍煸炒，加入清汤、牛肉片烧沸后，撇去浮沫，加入精盐、味精调味，拣去葱段、姜片，撒入胡椒粉，起锅倒入汤碗中即成。

【功效】健脾，益气，强体，是常用补益强壮菜肴。

山药
——可以长生不老的"药"

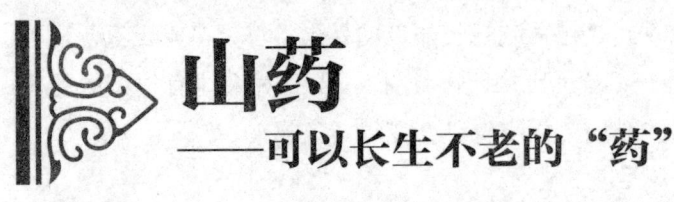

性味：性平，味甘。
归经：归肺、脾、肾经。
宜食人群：消化不良、腹胀、长期腹泻、慢性肾炎、糖尿病及病后虚弱者。
忌食人群：感冒、大便燥结者及肠胃积滞者。

✽ 食疗功效

山药营养丰富，含有蛋白质、精氨酸、淀粉、甘露聚糖、维生素 B_1、维生素 B_2、烟酸、抗坏血酸、胡萝卜素和多种矿物质，并含有皂苷、淀粉酶、胆碱、黏液质、多酚氧化酶、植酸。中医认为，山药有健脾补肺、益精固肾、止渴止泻等功效，可治疗体弱神疲、食欲不振、消化不良、慢性腹泻、虚劳咳嗽、遗精盗汗、妇女白带、糖尿病等。

✽ 食物黄金搭配

山药+芝麻：芝麻是补钙的高手，山药则有促进钙质吸收的作用。两者搭配来吃，补钙功效会更好，是正在长个的孩子的好选择。

鸭肉+山药：山药的滋阴功能很强，与鸭肉同食，可消除油腻，还能起到滋阴补肺的作用。

✽ 科学选购的方法

首先要掂重量，大小相同的山药，较重的更好。其次看须毛，同一品种的山药，须毛越多的越好。须毛越多的山药口感更面，含山药多糖更多，营养也更好。最后再看横切面，山药的横切面肉质应呈雪白色，这说明是新鲜的，若呈黄色似铁锈的切勿购买。

＊营养师的建议

山药的食用价值和药用价值都很高，山药的食法多种多样，山药粥、山药汤圆、山药炖牛腩、山药莲藕桂花汤都是不错的选择。但值得注意的是：山药本身虽然很温和，但其含有雌性激素，如果女性朋友食用过量山药，可能过度刺激荷尔蒙，造成子宫内膜增生，会出现生理期不顺、经血不止和经痛等症状。

＊家庭养生厨房

山药肉片汤

【原料】猪瘦肉150克，山药250克，淀粉、高汤、精盐、味精、香油各适量。

【制作】猪肉洗净，切薄片，用淀粉上浆；山药去皮、洗净，焯水后切片状。高汤煮沸，放入肉片，待汤微沸时撇去浮沫，加入山药、精盐、味精稍煮片刻，起锅盛入汤碗内，淋上几滴香油即可。

【功效】补脾益肺，滋肾益精。主治咳嗽、阳痿、早泄等。

药肚汤

【原料】山药、羊肚各200克，生姜、葱、料酒、精盐各适量。

【制作】山药洗净，切小块；羊肚洗净，切块；以上2物共入锅中，加生姜、葱、精盐、料酒和水适量，武火烧沸，文火炖熬羊肚至熟即成。佐餐食用。

【功效】强身健体。主治脾胃亏虚，胃痛。

香酥山药

【原料】山药500克，白糖、湿淀粉、植物油、醋、味精、香油各适量。

【制作】山药洗净，蒸熟，去皮，切段，拍松。锅内倒植物烧至七成熟，投入山药，炸至发黄，捞出控油。另取一锅，放入炸好的山药，加入白糖和适量水，小火烧3～5分钟，改用大火，加醋、味精，用湿淀粉勾芡，淋上香油，起锅装盘即成。

【功效】滋阴润燥。

芋头
——健脾养胃的佳品

性味：性平，味甘、辛。

归经：归肠、胃经。

宜食人群：适宜便秘、体质虚弱者及癌症、瘰疬、女性乳腺增生患者。

忌食人群：糖尿病患者忌食。

* 食疗功效

芋头营养价值很高，含蛋白质、脂肪、糖类、膳食纤维、维生素A、胡萝卜素、硫胺素、核黄素、维生素C、维生素E，还有矿物质钙、磷、钾、钠、镁、锌、铁、硒等，还含有黏液皂素等。芋头益胃宽肠，消食通便，补益肝肾，防龋齿，化痰散结，消炎镇痛，抗癌。适宜便秘、体质虚弱者及癌症、瘰疬、女性乳腺增生患者食用。

* 食物黄金搭配

芋头+鲫鱼：芋头蒸鲫鱼是一道美容养颜佳品，可增进肠胃蠕动，促进排便，使肌肤滑嫩。

芋头+鸭肉：两者搭配食用能养血补血，有效预防贫血。

* 科学选购的方法

首先，要新鲜，饱满，硬朗，毛长的新鲜。颜色深，带的土色重，潮湿，是新鲜的。然后，挑外形。球形的，越圆越好，体积不宜大，半个多鸡蛋大的最好，表皮越圆润无坑洼的最好，毛长的也好。

* 营养师的建议

芋头既可做主食，又可做蔬菜，蒸食、做汤，各种方式烹饪都很美味。但因芋头含淀粉较多，一次摄入50～100克为宜。切忌生食，其中的黏液会刺激咽喉。还需要注意的是芋头削皮之后，如果不马上使用，必须浸泡于水中。最佳的削皮方法是在流动的水中或戴手套处理，因为芋头的黏液会使皮肤过敏。

＊家庭养生厨房

拔丝芋头

【原料】芋头500克，芝麻10克，白糖200克，熟猪油或植物油750克（实耗100克）。

【制作】先把芋头洗净去皮，切成滚刀块或菱形块，放盘内待炸。芝麻拣去杂质后待用。火上架炒锅，烧好后倒入油烧至六成熟时，将芋头块放入，两次炸熟上色（呈金黄色）滗滤出油。将炒锅内油倒出（留余油15克），将白糖200克放入锅中不停地搅动，使糖受热均匀溶化，但火不宜太大，等糖液起小针尖大小的泡时，迅速将炸好的芋头块倒入，撒上芝麻颠翻均匀后，盛盘急速上桌。

【功效】甘甜爽口，补脾健胃，增进食欲，帮助消化。

茄汁香芋卷

【原料】香芋250克，豆腐皮1张，生粉500克，番茄酱50克，糖3小匙，醋1小匙，精盐少许，鸡精1小匙。

【制作】将香芋煮熟，豆腐皮剪成长10厘米，宽4厘米的长方形。香芋揉成泥，加精盐、糖、鸡精调味，滴少许醋，用豆腐皮包卷好，拍粉，下油炸好，淋番茄酱即可。

【功效】补气养血。

糯米芋头红枣粥

【原料】红枣9枚，糯米100克，芋头5个。

【制作】将红枣、糯米洗净。芋头洗净去皮，切成1厘米厚的片。锅里放入足量水，放入红枣、糯米、芋头块。用大火烧开，转小火煮30分钟。看到粥煮到浓稠即可。

【功效】清热润燥。

红薯
——营养的天下第一食品

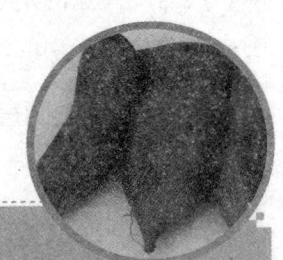

性味:性平,味甘。

归经:归脾经、肾经。

宜食人群:脾胃虚弱、营养不良、习惯性便秘者、大便干燥者、夜盲症患者宜食。

忌食人群:胃溃疡、胃酸过多者不宜食用。

* **食疗功效**

红薯富含多种营养成分,含有丰富的糖、蛋白质、纤维素和多种维生素,其中β-胡萝卜素、维生素E和维生素C尤多。特别是红薯含有丰富的赖氨酸,可补充粳米、面粉中赖氨酸的缺乏,还含有钙、磷、铁等无机盐类。红薯健脾胃,补中气,宽肠通便,防癌抗癌,防止动脉硬化,抗衰老,保护眼睛,预防肝肾疾病。

* **食物黄金搭配**

红薯+豆类:红薯的蛋白质质量不如禾谷类作物,酪氨酸、硫氨酸的含量低,搭配豆类食用可以得到补偿。

红薯+肉类:红薯为碱性食物,肉类为酸性食物,两者搭配,能减轻人体代谢的负担,有益健康。

* **科学选购的方法**

选择红薯一般要选择外表干净、光滑、形状好、坚硬和发亮的,发芽、表面凹凸不平的红薯不要买,那表示已经不新鲜。表面有伤的红薯也不要买,因为不容易保存,容易腐烂,红薯表面上有小黑洞的,说明其内部已经腐烂。

第六章　五色蔬菜，菜篮子里的养生智慧

＊营养师的建议

红薯一般分黄瓤红薯和白瓤红薯。红薯体形较长，皮呈淡粉色的属黄瓤红薯，煮熟后瓤呈红黄色，味甜可口。红薯体形比较胖，表皮颜色呈深红色或紫红色，煮熟后瓤呈白色，属白瓤红薯，味道甜而面。红薯既可做粮食，也可酿酒，还可以切片蒸晒、磨粉，又能从中提取淀粉制作粉条、粉丝等。红薯生熟皆可食，可供给人体大量热能。

＊家庭养生厨房

红薯枸杞子粥

【原料】小米100克，红薯1个，枸杞子10克。

【制作】小米洗净，红薯洗净，切片。锅中加水，大火煮开，放入小米和红薯片，滴上几滴食用油。水开后转小火，煮至米粥黏稠，放入枸杞子转大火烧开即可。1日1次。

【功效】舒筋通络，祛瘀止痛。

红薯玉米粥

【原料】红薯200克，玉米糁120克。

【制作】将红薯洗净，切成小块，备用。锅内加水适量，烧开后撒入玉米糁（边撒边搅拌，以防黏连），煮至六成熟时，加入红薯块，再煮至粥熟即成。每日2次，连服5～7天。

【功效】补中和血，益气生津，宽肠润燥，滋阴强肾。

红薯羹

【原料】红薯400克，白糖、糖桂花、湿淀粉各适量。

【制作】将红薯去皮，切成方丁，放入沸水锅中烫片刻，捞出放清水中。锅置火上，放入红薯丁、清水，大火烧沸后转小火焖20分钟，加入白糖，用湿淀粉勾芡，再沸时，加入少量糖桂花，起锅倒入碗中即成。

【功效】保护心血管，减肥，通便。

粉蒸肥肠

【原料】大肠250克，香菜50克，红薯200克，姜、酒、酱油、白糖、胡椒粉、辣豆瓣酱、油各适量。

【制作】大肠洗净，加姜片、酒及适量水煮熟，捞出切小段；香菜洗净切段。用水将半匙辣豆瓣酱调匀，放入大肠段先腌20分钟，再拌入适量的酒、酱油、白糖、胡椒粉，调匀。红心红薯去皮、切块，铺在蒸笼内，上面铺大肠段，一同蒸30分钟，待熟软盛出，撒上香菜，淋入热油即可。

【功效】宽肠通便，益气生津。

红薯小米粥

【原料】红薯100克，小米30克，盐适量，白糖少许。

【制作】将小米倒入锅中洗净，漂去残破、不饱满颗粒。将红薯表皮削掉，洗净，切成方块状倒入盛小米的锅中。加入少量的食盐，盖上锅盖，先以大火煮开，然后换成小火慢熬，熬到红薯充分软化即可。可根据个人口味加入适量白糖。

【功效】润肠通便，健脾养胃。

红薯发糕

【原料】红薯粉1000克，面粉300克，白糖300克，苏打8克，香油、青红丝、芝麻各适量。

【制作】取红薯粉、面粉、白糖、苏打加适量温开水调拌均匀，发酵完全后放入蒸笼内用大火蒸熟。离火晾至温热程度时，在其表面适当涂抹香油，撒上青红丝、芝麻，切块食用。若配料时适量增加些食用色素、红枣等，则成为花色发糕或红枣发糕，其色好看，松软可口。

【功效】开胃消食，健脾养胃。

第七章

果类食材，颐养天年皆因有「果」

俗话说：尝百果能养生。水果和坚果是膳食结构中不可或缺的一部分，水果可以补充身体所缺营养，坚果则能促进生长发育，改善体质。所以，了解并认识水果和坚果的营养属性，才能很好地利用百果来抗病防病。

苹果
——全方位的健康水果

性味：性凉，味甘。
归经：归脾、肺经。
宜食人群：肥胖、胃炎、腹泻、高血压、结肠炎患者。
忌食人群：胃寒、脾虚、肾病、心肌梗死患者。

* 食疗功效

苹果含丰富糖类，主要含蔗糖、还原糖，以及蛋白质、脂肪、多种维生素及钙、磷、铁、钾等矿物质；还含有苹果酸、奎宁酸、枸橼酸、酒石酸、单宁酸、黏液质、果胶、胡萝卜素等，果皮含三十蜡烷。苹果有生津止渴、润肺除烦、健脾益胃、养心益气、润肠止泻、解暑醒酒等功效。

* 食物黄金搭配

苹果+鱼肉：苹果如果与鱼肉搭配食用，能为人体提供丰富的营养，苹果中含有果胶，有止泻效果，对腹泻患者有一定的改善作用。

苹果+猪肉：苹果和猪肉搭配具有独特的功效，苹果不仅可以消除猪肉的异味，还能抑制胆固醇的吸收。

* 科学选购的方法

选购苹果时，应挑选果皮光洁、色泽鲜艳、无伤痕、无虫眼、肉质细密、气味芳香的。

* 营养师的建议

苹果的营养很丰富。吃苹果要细嚼慢咽，这样不仅有利于消化，更重要的是对减少人体疾病大有好处，而且不要在饭前吃水果，以免影响正常的进食及消化。因此，宜在饭后2小时或饭前1小时吃苹果。苹果中含的发酵糖类，是一种较强的腐蚀剂，容易引起龋齿，所以吃了苹果后一定要漱口。苹果鲜食为主，也可加工制成罐头、苹果汁、苹果酒、苹果醋等。家庭有煮、蒸、冻、泡等吃法。

* **家庭养生厨房**

扒苹果

【原料】苹果750克，槐花蜂蜜、桂花酱、白糖、香油、植物油各适量。

【制作】苹果洗净，去皮、核，切片。锅中放植物油烧热，下入苹果片炸成棕黄色，捞出。原锅洗净，放香油烧热，加少许蜂蜜、白糖，炒成红汁，倒入适量热水，调匀后下入苹果片，烧至回软，加蜂蜜、桂花酱、白糖和适量清水，改用小火收汁即成。佐餐适量食用。

【功效】补血养血。主治贫血。

拔丝苹果

【原料】苹果500克，青红丝10克，白糖150克，鸡蛋1个，面粉50克，湿淀粉50克，植物油1000克（约耗50克）。

【制作】将苹果去皮、核后洗净，切成滚刀块，外蘸一层干面粉。取一碗，放入鸡蛋、面粉、湿淀粉、水搅匀成糊，将蘸匀面粉的苹果块放入挂满糊。炒锅置旺火上，加入植物油，烧至七成热时逐块放入苹果，炸至呈金黄色时捞出。炒锅内留少许油，放入白糖，小火炒至糖液呈金黄色时，倒入炸好的苹果块，迅速颠翻，撒入青红丝，待糖液均匀地沾裹在苹果上时，盛入抹好油的盘中即可。

【功效】生津润肺。

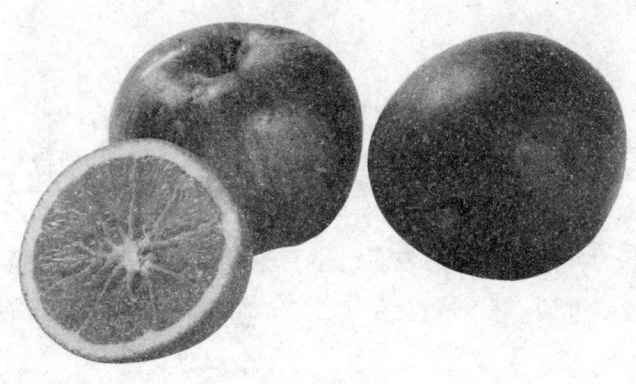

梨

——味道甜美的"百果之宗"

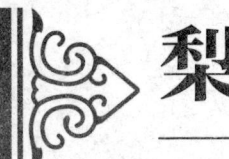

性味：性寒，味甘。

归经：归肺、胃经。

宜食人群：咳嗽、有痰、咽喉发痒、慢性支气管炎、高血压、心脏病、肝硬化患者。

忌食人群：冠心病、糖尿病、身体阳虚、畏寒肢冷、腹胃虚弱及肝肾功能不佳者。

＊食疗功效

梨含有蛋白质、脂肪，尤其是糖类含量较高。它还含微量元素钙、磷、铁和维生素B族、维生素C、胡萝卜素以及苹果酸、柠檬酸等有机酸和果酸。梨果中的果酸含量也很高，有助于消化。其含有的木质素，是一种不可溶性纤维。中医认为，梨具有养阴补液、润肺止咳、养血生肌、清热降火之功效。

＊食物黄金搭配

梨+冰糖：冰糖和梨一起炖食，有清肺热、解毒功效，适合感冒咳嗽、急性气管炎患者食用。

梨+罗汉果：雪梨和罗汉果搭配具有生津润燥、清热化痰的功效，适用于慢性咽炎患者食用。

＊科学选购的方法

优质梨的果实新鲜饱满，果形端正，因各品种不同而呈青、黄、月白等颜色，成熟适度（八成熟），肉质细，质地脆而鲜嫩。各品种的优质梨果个大小都比较均匀适中，带有果柄。劣质梨的果形不端正，有相当数量的畸形果，无果柄，果实大小不均且果个偏小，表面粗糙不洁，伤痕较多，果肉粗而质地差，汁液少，味道淡薄或过酸，有的还会存在苦、涩等滋味，特别劣质的梨还可嗅到腐烂异味。

* 营养师的建议

梨可生食，也可熟吃，中医认为清热生津宜生吃，滋阴清热宜熟食。古人云："实大宜生用，虚大宜熟用"，"生可清六腑之热，熟可滋五脏之阳"。老年人及病后体弱者吃些生梨，可以作为补充营养的一种方法。肝炎、肝硬化患者、肾功能不佳者应经常食梨。

* 家庭养生厨房

桔梗雪梨煮糯米

【原料】桔梗 6 克，糯米 30 克，雪梨 1 个，蜜饯冬瓜 60 克，冰糖适量。

【制作】桔梗洗净，研成粉；糯米淘净；梨去皮，从上端 1/3 处切下为盖，用小勺挖出梨核，剩余部分即为梨盘；蜜饯冬瓜切小条。锅内放入糯米，上笼蒸熟。梨盘内放入桔梗、冬瓜条、冰糖、熟糯米，盖上梨盖。蒸碗内放入梨，加水没过梨面，大火蒸 1 小时即可。每日 2 次，适量食用。

【功效】润肺止咳，清热解毒。主治咳嗽。

银耳雪梨

【原料】雪梨 150 克，银耳 30 克，冰糖 20 克，淀粉 5 克。

【制作】雪梨去皮、去核，切成 1 厘米的丁。银耳放入一个大碗中加入开水 100 克，泡发后，去掉根并用手撕成小块，冲洗干净。炒锅洗净，加入清水 500 克，放入冰糖和梨、银耳，用中火把锅内的汤烧开后，改用小火煮 20 分钟。淀粉放入一个小碗中，加入清水 5 克，制成湿淀粉。待食用前把湿淀粉淋入锅内，把汁收浓，盛入小碗中即可食用。

【功效】清热解毒，美容养颜，润肺止咳。主治咳嗽，可以美容。

雪梨猪肉汤

【原料】瘦猪肉 500 克，雪梨 4 只，无花果 8 个。

【制作】雪梨连皮洗净，每个切 4 块，去核，无花果洗净；猪肉洗净，切块。把全部用料放入锅内，加清水适量，武火煮沸后，文火煲 2 小时。调味食用。

【功效】清热润燥，生津止渴。

香蕉
——令人快乐的智慧之果

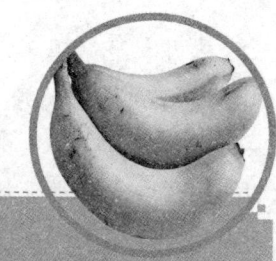

性味：性寒，味甘。

归经：归脾、胃经。

宜食人群：口干烦躁、咽干喉痛、大便干燥、痔疮、高血压、冠心病、动脉硬化患者。

忌食人群：脾胃虚寒、便溏腹泻、糖尿病、急慢性肾炎及肾功能不全者。

＊食疗功效

香蕉果肉含糖类、蛋白质、脂肪等主要有机营养成分，以及钙、磷、铁、钾等无机成分及维生素A、维生素B族、维生素C、维生素E、维生素F和胡萝卜素等，但含盐量很低，几乎不含胆固醇。祖国传统医学认为，香蕉味甘性寒，有清热解毒、润肠通便、润肺止咳、降低血压和滋补等作用。

＊食物黄金搭配

香蕉+百合：香蕉舒缓神经、镇静、通便，百合滋阴清热、解郁，两者搭配食用，适宜更年期妇女情绪不稳定、大便燥结者。

香蕉+酸奶：香蕉内含丰富果胶，可帮助消化，调整肠胃功能，酸奶同样可以调节肠道菌群。两者同食对调理肠胃、治疗便秘有很好的功效。但脾胃虚寒者不宜食用。

＊科学选购的方法

成熟的香蕉，表皮为黄色，带有褐色斑点。如果皮色稍青，无斑点，说明还没有完全脱涩转熟，吃起来果肉会较硬；而表皮褐黄色或褐红色的香蕉，则成熟过度，果肉软烂，口味大减；如果表皮边缘发黑，则是受了冻伤，不可食用。

* 营养师的建议

香蕉除鲜食外,还可以晾晒成香蕉干,酥脆可口,营养丰富。香蕉可清热通便、润肺镇咳,凡遇虚火上炎、大便秘结、痰多咳嗽等症时,可适当吃些香蕉。若嫌香蕉偏寒,可将香蕉蒸熟后食用。香蕉不宜放在冰箱内存放,在12℃~13℃即能保鲜,温度太低,反而会使它"感冒"。

* 家庭养生厨房

四果羹

【原料】香蕉、鸭梨、橘子、苹果各50克,湿淀粉、白糖各适量。

【制作】香蕉去皮,切丁;鸭梨、橘子、苹果分别洗净,去皮、核,切成小丁。锅中加入清水和各种果丁,大火烧沸,加入白糖搅匀,用湿淀粉勾芡即成。每周2~3次,经常食用。

【功效】强健身体。主治骨质疏松。

拔丝香蕉

【原料】香蕉700克,白糖250克,蛋清2个,淀粉50克,植物油750克(实耗约100克),面粉少许。

【制作】将香蕉用刀切去两头,揭去外皮,再切成滚刀块放在盘中;蛋清、淀粉和面粉同放一碗内打成糊。锅置火上,放入植物油烧热,将香蕉逐块蘸糊下锅,炸至金黄色捞出。将锅内油倒出再置火上,放入白糖用勺炒制,见糖化呈黄色起小泡时,下入香蕉,洒少许水,翻两三个身,盛在事先抹过油的盘子里即成。

【功效】降压降脂。主治高血压。

香蕉甩饼

【原料】香蕉100克,小麦面粉100克,玉米面(黄)100克,鸡蛋50克,白糖20克,盐1克,油少许。

【制作】香蕉捣碎,加盐、白糖、鸡蛋和面;面擀成薄饼;平底锅,放少许油,油热之后,放入饼;勤翻,颜色煎至金黄色即可。

【功效】开胃健脾,消食。

桃
——味美的天下第一果

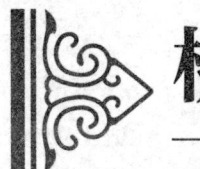

性味：性温，味甘、酸。

归经：归胃、大肠经。

宜食人群：老年体虚、肠燥便秘、身体瘦弱、阳虚肾亏、瘀血肿痛、闭经者。

忌食人群：内热偏盛、易生疮疖、糖尿病患者。

✻ 食疗功效

鲜桃中含有较多的蛋白质、脂肪。另外，还含有一定量的胡萝卜素、维生素 B_1、维生素 B_2、烟酸，以及矿物质钙、磷、钾、钠，还含有人体易于吸收的葡萄糖、果糖及苹果酸等。祖国传统医学认为，桃子能消暑止渴、清热润肺，有"肺之果"之称，适宜肺病患者食用，对气血两亏、面黄肌瘦、心悸气短、便秘、闭经、瘀血肿痛等症状也颇具疗效。

✻ 食物黄金搭配

桃＋鸡蛋：桃和鸡蛋搭配食用可宜胃生津，滋阴润燥，适用于胃阴不足、津伤口燥、肺燥咳嗽、咽痛声哑、便秘及虚损等。

桃子＋牛奶：桃子含有丰富的维生素，牛奶含有较多的蛋白质。同食，能为人体提供丰富营养，并有清凉解渴的作用。

✻ 科学选购的方法

选购桃子以整个果实呈粉红色为上品，如果蒂部也是粉红色，说明新鲜好吃。如果皮呈白色，则是下品。桃容易生虫，挑选时要特别留意桃蒂及表皮上有无虫眼。变坏的桃子，果肉呈褐色，并常由果核附近开始腐烂。

✻ 营养师的建议

桃子虽然很好，但也有禁忌：一是未成熟的桃子不能吃，否则会腹胀或生疖痛。二是即使是成熟的桃子，也不能一次吃得太多，太多会令人生热上火。三是烂桃切不可食用。四是糖尿病患者血糖过高时应少食桃子。

* 家庭养生厨房

蜜桃干片

【原料】新鲜桃子 30 个，蜂蜜 80 毫升，白糖 10 克。

【制作】桃子洗净，剖成两半，去核后晒干；将晒好的桃干放入瓷盆，拌上蜂蜜、白糖，再将瓷盆盖好放入锅内，隔水用中火蒸 2 小时；蒸好后冷却，装瓶备用。每次饭后食桃干片 1~2 块，桃蜜半匙，温开水冲淡服食。

【功效】益肺养心，生津活血，助消化的作用。

桃梨葡萄西红柿炖牛肉

【原料】桃、牛肉、梨、西红柿各 500 克，葡萄 300 克，土豆 200 克，葱末 10 克，植物油 30 克，精盐、味精、胡椒粉各 1 克。

【制作】牛肉切成 1.5 厘米的方丁；桃、梨削皮，竖切成对开两片；西红柿去皮、籽，切碎。将锅烧热入油，再入葱末，出香味，放入牛肉丁，煎上色，加西红柿稍炒，放入 100 毫升清水煮沸，用文火焖煮。然后下桃、梨和切成滚刀块的土豆焖熟，再加盐、胡椒粉、味精、葡萄调味，装盘即成。

【功效】强身健体。

蛋奶桃片

【原料】黄桃 750 克，鸡蛋 5 个，面粉、白糖、牛奶各适量，香草粉少许，花生油 500 毫升。

【制作】将桃洗净，削皮去核，切成片状，放入碗内，加白糖稍腌；鸡蛋打破，分别取蛋黄、蛋清，将牛奶、鸡蛋黄、面粉、香草粉、白糖一起放入盘中，再加适量清水，搅匀成糊状；将抽打成泡沫状的鸡蛋清倒入牛奶糊内，搅拌均匀；锅放火上，加入花生油烧热，把桃片沾牛奶糊后放入油锅中，炸至熟透，呈黄色时捞起，装入盘内，趁热敷上糖即成。

【功效】滋阴润燥，健脾养胃。

杏
——抗癌防癌的长寿之果

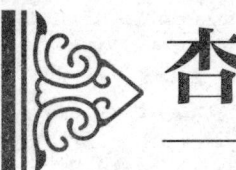

性味：性微温，味甘、酸。

归经：归肝、心、胃经。

宜食人群：发热、口渴、肝病腹水、失音者及慢性肝炎、肝硬化者患。

忌食人群：脾虚痰湿、胃溃疡、急慢性肠胃炎患者。

* 食疗功效

杏的营养成分极为丰富，内含较多的糖类、蛋白质，其含量与鲜枣相同，还含有钙、磷，其含量均超过梨。另含一定的胡萝卜素和维生素B_1、维生素B_2、维生素C和维生素P等。故患有肺结核、痰咳、水肿等病症者，经常食用大有裨益。杏味酸甜，有润肺定喘、生津止渴等功效。可治疗肺病咯血、伤风咳嗽、风虚头痛、偏风不遂、失声不语、喘促水肿、小便淋漓等疾病。

* 食物黄金搭配

杏+猪肺：杏和猪肺均可润肺止咳、化痰，一性温一性寒，搭配适合于慢性支气管炎、肺结核患者。

杏+菜花：菜花富含叶酸，与杏搭配食用，能促进身体对叶酸的吸收。

* 科学选购的方法

成熟的杏个大均匀，黄里泛红，捏在手里比较柔软，并有香甜的气味。未成熟的杏，果肉较硬，用鼻子闻一下，会有酸涩的气味。

* 营养师的建议

俗话说："桃养人，杏害人，李子树下抬死人。"杏虽好吃但不能多吃。一次性食杏过多，可能引起邪火上炎，使人流鼻血、生眼眵、烂口舌，还可能引起生疮、长疖，或发生腹泻。杏除鲜食外，多加工成杏干、杏脯、蜜饯、杏丹皮、罐头、杏酱、杏酒、杏汁、杏醋等；杏仁多加工为炒杏仁、五香杏仁、杏仁茶、杏仁霜、杏仁露、杏仁油、杏仁饼、杏仁粉、杏仁糖、杏仁糕点等。

* 家庭养生厨房

杏仁山楂粥

【原料】杏仁10克，山楂糕10克，糯米100克，冰糖10克，冷水1200毫升。

【制作】将杏仁用豆浆机制成杏仁浆；山楂糕切成丁。糯米淘洗干净，提前用冷水浸泡3小时，沥干水分备用。锅中加入冷水，烧沸后将糯米、杏仁浆放入，煮半小时后加入冰糖，食用时撒入山楂糕丁即可。

【功效】健胃消食。主治胃消化不良。

浓郁杏仁露

【原料】杏仁100克，牛奶、冰糖各适量。

【制作】杏仁用清水浸泡，去掉外皮（也可直接选用已去皮的杏仁颗粒）；将杏仁放进搅拌机中，加入纯净水，开始搅拌使杏仁和纯净水快速溶合呈均匀的白色浓浆；用滤网将杏仁浆过滤一下，滤网中留存的杏仁颗粒倒入搅拌机再次加入纯净水进行二次搅拌。再次过滤，将两次打磨好的杏仁露混合，放入牛奶和冰糖，加热2～3分钟即可。

【功效】美容养颜。

南杏猪肺汤

【原料】南杏仁20克，猪肺150克，调料适量。

【制作】先把猪肺治理干净，切成片，挤去猪肺气管中的泡沫，然后与杏仁一起放入瓦煲内加水煲煮，最后加适量调料调味即可。

【功效】消咳润燥。

草莓
——春季养生第一果

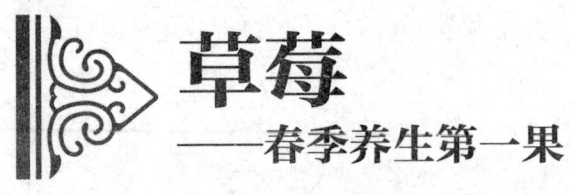

性味：性凉，味酸、甘。
归经：归肺、脾经。
宜食人群：风热咳嗽、咽喉肿痛、烦热口干及癌症患者。
忌食人群：尿路结石及肾功能不佳者。

＊食疗功效

草莓营养丰富，果肉中含有葡萄糖、果糖、蔗糖、柠檬酸、苹果酸、水杨酸、氨基酸、果胶等营养物质。草莓还含有丰富的维生素C、维生素B_1、维生素B_2、维生素PP以及钙、磷、铁、钾、锌、铬等人体必需的矿物质和部分微量元素。尤其是维生素C含量丰富，4个草莓即可提供人体一日所需维生素C的摄取量。中医认为，草莓具有生津润肺、养血润燥、健脾、解酒的功效，可以用于干咳无痰、烦热干渴、积食腹胀、小便浊痛、醉酒等。

＊食物黄金搭配

草莓+牛奶+燕麦：草莓牛奶燕麦粥具有养胃美白的作用，经常食用，能对心脑血管病起到一定的预防作用。此外，这款粥还有清凉解暑、养心安神之功效。

草莓+冰糖：草莓和冰糖搭配食用，润肺止咳，适用于咽干口燥、干咳无痰等日久不愈的病症。

＊科学选购的方法

优质草莓个大、洁净、富有光泽、无虫咬、无腐烂斑块，果肉硬，色泽淡红。如果颜色褐红，果肉软黏，并有汁液流出，说明已经腐坏，不能食用了。

* 营养师的建议

草莓是开胃的好水果,但是性凉,所以早春不要一次吃太多,尤其是脾胃虚寒、容易腹泻、胃酸过多的人,吃草莓更要控制量。另外,肺寒咳嗽的人也不宜吃草莓。专家建议洗草莓先用淡盐水浸泡10分钟,然后用清水冲洗,淡盐水的杀菌效果比很多人想的要强,这样清洁出的草莓,更安全更卫生。

* 家庭养生厨房

草莓肉松冻

【原料】草莓250克,猪肉松50克,脱脂奶粉30克,柠檬汁30毫升,白糖适量。

【制作】草莓洗净,去蒂,沥干。取一碗,放入脱脂奶粉,倒入适量开水搅匀,放冷备用。牛奶碗中放入猪肉松、柠檬汁、草莓、白糖搅匀,即成布丁料。取一布丁模,倒入布丁料,放入冰箱冷冻即可。当零食吃。

【功效】补血益血。适宜于贫血。

草莓粥

【原料】新鲜草莓100克,粳米100克,红糖20克。

【制作】将新鲜草莓洗净,放入碗中研成糊状待用;粳米加水煮成稠粥,起锅前加入红糖、草莓糊拌匀再等煮沸;煮沸时即盛出。

【功效】补血养颜。

西芹百合草莓炒腊肉

【原料】四川腊肉150克,西芹、百合、草莓各100克,蒜蓉、姜片、精盐、味精、糖、湿淀粉、油各适量。

【制作】腊肉切成片,西芹去筋切成片,百合瓣开洗净,草莓切成片。锅中放水烧开,加西芹、百合过一下水,腊肉也过一下开水。锅中放2勺油,烧至温油,腊肉放同锅中过一下;炒锅中留底油,放入蒜茸、姜片起锅,把主配料同放锅中一起翻炒,加盐、味精、糖、湿淀粉淋芡即可。

【功效】滋阴润燥。

葡萄
——酸甜味美水晶明珠

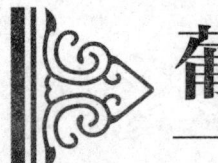

性味：性平，味甘。
归经：归肺、脾、肾经。
宜食人群：神经衰弱、身体疲劳、高血压、贫血、风湿性关节炎、癌症患者。
忌食人群：脾胃虚寒、便秘、糖尿病患者。

✽ 食疗功效

葡萄含有蛋白质、脂肪、糖类、葡萄糖、果糖、蔗糖，以及铁、钙、磷、钾、硼、胡萝卜素、维生素 B_1、维生素 B_2、烟酸、维生素 C、酒石酸、草酸、柠檬酸、苹果酸等营养成分。葡萄中还含有强力抗氧化剂类黄酮，可清除体内自由基。中医认为，葡萄具有滋补肝肾、养血益气、强壮筋骨、生津除烦、健脑养神之功效，是气血两虚、肺虚咳嗽、冠心病、脂肪肝、贫血等患者的康复营养佳果，也是儿童、老年人、孕妇体弱多病者的健身滋补品。

✽ 食物黄金搭配

葡萄 + 蜂蜜：葡萄汁与蜂蜜冲饮，可除烦止渴，有效减轻咽干津少、食欲不振、热病烦渴等症。

葡萄 + 莲藕：葡萄与莲藕捣碎取汁，加蜂蜜煎熬饮用，对泌尿系统感染之小便短赤有疗效。

✽ 科学选购的方法

新鲜的葡萄，果梗清鲜，果皮上有白色果霜，皮色光亮无瘢痕，用手提起果梗轻轻抖动，果粒掉落稀少。反之，果梗黑枯、果皮萎暗或有褐斑，抖动时果粒掉落很多，是不新鲜的表现。

第七章 果类食材，颐养天年皆因有"果"

＊营养师的建议

葡萄虽然属于药果兼优的养生佳品，但中医学认为，其性寒凉，因此当脾胃不和、虚寒泄泻时应忌食。吃葡萄时，我们一般都把葡萄皮吐掉，而科学研究发现，葡萄皮中含有一种叫白藜芦醇的化学物质，可以防止正常细胞癌变，所以为获取较多的有益成分，专家建议葡萄最好是带皮吃。

＊家庭养生厨房

拔丝葡萄

【原料】葡萄250克，鸡蛋3枚，干淀粉、面粉、白糖各适量，花生油500毫升。

【制作】葡萄洗净，放入开水略烫后取出，剥皮剔籽，沾上面粉；把鸡蛋清打入碗内，搅打成蛋白糊，再加入干淀粉拌匀。锅放火上，倒入花生油烧至五成热，改用小火维持油温，将葡萄挂蛋白糊后，放入油锅慢炸，至浅黄色时倒入漏勺沥油。取净锅放火上，放入适量清水，加入白糖，炒至糖变色能拉出丝时，倒入炸好的葡萄，挂匀糖浆，起锅装入抹上一层香油的盘内，配凉开水食。

【功效】补气血，强筋骨。主治贫血。

葡萄干粥

【原料】葡萄干50克，粳米100克，白糖5克，冷水1200毫升。

【制作】将葡萄干拣净，用冷水略泡，冲洗干净。粳米淘洗干净，用冷水浸泡半小时，捞出沥干水分。锅中加入冷水，倒入葡萄干、粳米，先用旺火煮沸，再改用小火熬至粥成，加入白糖调好味，再稍焖片刻即可。

【功效】补血养血，美容养颜。

葡萄柠檬蜜豆浆

【原料】黄豆50克，葡萄干10克，柠檬片、蜂蜜各适量。

【制作】将黄豆放入水中浸泡至软，再用清水洗净；将泡好的黄豆、葡萄干、柠檬片放入全自动豆浆机中，加适量水煮成豆浆；将豆浆过滤，加入蜂蜜调味即可。

【功效】强身健体，健胃消食。

橘子
——冬季常吃的水果之王

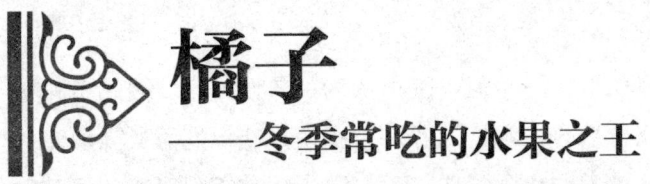

性味：性凉，味甘、酸。

归经：归肺、胃经。

宜食人群：胸气门结、呕逆少食、肺热咳嗽、大便干燥、老慢支、心血管疾病患者。

忌食人群：风寒咳嗽、痰饮咳嗽者。

* 食疗功效

橘子的营养十分丰富，含有一定量的脂肪、蛋白质、葡萄糖、果糖、纤维素、苹果酸、柠檬酸，以及大量的维生素C、胡萝卜素、核黄素、尼克酸，还有钙、镁、磷、钾等身体必须的元素等十多种营养物质和天然抗氧化剂，这是其他水果无法比拟的。橘子具有开胃理气、生津润肺、化痰止咳等功效，可用于脾胃气滞、胸腹胀闷、呕逆少食、胃肠燥热、肺热咳嗽等症。

* 食物黄金搭配

橘子+海带：橘子和海带同食可以补充维生素和微量元素，具有养发防脱、润肤养血的功效，是女性更年期的食疗佳品。

橘子+核桃：橘子富含维生素C，可以促进核桃中的铁的吸收，两者同食可以有效预防贫血。

* 科学选购的方法

在选购时，首先在外观上要选择表皮颜色，呈现闪亮色泽的橘色或深黄色的橘子，才表示是新鲜、成熟的橘子，另外，避免挑选过于成熟的苍黄色，或是绿色，及表皮上有孔的果实。另外，要留意一下橘子的脐，如果脐是一个圆圈，说明橘子比较甜；如果脐是尖尖的，说明橘子比较酸。

＊营养师的建议

橘子虽然好吃，但每天别超过3个。每人每天所需的维生素C，吃3个橘子就已足够，吃多了反而对口腔、牙齿有害。同时，橘子含有叶红质，如果摄入过多，血中含量骤增并大量积存在皮肤内，使皮下脂肪丰富部位的皮肤，如手掌、手指、足掌、鼻唇沟及鼻孔边缘发黄。饭前或空腹时不宜吃橘子。因为橘子中的有机酸会刺激胃壁的黏膜，对胃不利。

＊家庭养生厨房

番茄橘子汁

【原料】番茄3个（中等大小），橘子2个（中等大小）。

【制作】番茄洗净，去皮，去蒂，切成均匀小块。橘子洗净去皮，掰成瓣。将上述原料混合放入榨汁器中榨汁即可。

【功效】补血养颜，轻身健体。可以提高人体免疫力。

蜜汁三果

【原料】香蕉、苹果和鸭梨各150克，橘子80克，白糖100克。

【制作】将苹果和鸭梨去皮去核，洗净，均切成1厘米见方的丁；橘子去皮，掰成瓣，择净络膜。锅置火上，放入300克水烧开后投入梨丁煮8分钟，下入苹果丁和白糖再煮8分钟，放入橘子瓣，烧开后全部取出晾凉，倒入汤碗内，放入冰箱镇凉即可食用。

【功效】润肠通便，清热去燥。主治便秘、咳嗽等症。

冰糖银耳橘瓣羹

【原料】成熟橘子2个，银耳30克，冰糖适量，枸杞子10粒。

【制作】橘瓣带橘络与银耳一起放入盛水锅中，盖上盖子蒸煮半小时后取出，加入冰糖，撒入枸杞子，待温后食用。

【功效】此羹口感甜中有微苦之味，用于刚着秋凉，因感风寒出现微咳症状。

橙子
——药食两用的疗疾佳果

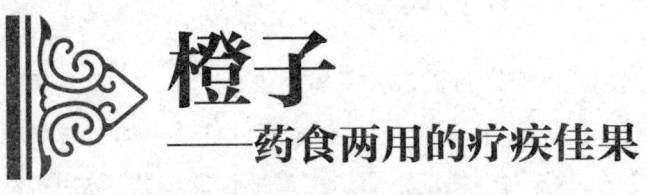

性味：性凉，味酸、甘。

归经：归肺、脾经。

宜食人群：烦热、口渴、胃阴不足、消化不良饮酒过度者，以及高脂血症、动脉硬化者。

忌食人群：糖尿病、脾胃虚、腹泻、腹痛者。

＊食疗功效

橙子含有较多的糖类，含蛋白质和脂肪较少，还含有胡萝卜素、维生素B_1、维生素B_2、烟酸以及维生素C等。此外，尚有橙皮甙、柚皮芸香甙、柚皮甙、柠檬酸、枸橼酸、苹果酸、琥珀酸、果胶、挥发油等。中医认为，橙子具有宽肠、理气、化痰、消食、开胃、止呕、止痛、止咳等功效，可用于治疗胸闷、腹胀、呕吐、便秘、小便不畅、痔疮出血，解酒、鱼、蟹毒等。

＊食物黄金搭配

柑橘+橙子：柑橘中所含的维生素P可加强橙子所含维生素C对人体的作用，增强免疫力，预防感冒。

猕猴桃+橙子：两者均富含维生素C，维生素C在骨胶原的合成中起到重要作用。

＊科学选购的方法

首先要看橙子的颜色，一般越是颜色深的，维生素和甜度越会比较多。这是因为日光照射足够的证明。橙子的气味相信很多人都再熟悉不过，但是买橙子的时候，如果要剥开皮才能闻到橙子的味道，或是橙子的表皮带有塑料袋等杂物的异味，就不要买了。摸皮的软硬，有的橙子皮摸起来手感厚厚的硬硬的，这种多半是没完全成熟的,要挑摸起来很光滑,捏一下不是太软,但也不会感觉硬的就可以了。

*营养师的建议

开车族每天不仅要饱受吸入尾气产生的毒素之苦,还要忍受车内混浊空气产生的难闻异味。专家提醒,开车族每天吃1个橙子,不仅能净化车厢里的空气,还有助排出人体内的毒素。这是因为,橙子不仅气味芳香,还富含纤维素和果胶物质,可以帮助促进肠道蠕动,从而有利于清肠通便,排除体内有害物质。

*家庭养生厨房

牛肉鲜橙汤

【原料】牛肉(瘦)100克,芹菜75克,土豆(黄皮)75克,芦笋75克,橙子50克,盐2克,料酒10克,味精1克。

【制作】牛肉洗净,切成片,再略加剁碎;芹菜洗净,切成段;土豆洗净,去皮,切成小块;芦笋洗净,切成小段;橙子去皮,切成小块;牛肉放入锅内,加入600克水炖煮,待水烧开,撇去浮沫;加入料酒,然后放入土豆块、芦笋段、盐,待汤锅烧开飘出香味;放入芹菜段、橙肉,汤再次煮沸后,加入味精,盛入汤碗内即可。

【功效】舒筋通络。主治胸闷。

甜橙米酒汁

【原料】新鲜甜橙2个,米酒1~2汤匙。

【制作】将橙子洗净,用刀划破挤去核,连皮放入果汁机中榨汁,再调入米酒饮用。每日1~2次服完。

【功效】此汁具有理气消肿,通乳止痛,疏肝毒的功效。适用于急性乳腺炎早期、乳房肿痛、乳汁不通甚或全无、胸胁胀闷、抑郁不乐或有微热、饮食不振者食之。

柠檬
——营养极高的宜母果

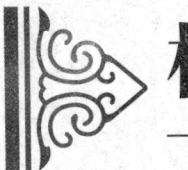

性味：性平，味甘、酸。
归经：归肝、胃经。
宜食人群：消化不良、口干舌燥、肾结石、高血压、心肌梗死患者及胎动不安的妇女。
忌食人群：胃溃疡、糖尿病及有龋齿者。

＊食疗功效

柠檬的鲜果含大量水分，含有糖类、脂肪和微量元素钙、磷、铁及维生素 B_1、维生素 B_2，还有丰富的柠檬酸、苹果酸、橙皮苷、柚皮苷、奎宁酸、鞣酸和黄酮类、香豆精类、甾醇、挥发油等成分。柠檬是钾、维生素 C 和生物类黄酮的上等来源。柠檬具有生津祛暑、化痰止咳、健脾消食之功效，可用于暑天烦渴、孕妇食少、胎动不安、高血脂等症。

＊食物黄金搭配

柠檬+甘薯：柠檬和甘薯同食，同时摄入维生素 C 和维生素 E，对于消除疲劳、缓解神经紧张有很好的效果，适宜工作小憩时食用。

柠檬+蜂蜜：柠檬与蜂蜜搭配，能为人体提供丰富的营养，且有清热解毒、排毒养颜的功效，对流感及普通感冒均有防治作用。

＊科学选购的方法

选购柠檬一定要选手感硬实，表皮看起来紧绷绷、很亮丽，拈一拈份量很重，这种发育良好的果实，才会芳香多汁又不致酸度吓人。

＊营养师的建议

柠檬汁就像万能调味料，任何食物中只要加入几滴，就能祛除腥味及食物异味，无论是肉类的腥味、海鲜的腥味、蛋腥味，还是洋葱的刺激味道，都不在话下。因此，烹饪时加入柠檬鲜片或柠檬汁，不仅可去腥除腻，还能让食物散发淡淡的柠檬清香。另外，患肾脏病或高血压的人应减少盐的摄入，用柠檬汁来代替盐调味，也是不错的选择。如果在厨卫间放置几个柠檬，还可以调节室内空气。

＊家庭养生厨房

柠檬甜汁茶

【原料】新鲜柠檬1000克，绵白糖500克。

【制作】将柠檬洗净，晾干，连皮切成厚片，每只切8～10片，然后将切片先放在大瓷盘中，用白糖拌匀，再放入大口瓶中，一片一片叠紧，装妥后，上面再铺上一层白糖，盖紧，密封，腌制半月后即可食用。饭后泡茶饮服，每次2～4片（带汁），放入杯中，开水冲泡，热饮，亦可夏季作清凉冷饮。

【功效】此茶具有清热止渴，健胃理气，疏通血脉，化痰消食的功效。

清香柠檬虾

【原料】鲜基围虾300克，番茄1只，葱1根，姜3片，料酒1汤匙，盐1/2汤匙，鸡粉1/3汤匙，黄柠檬1只。

【制作】黄柠檬洗净，切成四瓣；鲜虾去尖刺和虾须，洗净沥干水；葱和姜都切成细丝。鲜虾置入碗中，加入1汤匙料酒、1/2汤匙盐和1/3汤匙鸡粉，挤入柠檬汁抓匀，腌制30分钟。番茄洗净切半，切成薄片，摆在碟边做装饰，用厨房纸吸去番茄片上的水分。将腌好的鲜虾一一排放至碟中，洒上葱姜丝，盖上一层保鲜膜。烧开半锅水，放入柠檬虾，加盖以中火隔水清蒸8分钟左右。取出蒸好的柠檬虾，撕去保鲜膜，即可上桌。

【功效】强身健体，补虚壮阳。

蜂蜜柠檬茶

【原料】柠檬半个，绿茶少许，洋槐花蜂蜜1大勺。

【制作】绿茶用开水冲泡，放置10分钟左右，待绿茶泡出味道和颜色后，将茶叶过滤掉；等茶温凉之后，加入柠檬和洋槐花蜂蜜，搅拌均匀；直接饮用或放冰箱冷藏后加冰块饮用。

【功效】美容养颜。

柚子
——美味的天然水果罐头

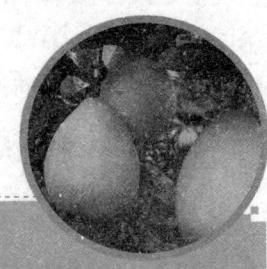

性味：性寒，味甘。酸。

归经：归肝、脾、胃经。

宜食人群：肥胖、消化不良、胃病、慢性支气管炎、咳嗽、痰多气喘、心脑肾病患者。

忌食人群：脾虚泄泻、身体虚寒者。

* 食疗功效

新鲜柚子含类胰岛素、柚皮甙、新橙皮甙、挥发油、维生素 B_1、维生素 B_2、烟酸、维生素C、果糖、葡萄糖、蛋白质、脂类、铁、钙、磷及粗纤维等成分。祖国传统医学认为，柚子味甘酸，性寒，具有理气化痰、润肺清肠、补血健脾等功效，是冬季养肺和缓解感冒后咳嗽的好水果。

* 食物黄金搭配

柚子＋蜂蜜：柚子清热去火，止咳化痰，配以滋阴润肺、润肠通便的蜂蜜，有排毒、养颜、止咳、预防感冒、助消化的功效。

柚子＋西红柿：两者都富含维生素C，一起榨汁饮用，低热量、低糖，是糖尿病患者的理想食品。

* 科学选购的方法

柚子要选饱满的，皮黄的，大一点的，这样吃起来水份比较多，而且也比较甜。皮较绿而个又小的柚子，里面的肉比较僵，吃起来不好吃。

* 营养师的建议

柚子虽好，也不是人人都可以吃、什么时候都可以吃的，特别是妈妈，一定要注意以下几条：柚子有滑肠的功效，所以，腹部寒冷、常患腹泻的宝宝最好少吃；服降血脂药的不要吃柚子，药物与柚子会产生相互作用；服药期间不宜吃柚子，如硝苯地平、维拉帕米、地尔硫草等钙拮抗剂，西沙必利等胃肠药以及咖啡因等中枢兴奋剂等。

* 家庭养生厨房

柚子炖乌鸡

【原料】乌肉鸡半只（约250克），柚子1个，调料适量。

【制作】将乌鸡活杀，去毛、肠杂及肥油，并用开水拖过，滤干水备用。柚子剥皮，用开水略拖过柚皮，挤干水分，切碎，柚子肉去核及筋膜。把柚皮、柚肉及鸡肉一齐放入大炖盅内，加开水适量，炖盅加盖，文火隔开水炖2小时，调味即可。

【功效】补中益气，消痰止咳。主治肺虚咳嗽及发作性哮喘等病症。

柚子芹菜汁

【原料】柚子半个，芹菜50克，蜂蜜1小匙。

【制作】将芹菜洗净后稍沥干水分，切段（叶子保留）；将柚子去皮，切成小瓣。将芹菜段、柚子瓣交替放入榨汁机中榨成汁，倒入杯中，再加入蜂蜜调匀即可。

【功效】降糖、降压。

茯苓柚子饮

【原料】柚子肉50克，甘草6克，茯苓9克，白术9克，冰糖适量。

【制作】柚子肉切成小丁；甘草、茯苓、白术整理干净备用；锅内加入冷水，把柚子肉丁、茯苓、白术、甘草放入，用小火煎煮成汁；把煎好的汁滤去废渣，倒入杯中，下入冰糖调匀，待凉后即可饮用。

【功效】健脾利湿，润肤美白，去除水肿减肥。

菠萝
——减肥美容的热带果王

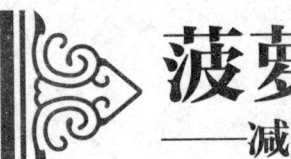

性味：性平，味甘。

归经：归肺、胃经。

宜食人群：身热烦躁、消化不良、肾炎、高血压、支气管炎患者。

忌食人群：湿疹、疥疮、溃疡病、肾脏病、凝血功能障碍者。

＊食疗功效

菠萝果实汁液丰富，酸甜可口。含有丰富的果糖、葡萄糖、枸橼酸、苹果酸和酒石酸、柠檬酸，含有维生素C、维生素B_1、维生素B_2、烟酸及钙、磷、铁、钾等元素，还含有蛋白质、脂肪及食物纤维等。菠萝有生津解渴清暑、补脾胃、固元气、益气血、强精神、消食、祛湿等功效，可用于伤暑、伤食、脾胃两虚、神疲乏力、腰膝酸软、肾炎水肿、高血压、咳嗽痰多等症。

＊食物黄金搭配

菠萝+鸡块：鸡肉蛋白质的含量较高，种类多，可健脾胃、活血脉、强筋骨、温中益气、补虚填精。配以菠萝，可帮助消化，使口感香而不腻，是补虚佳品。

菠萝+冰糖：菠萝营养丰富，饭后食用，菠萝蛋白酶和柠檬酸可以助消化；冰糖有滋润作用。两者搭配，可发挥最佳效果，具有生津止咳、醒酒开胃的作用。

＊科学选购的方法

新鲜的菠萝叶子带有白霜，凸起的"菠萝丁"绿中带黄，没有腐烂和磨损的迹象，浓郁的香气会从果柄处挥发出来。

＊营养师的建议

食用新鲜菠萝时，宜先行处理。将菠萝去皮后切片或块，放在开水里煮一下再吃。菠萝蛋白酶在50℃环境下就开始变性失去作用，苷类也可同时被破坏消除，令过敏体质者放心。如果为了保持菠萝的新鲜口味，可以把切成片或块的菠萝放在盐水里浸泡 30 分钟左右，再用凉开水浸洗去咸味，也同样可以达到去过敏作用的目的。

* 家庭养生厨房

菠萝五花肉

【原料】猪五花肉 450 克，胡萝卜、菠萝各 50 克，甜椒 10 克，料酒、盐、味精、淀粉、白醋、白糖、番茄酱、油各适量。

【制作】猪肉洗净切片；胡萝卜、菠萝切块，胡萝卜焯透，甜椒切片。肉片加料酒、盐、味精拌匀，捞出滚淀粉，用手攥成圆形，入油锅炸透；将白醋、白糖、番茄酱、盐及清水调成糖醋汁。锅内留油，下甜椒、胡萝卜、菠萝煸炒，倒入糖醋汁勾芡，再倒入肉片，炒匀即成。1 日 1 次。

【功效】补血养血。主治缺铁性贫血。

菠萝饭

【原料】大菠萝 1 个，糯米 50 克，核桃仁 25 克，白糖 100 克，精盐 5 克。

【制作】菠萝洗净，纵向切成两半，挖出果肉，将果肉切成小丁。菠萝壳放入盐水内浸泡 5 分钟洗净。糯米淘洗净，加水上屉蒸熟，取出晾凉，将蒸好的糯米加上白糖、核桃仁和菠萝丁拌匀，装入菠萝壳内，上屉蒸约 10 分钟即可。

【功效】开胃消食。

菠萝膏

【原料】鲜菠萝 3 个，鲜蜂蜜 1500 毫升。

【制作】菠萝洗净削去外皮，切成 3 厘米见方的果丁，榨取果汁备用；果汁倒入砂锅，用文火煎，果汁变稠后，加入蜂蜜，拌成膏状即成。每日早晚各服约 100 克。

【功效】补脾益虚。

木瓜
——药食两用的绿色食品

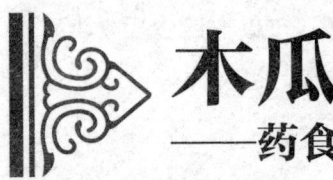

性味：性平、微寒，味甘。

归经：归肝经、脾经。

宜食人群：感冒咳痰、便秘、慢性气管炎、消化不良、风湿筋骨痛、产后缺乳者。

忌食人群：孕妇及过敏体质者。

＊食疗功效

木瓜富含17种以上蛋白质及氨基酸，还含有糖类、苹果酸、酒石酸、枸橼酸、皂甙、黄酮类、脂肪酶。木瓜还含有木瓜蛋白酶、番木瓜碱、膳食纤维，以及多种维生素及钙、铁等。中医认为，木瓜有健脾胃、助消化、通两便、清暑解渴、解酒毒、降血压、解毒消肿、通乳、驱虫等功效。可治疗各种过敏、出血、灼伤、便秘，能强壮筋骨、舒筋活络、祛风除湿等。

＊食物黄金搭配

木瓜+牛奶：木瓜和牛奶均是美容妙品，搭配食用，不但美味，也是通大便、润肤养颜的首选甜品。

木瓜+肉类：木瓜可以搭配着肉类一起吃。因为木瓜蛋白酶是最好的蛋白质分解酶，可以帮助人体分解肉类蛋白质，助消化，而且味道鲜美、营养全面。

＊科学选购的方法

挑选木瓜首先辨别成熟度，要挑选颜色较深黄的，味道会比较鲜甜，一般表面青绿色的话，就是不成熟的；表皮上有黏质的糖胶比较甜；好的木瓜会有清香味，瓜蒂绿且新鲜的话，是刚摘下的，味道鲜美。

＊营养师的建议

鲜食为主，未熟果可当蔬菜或腌食；也可制成饮料、糖浆、果胶、冰激凌、果脯、果干等。也可将果肉切成碎粒，放入凉糖水中制成木瓜汁，这种果汁含丰富的维生素C，清甜可口，但应随调随喝，或放冰箱保存。在冬天的季节里，把木瓜洗净，去皮，切成块状，用炖盅盛好，加入冰糖和少量的水，放入蒸笼中蒸熟，便成了广州名菜"冰糖木瓜"。

* 家庭养生厨房

木瓜羊肉汤

【原料】木瓜200克，羊肉、白萝卜各100克，料酒、姜片、葱段、盐、鸡精、胡椒粉、香菜末各适量。

【制作】木瓜洗净，去皮、籽，切薄片；羊肉洗净，切块；白萝卜洗净，去皮，切块。锅内放入木瓜、白萝卜、羊肉、料酒、姜片、葱段，加1800毫升水，大火烧沸，改用小火炖煮35分钟，加入盐、鸡精、胡椒粉、香菜末，搅匀即成。佐餐适量食用。

【功效】舒筋通络。主治风湿疼痛。

木瓜鸡爪

【原料】鸡爪300克，花生米、木瓜、红枣、生姜、料酒、精盐、味精、白糖、胡椒粉、熟鸡油各适量。

【制作】鸡爪去爪尖；花生米泡透；木瓜去皮去子，切块，生姜去皮切片，红枣泡透。烧锅加水，待水开时，投入鸡爪，煮去血水，捞起冲净待用。在瓦煲内加入鸡爪、花生米、红枣、生姜、料酒、清汤，加盖，用小火煲约40分钟后，加入木瓜块，调入精盐、味精、白糖、胡椒粉、熟鸡油，再煲15分钟即可食用。

【功效】健脾益胃，强身健体。

木瓜银耳汤

【原料】木瓜、银耳、杏、冰糖各适量。

【制作】木瓜去皮去核，切块；银耳浸软去蒂，洗净，氽烫；杏洗净。将木瓜、银耳、杏、冰糖放进炖盅内，隔水炖1小时。

【功效】滋阴润燥，美容养颜。

樱桃

——开春百果第一枝

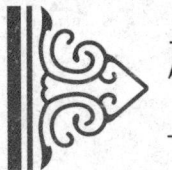

性味：性温，味甘。

归经：归脾、肝经。

宜食人群：消化不良、瘫痪、风湿腰腿痛、体质虚弱、面色无华、贫血患者。

忌食人群：热性病、虚热、咳嗽者、溃疡症状者、上火者、糖尿病患者、肾病患者。

* 食疗功效

樱桃营养丰富，含有蛋白质、脂肪、糖类、粗纤维、胡萝卜素、维生素B_1、维生素B_2、维生素C及钙、磷、铁、钾、钠、镁等。中医认为，樱桃有补益气血、祛风除湿、透疹解毒的功效，可用于病后体弱、气血不足、风湿腰腿疼痛、瘫痪等症。

* 食物黄金搭配

银耳+樱桃：银耳具有强精补肾、益胃润肠、美容嫩肤、延年益寿的功效。樱桃可以补虚强身、除痹止痛、养容驻颜。两者搭配食用，是体质虚弱、风湿腰腿痛、关节麻木、面色黯淡者的食疗佳品。

樱桃+西瓜：西瓜和樱桃果肉中含有大量水分和丰富的维生素C，这些营养成分易被皮肤吸收，两者搭配可使肌肤润泽、光滑。

* 科学选购的方法

樱桃要选大颗、颜色深有光泽、饱满、外表干燥、樱桃梗保持青绿的。避免买到碰伤、裂开和枯萎的樱桃。

* 营养师的建议

樱桃可以生吃或者制成果汁，还可用来点缀蛋糕冰激凌。并且还可以做成罐头、饮料、果脯和樱桃酒。樱桃因含铁质多,再加上含有一定量的氰甙,若食用过多会引起铁中毒或氢氧化物中毒。食用樱桃,若有轻度不适,可用甘蔗汁来清热解毒。

* 家庭养生厨房

樱桃银耳汤

【原料】银耳 30 克,红樱桃脯 20 克,冰糖适量。

【制作】银耳用温水泡发后去掉耳根,洗净,上蒸笼蒸约 10 分钟。汤锅加清水、冰糖,微火溶化后放入樱桃脯,再用旺火烧沸,起锅倒入银耳碗内即成。

【功效】轻身健体,舒筋通络。主治消化不良、厌食、瘫痪、四肢麻木、风湿腰腿痛、体质虚弱、面色黯淡、软弱无力、关节麻木患者等。

冬菇樱桃

【原料】水发冬菇 80 克,鲜樱桃 50 枚,豌豆苗 50 克,白糖、味精、精盐、鲜汤、料酒、姜汁、湿淀粉、菜油、麻油各适量。

【制作】水发冬菇、鲜樱桃去杂洗净;豌豆苗去杂和老茎,洗净切段;炒锅烧热,下菜油烧至五成热时,放入冬菇煸炒透,加入姜汁、料酒拌匀,再加酱油、白糖、精盐、鲜汤烧沸后,改为小火煨烧片刻,再把豌豆苗、味精加入锅中,入味后用湿淀粉勾芡,然后放入樱桃,淋上麻油,出锅装盘(菇面向上)即成。

【功效】此菜具有补中益气,防癌抗癌,降压降脂的功效。

樱桃酱

【原料】樱桃 1000 克,白糖、柠檬汁各适量。

【制作】选用个大、味酸甜的樱桃,洗净后分别将每个樱桃切一小口,剥去皮,去籽;将果肉和白糖一起放入锅内,上旺火将其煮沸后转中火煮,撇去浮沫涩汁,再煮;煮至粘稠状时,加入柠檬汁,略煮一下,离火,晾凉即成。

【功效】此酱具有调中益气,生津止渴的功效。

荔枝
——鲜甜甘美的果中珍品

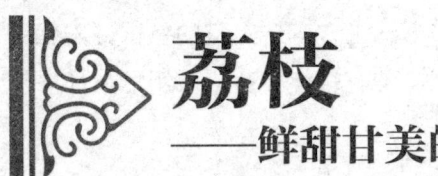

性味：性温，味甘。

归经：归心经、脾经、肝经。

宜食人群：产妇、老年人、体质虚弱者、病后调养者及贫血、胃寒、口臭者。

忌食人群：阴火旺盛、牙龈肿痛、衄血、上火及糖尿病患者。

✽ 食疗功效

荔枝含有较多的葡萄糖、果糖、蔗糖及丰富的维生素C、维生素B族、维生素A以及叶酸，还含有柠檬酸、苹果酸和多量的游离氨基酸（色氨酸、精氨酸）和蛋白质，还有钙、磷、铁等无机盐。祖国传统医学认为，荔枝有生津益血、健脾止泻、温中理气、降逆等功效，能够治疗贫血、脾虚久泻、气虚胃寒、呃逆等病症。

✽ 食物黄金搭配

荔枝＋海鲜：海鲜的寒性可中和掉荔枝的热性，不易使人上火。

荔枝＋红枣：荔枝、红枣均为食疗佳品。荔枝味酸甜、性温，能滋肝益心、填精髓、补气血、温阳气、止烦渴。两者同食可以起到健脾止泻的作用。

✽ 科学选购的方法

新鲜的荔枝带有枝叶，果实色泽鲜艳，个大均匀，果皮有扎手的感觉，果壳柔软而有弹性。开始腐烂的果实，颜色会褐变，外壳软瘪，果汁外溢，有酒的气味，不能食用。

✽ 营养师的建议

人在开车时会消耗大量的热量，而人体的热量主要来源于摄取吸收的糖类。很多人喜欢吃荔枝、香蕉等比较甜的水果。一项研究发现，司机在开车前或开始时食用荔枝过多，不但不能及时补充糖分，反而还会增加发生交通意外的风险。有关专家提醒，开车时千万不要贪吃荔枝。

＊家庭养生厨房

荔枝炒砂仁肉汤

【原料】荔枝干30克，砂仁15克，猪瘦肉400克，盐适量。

【制作】荔枝干去核，放入清水中充分浸泡，捞出，切碎；砂仁洗净，打碎；猪瘦肉洗净，切末。瓦煲内放入800毫升清水，大火煮沸，放入荔枝干、猪瘦肉和砂仁，煮滚10分钟，加盐调味即可。佐餐食用。

【功效】清热，轻身健体。主治溃疡。

荔枝大枣羹

【原料】新鲜荔枝100克，大枣10枚，白糖少许。

【制作】将荔枝去皮核，切成小块，另将大枣洗净，先放入锅内，加清水烧开后，放入荔枝、白糖。待糖溶化烧沸，装入汤碗。

【功效】此羹具有甘温养血，益人颜色，健脾养心，安神益智的功效。适用于气血不足，面色萎黄，失眠健忘等病症患者。妇女产后虚弱、贫血者亦可常食。

高丽荔枝

【原料】荔枝24个，鸡蛋清100克，五仁馅（花生仁、桃仁、瓜子仁、杏仁、芝麻、奶油）150克，植物油500毫升（实耗约75毫升），淀粉适量。

【制作】将荔枝去壳除核后放入五仁馅，鸡蛋清用竹筷朝一个方向抽打成白色雪堆（以竹筷直立中间不倒为度），加入淀粉搅匀成高丽糊。锅置中火上放油烧至六成热，把荔枝逐个粘上高丽糊，放入锅内炸至定形，逐个炸完后捞出，待油温升至七成热时再炸一次，捞出沥油，装盘即成。

【功效】温脾健胃，益智养神。

桂圆
——滋益的果中补品

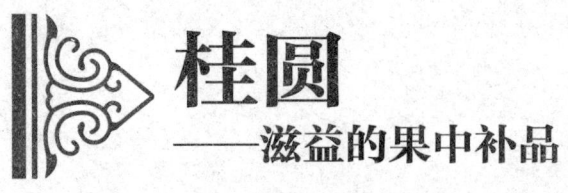

性味：性温，味甘。

归经：归心、脾经。

宜食人群：体质虚弱、头晕失眠、记忆力下降者及妇女。

忌食人群：消化不良、肺结核、感冒、慢性支气管炎及体质偏热者。

＊食疗功效

桂圆有较高的营养价值，除含有少量蛋白质、脂肪外，含有大量糖类，还含有丰富的维生素C，以及维生素B_1、维生素B_2、尼克酸等，钙、磷、铁的含量也比较多，还含有酒石酸、腺嘌呤、胆碱等。现代中医认为，桂圆具有开胃、养血益脾、补心安神、补虚长智之功效，可用于治疗贫血、皮炎、腹泻、痴呆，甚至精神失常，同时对癌细胞有一定的抑制作用。

＊食物黄金搭配

红枣+桂圆：桂圆具有养血安神的功效，红枣也是补血养血的食物。两者同食，对闭经有一定疗效。

桂圆+鸡肉+当归：桂圆与鸡肉、当归三者搭配食用，营养丰富，不仅能补益心脾、养血安神，还可强身健体。对久病体虚、产后虚弱患者尤为适用。

＊科学选购的方法

优质的桂圆果粒大、圆整均匀，壳色黄亮、无破壳、无焦味、无霉变、无虫蛀。如果桂圆壳面不平整，有油褐斑迹，说明受潮并开始腐烂了；如果壳面，特别是果蒂部位有白点，说明果肉已发霉；如果壳面有小孔，说明有蛀虫。

＊营养师的建议

桂圆是《易经》中第一补脑的灵丹。每当疲劳、熬夜、用脑过度时，立即煮一碗桂圆水喝下，或者剥二三十颗鲜桂圆生吃，这样，就能使人觉得神清气爽。桂圆还有一个不常用的名字叫"益智"，顾名思义，就是能增强智力，所以，家长要想孩子变得更聪明，学习更好，平常不妨多给孩子吃些桂圆。

* 家庭养生厨房

桂圆肉米粥

【原料】桂圆肉20克，粳米50克。

【制作】桂圆肉洗净，撕碎，置锅中，加粳米，加清水500毫升，急火煮开3分钟，改文火煮30分钟，成粥，趁热食用。

【功效】补益脾气。主治老年耳聋，属脾胃虚弱型，伴周身乏力，气短少言，食欲缺乏者。

桂圆绿豆粥

【原料】桂圆肉、红枣、绿豆、鲜莲子、百合各20克，粳米、糯米各60克，南瓜1个，白糖、盐各适量。

【制作】粳米、糯米分别淘净，用水浸泡30分钟；南瓜洗净，在顶部切开一盖，挖去瓤；绿豆淘净，用冷水浸泡3小时；莲子洗净，泡软；百合洗净，撕瓣；红枣洗净，去皮、核。锅内依次放入粳米、糯米，大火烧沸，改用小火煮15分钟，放入桂圆肉、红枣、绿豆、莲子、百合，煮30分钟，放入白糖、盐调味，成桂圆绿豆粥，备用。蒸锅内放入南瓜，大火蒸20分钟左右，待瓜肉熟后，将桂圆绿豆粥放入南瓜中，再蒸10分钟左右即可。每周2～3次。

【功效】滋补强体，补心安神。主治失眠、神经衰弱等。

补血膏

【原料】桂圆肉100克，黑芝麻40克，黑桑格50克，玉竹30克，蜂蜜适量。

【制作】将以上四物加水适量浸泡1小时，用小火煎煮，每半小时提取汁1次，共3次。将提取的汁液用小火浓缩至稠如膏时，加蜂蜜1匙，稍煮沸即停火待冷。每日一次，每次1～2匙，开水冲化饮服。

【功效】此膏具有健脾益气、补血养肝之功效，适宜于贫血患者常服。

芒果
——美味的热带水果之王

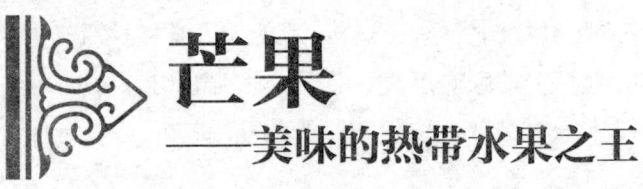

性味：性平，味甘、酸。

归经：归肝、脾经。

宜食人群：便秘、高血压、癌症患者。

忌食人群：风湿、发炎、皮肤病、肿瘤、糖尿病患者。

＊食疗功效

芒果含有糖类、蛋白质、粗纤维及胡萝卜素、维生素 B_2、叶酸、维生素 B_1，还含有钾、钠、镁、铁、锌、铜、硒等无机盐和微量元素，并含有芒果酮酸、异芒果醇酸、阿波酮酸、没食子酸、木槲皮素、芒果苷等特殊物质。中医认为，芒果有生津止渴，益胃止呕，利尿止晕的功效。因此，芒果对于眩晕症、梅尼埃综合征、高血压晕眩、恶心呕吐等均有疗效。

＊食物黄金搭配

芒果＋鸡蛋：芒果有抗癌的作用，鸡蛋可以分解和氧化人体内的致癌物质。两者搭配做成芒果鸡蛋羹，滑嫩好消化，适宜癌症患者。

鸡肉＋芒果：有补脾胃、益气血、生津液的功效，适用于脾胃虚弱、食欲不振、气血亏虚、咽干口渴等病症。

＊科学选购的方法

选芒果，首先要选择果皮光滑黄亮有光泽，无黑点，有香味，青皮是熟的程度不够。芒果还可分公母，公的肉较多，母的核粒较大而肉较少。公的是身型较长，母的是下围圆大，像有个小肚一样的。

＊营养师的建议

芒果是一种温性水果，性平味甘，大多数人都可食用。但是，体质湿热的人群却不适宜吃芒果,比如,胃热太盛或患有湿疹等皮肤病的人最好不要食用,否则会加重病情。此外,每天食用芒果最好不要超过200克。芒果还能引起少数人的皮肤过敏,主要症状是口周出现皮疹,建议吃时尽量将其切成小块,再放入口中,避免与脸部皮肤产生接触。

* 家庭养生厨房

芒果烧鸡柳

【原料】青芒果250克,鸡肉500克,番茄、洋葱各1个,生粉、白兰地酒、胡椒粉、牛油、白糖、花生油、精盐各少许。

【制作】将芒果洗净,去皮切片;洋葱和番茄洗净,切成角块;鸡肉洗净,切成块放入碗内,加入生粉拌匀。将锅放火上,加入花生油烧热,投入洋葱,炒出香味时,放入鸡肉炒匀,加入白兰地酒、牛油、白糖、胡椒粉、精盐,倒入芒果、番茄,注入适量清水,然后用勺轻轻搅几下,待熟后出锅,倒入碗内即成。

【功效】此食品具有补脾胃,益气血,生津液的功效。

芒果海虾

【原料】海虾250克,芒果200克,豌豆50克,大葱15克,姜15克,精盐2克,味精2克,料酒5毫升,湿淀粉25克,植物油适量。

【制作】海虾去皮、留尾,切半,用料酒、精盐、湿淀粉抓匀,芒果切成半长滚刀块。热勺中加植物油烧温,放入虾尾段划出。勺中留底油,放入葱、姜末烹出香味,加入芒果,精盐稍炒,加入凤尾虾、豌豆,调味,淋明油即成。

【功效】健脾开胃,轻身健体。

芒果牛奶汁

【原料】芒果300克,鲜奶300毫升,蜂蜜、碎冰各少许。

【制作】将芒果洗净,切块,放入果汁机中榨成汁;在芒果汁中加入蜂蜜、鲜奶;搅匀倒入杯中,加适量碎冰调匀即可饮用。

【功效】清肺化痰。

石榴
——能补血的红色珍珠

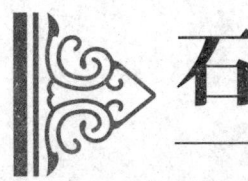

性味：性温，味甘、酸、涩。

归经：归肺、肾、大肠经。

宜食人群：消化不良、高血压、冠心病、高脂血症、胃溃疡及饮酒过度者。

忌食人群：大便干结、上火、胃炎、痢疾、糖尿病患者。

* 食疗功效

石榴的主要营养成分有糖类、脂肪、蛋白质、钙、磷、维生素B_1、维生素B_2、维生素C、苹果酸、鞣酸、生物碱等，有生津止渴、涩肠止泻、杀虫止痢的功效，且有帮助消化的作用，很适于老年人和儿童食用。自古以来，就被视为珍贵佳果。

* 食物黄金搭配

石榴＋生姜：生姜可温胃止呕，石榴有收敛止泻的功效，两者搭配适用于食欲不振、消化不良、呕吐、痢疾等病症。

石榴＋白莲蓬：石榴皮与白莲蓬一起煎水服用，能够治疗女性月经过多。

* 科学选购的方法

石榴以个大、匀称、色红者为佳。石榴有酸甜之分，甜石榴果形不规整，果皮粗糙，果顶萼片较狭小，并且合拢。酸石榴果形规整，果皮光亮，萼片宽大，并向外扩张。

* 营养师的建议

现代女性身处职场，每天过着忙碌的生活，各种身体的、精神的压力，都会成为激素分泌失调的原因。石榴含有雌激素，可以调理生理不顺等女性特有的症状。古希腊、印度和中国的人们，在遥远的古代就用石榴治疗生理不顺、子宫出血或白带等女性特有的症状。为了增加女性的魅力，女性朋友到了秋季不要忘记多吃几个石榴。

* 家庭养生厨房

石榴火龙果酸奶沙拉

【原料】石榴1个，火龙果1个，酸奶一盒。

【制作】将石榴顶部切掉，石榴下部切花刀，然后将石榴掰开，取出石榴粒。将火龙果剥皮，将果肉切成小丁，最后将酸奶倒入杯中撒上石榴粒、火龙果丁搅拌即可食用。

【功效】收敛，涩肠。主治痢疾。

石榴银耳羹

【原料】绿茶5克，干银耳10克，石榴1个，莲子30克，冰糖适量。

【制作】银耳、莲子泡开；石榴去皮，取出石榴籽，放入料理机中打成汁，过滤出石榴汁；将绿茶包放入锅中，加水煮沸片刻捞出茶叶；放入银耳，加盖煮开。放入莲子，煮到银耳、莲子软烂，出锅时，放入石榴汁、冰糖即可。

【功效】美容养颜，清热去火，补脾开胃。主治消化不良、胃热等症。

石榴苹果汁

【原料】石榴、苹果、柠檬各1个，冰块适量。

【制作】石榴去皮，留果实；苹果洗净，去核，切块。然后将苹果、石榴顺序交错地放入榨汁机中，再加入少许柠檬榨汁，并向果汁中加入少许冰块即可。

【功效】缓解便秘，调理肠胃。

番石榴西芹汁

【原料】番石榴1个，西芹1根，蜂蜜适量，凉白开300毫升。

【制作】将番石榴、西芹和蜂蜜等原料准备好；将番石榴洗干净后，切成小丁；将西芹洗净掰成小段，掰的时候去掉筋；将番石榴和西芹倒入料理机中，并加入300毫升凉白开；调入适量蜂蜜，搅拌成汁即可。

【功效】润肠通便，降压。

猕猴桃
——滋补强身的上等果品

性味：性凉、味甘。

归经：归脾、胃经。

宜食人群：食欲不振、消化不良、便秘、高血压、冠心病、心血管疾病、癌症患者。

忌食人群：脾虚便溏、风寒感冒、寒湿痢、慢性胃炎、闭经、月经过多、小儿腹泻者。

✽ 食疗功效

猕猴桃营养丰富，富含人体所需的17种氨基酸及果胶、鞣酸、柠檬酸和黄酮类物质，含有钙、磷、铁、镁、钠、钾及硫等多种微量元素，所含维生素有胡萝卜素、维生素C、维生素P等，其中以维生素C含量最多，糖类主要是葡萄糖和果糖。祖国传统医学认为，猕猴桃性味甘酸性寒，有解热、止渴、通淋、健胃的功效，适用于烦热、消渴、黄疸、呕吐、腹泻、石淋、关节痛等疾病，而且还有抗衰老的作用。

✽ 食物黄金搭配

猕猴桃 + 薏米：薏米富含氨基酸、糖类、维生素B_1等营养物质，猕猴桃可促进新陈代谢、阻断致癌物、增强体质、提高免疫力，两者搭配适合肿瘤患者食用。

猕猴桃 + 酸奶：猕猴桃和酸奶搭配食用，能为人体提供更丰富的营养成分，还可促进排便增强肠道健康。

✽ 科学选购的方法

一般优质的猕猴桃果形规则，每颗重80～140克，果形多呈椭圆形，表面光滑无皱，果脐小而圆并且向内收缩，果皮呈均匀的黄褐色，富有光泽；果毛细而不易脱落。果子切开后果心翠绿，品尝起来更是酸甜可口。

* 营养师的建议

猕猴桃不要与牛奶同食。因为猕猴桃中的维生素 C 易与蛋白质凝结成块，不但影响消化吸收，还会使人出现腹胀、腹痛、腹泻，所以食用猕猴桃后，一定不要马上喝牛奶或吃其他乳制品。另外，猕猴桃性寒，不宜多食，脾胃虚寒者应慎食，腹泻者不宜食用，先兆性流产、月经过多和尿频者忌食。

* 家庭养生厨房

猕猴桃银耳羹

【原料】猕猴桃 100 克，水发银耳 50 克，白糖适量。

【制作】将猕猴桃洗净，去皮、切片；水发银耳去杂，洗净撕片，放锅内。加水适量，煮至银耳熟，加入猕猴桃片、白糖，煮沸出锅。

【功效】润肺生津，滋阴养胃。主治烦热，消渴，食欲不振，消化不良，肺热咳嗽，痔疮等病症。

桃根炖猪肠汤

【原料】猕猴桃根 30 克，生姜 10 克，猪大肠 300 克，食盐、大蒜、葱段、味精各适量。

【制作】将猕猴桃根洗净切碎；生姜切细；猪大肠翻洗干净。猕猴桃根与生姜末、食盐等纳入猪大肠中，两头扎好，放入砂锅内，加清水适量炖煮，慢火炖至熟烂后去药渣，切成段，调味服食。每日 1 剂，分 2 次食完，连续服食 5～7 日。

【功效】清热利湿，解毒消肿。主治湿热蕴结型肠癌。

猕猴桃蜂蜜饮

【原料】猕猴桃、蜂蜜各适量。

【制作】将猕猴桃洗干净去皮，切块，放入果汁机中打成果汁。加入蜂蜜即可饮用。

【功效】此饮品有调整内分泌及新陈代谢，增进食欲，改善睡眠，补充体力，解除疲劳，稳定情绪，镇静心情的功效。适宜于情绪低落、失眠、健忘、便秘以及更年期患者常饮。

枸杞子
——令人长寿的红色宝贝

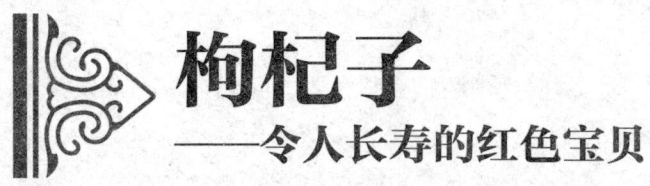

性味：性平，味甘。

归经：归肝经、肾经。

宜食人群：最适合血虚、阳虚体质的人食用。

忌食人群：外邪实热、脾胃虚所致消化不良、腹泻、性欲亢进者忌用。

★ 食疗功效

枸杞子含有胡萝卜素、维生素 B_1、维生素 B_2、烟酸、维生素 C、β-谷固醇、亚油酸、甜菜碱、钙、磷、铁等营养成分。中医认为，枸杞子具有滋肝、补肾、润肺、补虚、益精、明目、固髓、健骨等功效，适用于肝肾阴亏、腰膝酸软、头晕目眩、虚劳咳嗽、肺结核、糖尿病、慢性肝炎等症。

★ 食物黄金搭配

枸杞子 + 菊花：枸杞子与菊花相配，可以滋阴明目、清除肝火，辅助治疗眼睛干涩、视物昏花、夜盲等症，并且是夏季清凉消暑的绝佳饮品。

枸杞子 + 羊肉：枸杞子滋补肝肾、强身健体，配以温肾壮阳的羊肉，是冬季御寒的绝佳搭配。

★ 科学选购的方法

枸杞子呈椭圆扁长而不圆，呈长形而不瘦，为上品。新鲜的枸杞子因产地不同而色泽有所不同，但颜色很柔和，有光泽、肉质饱满，而被染色的枸杞子多是往年的陈货，从感观上看肉质较差、无光泽，外表却很鲜亮，颜色暗红。

★ 营养师的建议

枸杞子可直接冲泡饮用，也可以泡酒，或与桂圆（即龙眼）肉及冰糖、蜂蜜等一起制成杞圆膏，或与其他食物一起配制成药膳，如枸杞子怀山药炖猪脑、枸杞子红枣煲鸡蛋、枸杞子炖鸡、枸杞子炖羊脑等。若想改善虚弱体质，一定要长期坚持食用，才能见效。

* 家庭养生厨房

枸杞子羊归汤

【原料】羊肉500克，当归15克，姜片50克，枸杞子10克，精盐、老红糖、黄酒、八角、桂皮、羊肉汤各适量。

【制作】羊肉洗净，切成2厘米见方的小块。当归、八角、桂皮洗净，装入纱布袋，扎紧口。枸杞子洗净，泡开。砂锅内放羊肉汤、黄酒、纱布袋、羊肉、姜片，旺火烧开，撇去浮沫，加少许老红糖，放枸杞子，用小火炖约2.5小时至羊肉酥烂，取出纱布袋，用精盐调味即成。

【功效】散寒补血，健胃温脾，益寿抗衰。

牛肉枸杞子海带汤

【原料】枸杞子60克，牛肉400克，莲子20克，白酒60毫升，藕节5个、海带段25克，植物油少许，葱、姜、蒜、精盐、酱油各适量。

【制作】枸杞子泡入酒中，牛肉切小块，油烧热，放葱、姜、蒜炒出香味后放牛肉块翻炒。牛肉块变色后，加热水2000毫升煮沸，除去浮沫，加海带段、藕节，小火炖至肉菜熟软，取出藕节，加入莲子、枸杞子、白酒，烧至汤收一半时，加入精盐、酱油即成。

【功效】养肝益肾。

杞薏猪肚

【原料】枸杞子、薏米各30克，猪肚1具，姜片、料酒、精盐各适量。

【制作】将猪肚反复清洗干净，纳入枸杞子、薏米，放入砂锅内，加姜片、料酒、精盐及清水适量，大火烧沸，撇去浮沫，改用文火炖至烂熟，取出猪肚，切片食用。

【功效】补虚强身。

山竹
——清甜甘香的上帝之果

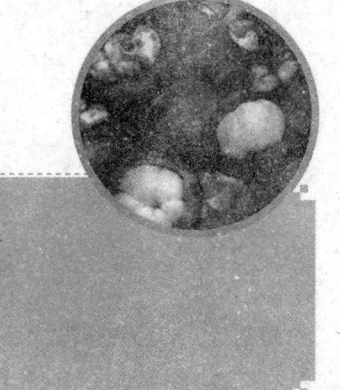

性味：性平，味甘、酸。

归经：归脾、肺、大肠经。

宜食人群：体质虚弱、营养不良、发热者。

忌食人群：糖尿病、肾病、心脏病患者。

＊ 食疗功效

山竹含有丰富的蛋白质、糖类、纤维素、维生素B_1、维生素B_2、维生素C、叶酸、柠檬酸，以及钙、铁、锌、硒、碘等矿物质元素。山竹含有丰富的蛋白质和脂类，对身体有很好的补养作用，对体弱、营养不良、病后都有很好的调养作用。现代中医认为，山竹味甘、微酸性平，具有清热去火、健脾生津、补益气血的功效。

＊ 食物黄金搭配

山竹 + 榴莲：榴莲壮阳补虚，营养丰富，但其性热而滞，容易导致身体燥热上火。而山竹为中性水果，稍偏凉，具有降燥、清凉解热的作用。两者配食则正好可以使寒热均衡，更营养更健康。

＊ 科学选购的方法

挑选山竹时一定要选蒂绿、果软的新鲜果，否则会买到"死竹"。在选购时要选果皮暗紫红色、果色新鲜、果蒂鲜绿，果皮有弹性者为佳。剥壳时注意不要将紫色汁液染在肉瓣上，因为它会影响口味。山竹以冷藏运输，购入后要冷藏在冰箱内。

＊ 营养师的建议

山竹虽然果肉雪白嫩软，滋味清甜甘香，但不可多吃，以每次3个为宜。吃山竹时不要将紫色或红色的果壳汁液染在肉瓣上，否则会影响口感，也不能沾染到衣服上，否则很难洗掉。山竹富含纤维素，但它在肠胃中会吸水膨胀，过多食用反而会引起便秘。而且山竹含糖分较高，因此肥胖者宜少吃，糖尿病者更应忌食。

＊ 家庭养生厨房

山竹哈密瓜汁

【原料】山竹2个、哈密瓜300克。

【制作】山竹去皮去籽、哈密瓜去皮去籽切小块，两种材料放入果汁机中，加冷开水200毫升，拌匀即可。

【功效】经常食用山竹哈密瓜汁可以起到益智醒脑、改善健忘的作用。

山竹生菜沙拉

【原料】山竹2个、番茄1个，苹果1个，生菜1棵，沙拉酱。

【制作】山竹去皮去籽、番茄切薄片、苹果去皮切片、生菜洗净。所有材料混合拼盘，淋上沙拉酱即可。

【功效】经常食用山竹生菜沙拉可以净化血液、降低胆固醇，对养生保健特别有利。

山竹汤

【原料】山竹1000克（去壳），猪月展（猪小腿瘦肉）100克，金银花25克，甘菊花15克，金钱草15克，蜜枣8颗。

【制作】金银花、甘菊花、金钱草洗净之后用布包装好。猪月展加山竹、蜜枣、药包一起加水2500毫升，煲3小时即可。2～3日服1次。

【功效】清热、润肤、解毒，用老火煲则可降低大寒汤性。对现时营养过剩而燥火重的青年人有很好食疗效果，尤其适合养颜美肤。

柿子
——护卫心脏的晚秋佳果

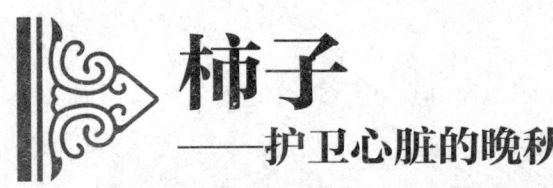

性味：性寒，味甘、涩。

归经：归肺经。

宜食人群：高血压、大便干结、甲状腺患者及长期饮酒者。

忌食人群：脾胃虚寒、消化不良、泄泻、便溏、外感风寒、胃动力低下。

*食疗功效

柿子营养较为丰富，含蛋白质、脂肪较少，糖类较多，还有淀粉、果胶、单宁酸、多种维生素和多种无机盐，其中尤以维生素C和碘的含量较多，还有瓜氨酸、柿胶酚及钙、磷、铁等矿物质。祖国传统医学认为，柿子味甘涩，性寒，有清热去燥、润肺化痰、软坚、止渴生津、健脾、治痢、止血等功能，可以缓解大便干结、痔疮疼痛，或出血、干咳、喉痛、高血压等症。

*食物黄金搭配

柿子+黑豆：柿子如果与黑豆搭配食用，不仅能清热解毒、降压止血，还可生津润肺，对痔疮出血、便秘、尿血等症有良好的食疗效果。

柿子+蜂蜜：柿子含有丰富的碘，如果与蜂蜜搭配食用，有利于防治碘缺乏，对地方性甲状腺肿大有一定的食疗作用。

*科学选购的方法

脱涩的软柿子以色泽金黄鲜亮，表面光滑、完整、不萎缩的为上品；脱涩的硬柿子以色泽青黄，有光泽，爽脆不软，表面无黑斑的为上品。

*营养师的建议

柿子虽然香甜，但不可空腹吃柿子。柿子含有大量的鞣酸，人在空腹时一次性大量食入柿子后，由于空腹时胃内没有食物与胃酸发生作用，胃酸就会与鞣酸形成一层胶冻状的不易消化的物质，并包裹其他食物纤维和残渣，形成不溶于水、不能够被消化的块状物，即胃柿结石。建议每次吃柿子最好不要超过200克。

* 家庭养生厨房

柿子油饼

【原料】柿子2个，面粉、豆沙馅各100克，植物油适量。

【制作】柿子洗净，去皮、蒂，果肉盛入碗中，加入面粉，揉成面团，盖上保鲜膜，饧发15分钟。取出饧好的面团，切成剂子，搓圆后按扁，包入豆沙馅，收口捏紧，做成柿子饼坯。平底锅放植物油烧热，放入柿子饼坯，盖上锅盖，中小火煎至两面金黄即可。代主食吃。

【功效】降压降脂。主治高血压。

夹心柿饼

【原料】柿饼6只，青黛18克，绿豆沙15克。

【制作】先将柿饼去蒂洗净，上笼蒸30分钟。取出，待冷却后，去除柿棱，逐个纳入青黛和绿豆沙，复上笼蒸5分钟，每晚睡前服1个，连服6天。

【功效】清肺止咳，凉血止血。主治肺热咳嗽，痰中带血等病症。

柿饼粥

【原料】柿饼3个，粳米100克，冰糖10克，冷水1000毫升。

【制作】柿饼洗净，切成1厘米见方的小丁；粳米淘洗干净，用冷水浸泡半小时，捞出沥干水分。锅中加入冷水，将粳米、柿饼丁放入，先用旺火烧沸，再改用小火熬煮成粥。粥内加冰糖调味，再稍焖片刻即可。

【功效】清热去燥，润肺化痰。

柿子胡萝卜糊

【原料】柿子2个，胡萝卜500克，鸡汤1000克，盐、胡椒粉各适量。

【制作】柿子去皮，取瓤备用；胡萝卜切块备用。鸡汤挤入胡萝卜，大火煮开，转文火煮20分钟，倒入料理机，加入柿子，打成均匀的糊状。再次倒回锅中，大火煮开，加盐、胡椒粉调味即可。

【功效】益肝明目，提高机体免疫力。

杨梅
——养颜的千金之果

性味：性平，味甘、酸。

归经：归肺、胃、脾经。

宜食人群：高血压者，中风患者，阴虚体质者，下痢不止者。

忌食人群：糖尿病患者，胃酸过多者、上火者、胃溃疡患者、痛经者。

＊食疗功效

杨梅含有丰富的维生素 C、B 族维生素、铁质、葡萄糖、果糖、柠檬酸、苹果酸、草酸等物质，可营养机体，并可增强胃酸分泌。中医认为，杨梅有生津解渴、和胃消食、止呕止痢、止血等功效，可用于中暑、伤食、醉酒、呕吐、泻痢、外伤、溃疡等症。

＊食物黄金搭配

杨梅＋荸荠：两者均营养丰富，而且荸荠有药用价值，同食，更有益于身体，而且对铜中毒有一定的疗效。

杨梅＋绿豆：煮绿豆粥时加些杨梅，可起到清热解毒、健脾开胃的效果，是夏季防暑养生的美味佳肴。

＊科学选购的方法

杨梅有紫、白、红 3 个品种，紫色的最佳，红色的次之，白色的最差。杨梅以色泽鲜艳、果实饱满、表面干燥扎手的为佳。肉质酸软，有出水迹象的属下品。

＊营养师的建议

刚采摘下来的杨梅虽然晶莹诱人，但是却不能直接食用，这是因为杨梅的果肉中容易生寄生虫。最好在盐水中浸泡 20 分钟，然后用清水清洗干净再食用。杨梅宜蘸少许盐食用，有止渴、活血、消痰、涤肠胃的效果。也可鲜食，酸甜可口。还可加工成罐头、梅干、果脯、果酱、果汁等，也可制杨梅酒。

* 家庭养生厨房

杨梅甜酒

【原料】新鲜杨梅800克,冰糖50克。

【制作】杨梅洗净后加入冰糖,共同捣烂放入瓷罐中,自然发酵1周后成酒,用纱布滤汁(若甜度不够可加适量冰糖),再置锅中煮沸,停火冷却后,装瓶密封保存。越陈久者越好,随量饮用。

【功效】此酒具有清解暑热,祛湿止泄的功效,可用于预防中暑及治疗暑热泄。

杨梅肉丸

【原料】猪肉350克,杨梅汁75克,鸡蛋1个,面包屑20克,食醋10毫升,精盐1.5克,白糖30克,湿淀粉15克,精制植物油750毫升(实耗约50毫升)。

【制作】先将猪肉洗净剁成泥状,打入鸡蛋,加精盐和水100毫升,搅至上劲时放面包屑拌匀即成馅。炒锅上火,放油烧至五成热,将肉馅挤成杨梅大小的圆球,下锅炸至肉丸浮起,呈金黄色时倒入漏勺控油。炒锅上火,放入白糖、食醋、杨梅汁和清水100毫升,待烧开溶化时,用湿淀粉勾稀芡,随即将肉丸倒入锅中滚匀,淋上热油,出锅即成。

【功效】消食开胃,强身健体。主治消化不良等症。

杨梅瘦肉粥

【原料】粳米100克,杨梅、猪瘦肉各50克,葱末、姜末各少许,精盐、味精各1/3小匙,料酒2大匙。

【制作】将杨梅用清水冲洗干净;粳米反复淘洗干净,除去杂质,放入清水中浸泡1小时备用。将瘦肉洗净,切成碎粒,下入沸水锅中,加入料酒焯烫一下,捞出沥干水分备用。将粳米、杨梅、瘦肉、葱末、姜末一同放入砂锅中,加入适量清水,旺火烧沸后转小火煮至粥成,再加入精盐、味精调匀,出锅装碗即成。

【功效】生津解渴,消食去腻。

山楂
——开胃的长寿之品

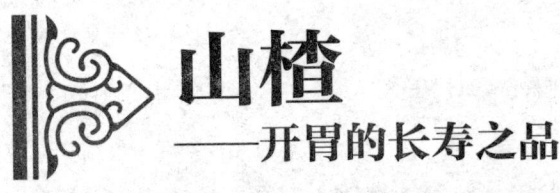

性味：性微温，味甘、酸。

归经：归脾、胃、肝经。

宜食人群：消化不良、心血管疾病、癌症、肠炎患者。

忌食人群：孕早期妇女、儿童、胃酸分泌过多者、病后体虚及患牙病者。

＊食疗功效

山楂含有酒石酸、枸橼酸、皂苷、果糖、维生素C、维生素B族、烟酸、钙、铁、硒、黄酮类等营养成分，其中维生素C的含量在水果中仅次于红枣和猕猴桃；胡萝卜素和钙的含量也很高。祖国传统医学认为，山楂味酸、甘，性微温，有消食健胃、行气活血、止痢降压的功效，适用于肉食积滞、小儿乳食停滞、胃脘腹痛、瘀血经闭、产后瘀阻、心腹刺痛、疝气疼痛、高脂血症等。

＊食物黄金搭配

山楂＋糯米：山楂加糯米制成山糯粥，能开胃消食、化滞消积、活血化瘀、收敛止痢，适于食积腹胀、消化不良、腹痛泄泻者食用。

山楂＋核桃仁＋白糖：三者一起制成汁饮用，能够健脑，还可以滋阴补肾，改善泌尿系统的不良症状。

＊科学选购的方法

优质的山楂个大均匀，果皮深红鲜艳，黄褐色果点明显，有香气，无虫眼、损伤和皱皮现象。

＊营养师的建议

山楂虽然是佳果良药，但是食用也要适量，吃完山楂后还要注意及时漱口。下面介绍山楂的几种妙用：如果在炖肉的时候放一点山楂，肉可以很快炖得酥烂；炖老鸡鸭时，可放三四枚山楂或山楂片，这样鸡肉易烂；炖羊肉时，锅内放半包山楂片，即可除去羊膻味；取山楂适量，生吃或者泡糖水吃，可治疗消化不良、高血压、冠心病和高脂血症等病。

* 家庭养生厨房

山楂瘦肉汤

【原料】山楂100克，猪瘦肉200克，红枣10克，清汤、葱段、姜片、黄酒、精盐、味精各适量。

【制作】山楂去核，入沸水锅焯水；猪肉洗净，切成厚片，入沸水锅焯水后洗净。砂锅中加入清汤、山楂、猪肉、红枣、葱段、姜片、黄酒，烧沸后撇去浮沫，加盖炖1小时至肉熟烂，加入精盐、味精。

【功效】开胃消食，降脂降压。主治消化不良、高血压、高脂血症等。

山楂当归粥

【原料】山楂6克，当归、肉桂、陈皮各3克，粳米100克，红糖适量。

【制作】山楂洗净，去核；当归、肉桂、陈皮分别洗净；粳米淘净。锅内放入山楂、当归、肉桂、陈皮，加适量清水，煎成浓汁，去渣取汁，备用。砂锅内放入粳米，加适量水，煮至粥将熟，调入浓汁及红糖，煮沸即可。每日1~2次。

【功效】杀菌消毒。主治慢性非典型菌痢。

山楂兔肉汤

【原料】兔肉300克，山楂30克，枸杞子15克，怀山药30克，大枣10枚，调料适量。

【制作】将兔肉洗净切块，山楂、枸杞子、怀山药、大枣洗净，共置锅内，加水炖至烂熟。调味食用。每日1剂。

【功效】滋阴补血，活血化瘀。主治肝肾阴虚、心血瘀阻型冠心病。

红枣
——养生的天然维生素丸

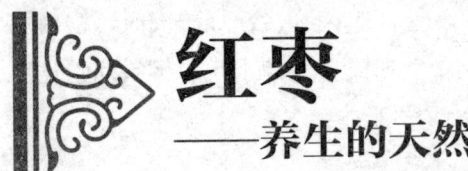

性味：性温，味甘。

归经：归脾、胃、心经。

宜食人群：胃虚食少、脾虚便溏、气血不足、营养不良、心慌失眠、神经衰弱者。

忌食人群：痰浊偏盛、肥胖、牙齿疼痛、急性肝炎、糖尿病患者。

＊ 食疗功效

大枣营养丰富，富含蛋白质、脂肪、糖类、胡萝卜素、B族维生素、维生素C、维生素P，以及磷、钙、铁等多种营养成分，其中维生素C的含量在果品中名列前茅，有"维生素丸"之美称。中医认为，枣子有益气补血，健脾胃，润心肺，缓阴血，生津液，悦颜色，通九窍，助十二经及和百药的功效。可用于改善脾气虚，症见食少便溏、倦怠无力等；血虚萎黄，妇女血虚脏躁，证见神志不安、心悸失眠、形瘦舌淡、食欲不振等；咳烈，药伤及脾胃等。

＊ 食物黄金搭配

红枣＋栗子：红枣若与栗子搭配食用，既可补血生津、健脾安神，又可益气养胃、健脑补肾、强筋活血、消肿止血。

红枣＋核桃：红枣若与核桃同时食用，可为人体提供全面的营养，保护心血管、抑制癌细胞、降低肠胃对胆固醇的吸收。

＊ 科学选购的方法

选购鲜枣，以果皮光滑新鲜、肉质厚脆、有香甜气味的为佳。表皮绿色发暗的还没成熟，而带有紫红色的条斑的是成熟得太久了，都不适合生吃。如果表皮萎缩瘪皱，可能已经开始腐烂变质，不要购买。

营养师的建议

大枣营养价值高,有益气养血、养胃健脾的作用,是很好的民间滋补佳品。食用大枣的方法多样,但食用时要注意适度。大枣有甘缓作用,体现在助热或助湿生痰上。如果食用过多,会加重咳嗽胸闷患者的病情,还极易引发腹泻和肠胃不适,造成别的病变。

家庭养生厨房

糯米红枣开口笑

【原料】糯米粉100克,红枣200克,白糖30克。

【制作】红枣洗净,一边切开取出核;糯米粉加点白糖,加水揉成团待用。揉好的糯米粉团,搓成长条,嵌入红枣中间。待全部红枣嵌入糯米粉条后,均匀码放盘中,上锅蒸熟。

【功效】健脾益胃。主治脾胃虚弱。

花生红枣瘦肉汤

【原料】花生100克,红枣10克,猪瘦肉250克,清汤、葱段、姜片、黄酒、精盐、味精各适量。

【制作】花生洗净;红枣去核;猪肉洗净,切成块,入沸水锅焯水后洗净。汤锅中加入清汤、葱段、姜片、黄酒、花生、红枣和肉块,烧沸后撇去浮沫,加盖炖1小时至猪肉熟烂,加入精盐、味精,拣去葱段、姜片即可。

【功效】补气补血,补益健体。

芹菜大枣车前粥

【原料】芹菜150克,大枣9枚,粳米100克,车前草20克。

【制作】将芹菜洗净,切成碎末;大枣、粳米去杂,洗净;车前草洗净,用干净纱布包好,备用;锅内加水适量,放入粳米、大枣、车前草袋煮粥;八成熟时加入芹菜末,再煮至粥熟,拣出车前草袋,即可食用。每日2次,连服5~7天。

【功效】芹菜有平肝祛风、解热利湿、养神益力等功效;大枣有补中益气、养胃健脾等功效;车前草可清热利尿,适用于膀胱炎。

核桃
——营养丰富的益智果

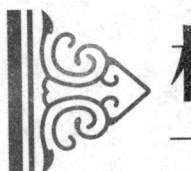

性味：性温，味甘。

归经：归肾、肺、大肠经。

宜食人群：大便干结、虚喘、动脉硬化患者食用，适宜小儿、老年人及脑力劳动者。

忌食人群：腹泻、阴虚火旺、痰热咳嗽、便溏腹泻、素有内热盛及痰湿重者。

✻ 食疗功效

核桃含有丰富的脂肪、蛋白质、糖类、钙、磷、铁、锰、锌、钾，以及维生素 A、维生素 B_1、维生素 B_2、烟酸、维生素 C、维生素 E 等成分，是滋补强壮佳品。传统医学认为核桃味甘性平、无毒，具有补气益血、润燥化痰、温补肾肺、定喘、健胃润肠，以及治腰腿酸软、肾虚咳嗽、阳痿遗精等功效。

✻ 食物黄金搭配

核桃 + 红枣：红枣和核桃搭配同食可为人体提供全面营养，具有养颜乌发的功效。

核桃 + 芹菜：芹菜有利尿、降压、明目的功效，核桃营养十分丰富，两者搭配适用于高血压和产后便秘。

✻ 科学选购的方法

核桃仁以形状肥大丰满、完整、质干、色泽黄白者为佳；暗黄色次之；褐黄色者最次；带深褐色斑纹的"虎皮核桃"质量也不好。如果核桃仁呈黑褐色，有哈喇味，说明已经变质了，不要购买。

✻ 营养师的建议

核桃仁既可以生食、炒食，也可以榨油、配制糕点、糖果等。核桃仁含有较多脂肪,一次不宜吃得太多,否则会影响胃肠消化功能。核桃仁表面的褐色薄皮,食用时尽量不要剥掉,以免营养损失。

* 家庭养生厨房

核桃瘦肉汤

【原料】核桃仁 100 克,芡实 50 克,山药 25 克,猪腿肉 100 克、精盐适量。

【制作】上述材料洗净,沥干水。猪腿肉放入滚水中大火煮 3 分钟,取出洗净切块。加适量清水大火煮沸,放入猪腿肉、核桃仁、山药、芡实、姜 1 片,中火煮约 40 分钟,下少量精盐调味即可。

【功效】具有益肾、壮骨、补虚的功效。适用于体虚无力、骨质疏松等症的辅助食疗。

核桃鸡丁

【原料】核桃仁 40 克,鸡肉 300 克,植物油 100 毫升,鸡蛋 1 个,精盐 1 克,生姜 10 克,葱白 15 克,湿淀粉 25 毫升,麻油 5 毫升,味精 1 克,料酒 5 毫升。

【制作】将核桃仁用温水泡一会儿,剥去外膜皮,姜、葱切丝,鸡肉洗净切丁,用精盐、味精、料酒、鸡蛋清、湿淀粉调匀浆好。将炒锅里放植物油,先将核桃仁炸熟,捞出后放入浆好的鸡丁熘熟透,捞出。锅内留油少许,放入姜、葱丝煸香,放入鸡丁,用湿淀粉汁勾芡,并投入炸香的核桃仁,呈透明时即可。

【功效】补虚,强身,壮骨。主治阳痿、早泄、骨质疏松等。

黑豆核桃泥

【原料】黑豆、核桃仁各 300 克,牛奶、蜂蜜各适量。

【制作】将黑豆淘洗干净,放在锅中用小火炒熟,待冷却后研为细末。将核桃仁用小火炒至微焦,搓落表皮,冷却后研为细粉。把黑豆粉、核桃仁粉混合,加入牛奶、蜂蜜,搅拌均匀,存入密封罐中,每日食用。

【功效】补肾润燥,解表清热,活血明目。适用于眼疲劳患者。

花生
——高营养的"绿色牛乳"

性味：性平，味甘。
归经：归脾、肺经。
宜食人群：营养不良、食欲不振、咳嗽、高血压、冠心病患者及产后缺乳者。
忌食人群：体寒湿滞、内热上火、口腔炎、血黏度高或有血栓者及胆病患者。

* 食疗功效

花生内含有丰富的蛋白质、脂肪、维生素 B_1、烟酸、维生素 E、维生素 B_2、生物素、卵磷脂及矿物质等成分。中医认为，花生味甘性平，具有养血健脾、润肺化痰、润肠通便、止血通乳的功效，适用于治疗燥咳痰喘、脾胃失调、营养不良、乳汁缺乏、贫血、便秘等病症。

* 食物黄金搭配

花生+红枣：将花生连红衣一起与红枣配合使用，既可补虚，又能止血，最适宜身体虚弱的出血患者。

花生+猪蹄：花生和猪蹄均有补虚养血、下乳之功，两者搭配，非常适宜妇女产后气血虚、乳少者食用。

* 科学选购的方法

优质花生果荚呈土黄色或白色，果仁呈各不同品种所特有的颜色，色泽分布均匀一致；优质花生带荚花生和去荚果仁均颗粒饱满、形态完整、大小均匀，子叶肥厚而有光泽，无杂质；优质花生具有花生特有的清香味。

* 营养师的建议

很多人吃花生时，外面的红皮都扔掉，这样做是非常可惜的。花生的红衣一直都是一种药材，它具有止血的作用，能够增加血小板的数量。正因如此，建议有血栓形成危险的人最好把这层红皮去掉再吃,而那些有出血危险的人则应当带着红皮吃花生。研究证明,这层红皮的活性作用还有很多,比如抗氧化作用,抑制糖尿病患者体内的糖化作用,还有较弱的抗艾滋病病毒效用。

* 家庭养生厨房

五香花生

【原料】带壳花生500克,蒜10克,花椒、大料、茴香各5克,桂皮3克,盐15克。

【制作】花生洗净,将每个花生尖捏开一点小口,放入盆内,加入盐、花椒、大料、茴香、桂皮,加入适量开水,水量以浸没花生为度。蒜剥去蒜衣,洗净拍碎,放入泡花生的盆中,充分搅拌,使盐溶化,浸泡一昼夜。花生连同盐水、香料一起倒入锅中,置旺火上煮开,改用中火煮半小时。煮好的花生捞出沥干水分,晾凉至八成干即可。

【功效】开胃消食。

红枣花生衣汤

【原料】红枣50克,花生米100克,红糖适量。

【制作】红枣洗净,用温水浸泡,去核;花生米略煮一下,冷后剥红衣;将红枣和花生红衣放在锅内,加入煮过花生米的水,再加适量的清水,用旺火煮沸后,改为小火煮半小时左右;捞出花生衣,加红糖溶化,收汁即可。

【功效】本汤具有强体益气,补血止血的功效。适用于气血两虚所致的纳差食少,短气乏力及各种出血病症。

花生炖猪蹄

【原料】猪蹄1只,花生仁100克,生姜10克,冬菇15克。盐8克,鸡粉2克,料酒3克,胡椒粉少许。

【制作】将猪蹄处理干净,剁成块,花生仁用温水泡透,生姜切成片,冬菇去蒂洗净。锅内烧水,待水开后,投入猪蹄块,用中火煮尽血水,捞起待用。取炖盅一个,加入猪蹄块、花生仁、生姜、冬菇,调入盐、鸡粉、胡椒粉、料酒,注入适量清汤,加盖,炖约2小时后即可食用。

【功效】美容养颜,催乳。

杏仁
——轻身不老的皇家贡品

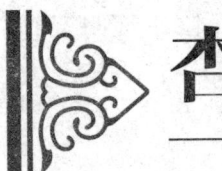

性味：性平，味甘。

归经：归肝、大肠经。

宜食人群：体虚久咳、虚喘、女子白带、男子遗精、心脑血管疾病、老年痴呆患者。

忌食人群：实热体质、小儿不宜多食。

* 食疗功效

杏仁是一种营养丰富的健康食品，富含蛋白质、脂肪、糖类、胡萝卜素、B族维生素、维生素C、维生素P，以及钙、磷、铁等多种营养成分。中医认为甜杏仁，味道微甜、细腻，多作为休闲食品，具有润肺、止咳、滑肠等功效，对干咳无痰、肺虚久咳等症有一定的缓解作用；苦杏仁多作药用，具有润肺、平喘的功效，对于因伤风感冒引起的多痰、咳嗽、气喘等症状疗效显著。

* 食物黄金搭配

杏仁+番茄：杏仁所含的丰富维生素E能有效延缓皮肤衰老，使皮肤清洁亮丽、富有光泽和弹性。番茄富含丰富的维生素C，具有美白、去痘作用。

杏仁+桔梗：两者同食具有宣肺、止咳、降气祛痰的作用，适用于咳嗽、多痰、便秘等症。

* 科学选购的方法

选购杏仁时应选颗粒大、均匀、饱满、有光泽的。杏仁上的小洞是被虫蛀了，白花斑为霉点，这种杏仁不能食用。

营养师的建议

杏仁具有很高的药用、食用价值,但也不可以大量食用。苦杏仁含有毒物质氢氰酸,甜杏仁也含有这种物质,过量服用可致中毒。所以,食用前必须先在水中浸泡多次,并加热煮沸,减少以至消除其中的有毒物质。产妇、幼儿、实热体质的人,不宜吃杏仁及其制品。

家庭养生厨房

杏仁拌三丁

【原料】西芹100克,杏仁50克,黄瓜80克,胡萝卜20克,精盐2克,味精1克,香油2克。

【制作】杏仁洗净;黄瓜、西芹、胡萝卜均洗净切成丁;锅内倒水烧开,放入杏仁、西芹、胡萝卜丁焯一下,捞出冲凉;加入黄瓜丁、精盐、味精、香油拌匀即可。做这道菜宜选用嫩西芹,洗之前要先去筋,将西芹、胡萝卜用开水焯一下,可以保持鲜脆。

【功效】此菜具有降压、清热解毒、止咳平喘的功效。

杏仁山楂粥

【原料】杏仁10克,山楂糕10克,糯米100克,冰糖10克,冷水1200毫升。

【制作】将杏仁用豆浆机制成杏仁浆;山楂糕切成丁。糯米淘洗干净,提前用冷水浸泡3小时,沥干水分备用。锅中加入冷水,烧沸后将糯米、杏仁浆放入,煮半小时后加入冰糖,食用时撒入山楂糕丁即可。

【功效】滋阴润燥,开胃消食,防癌抗癌。

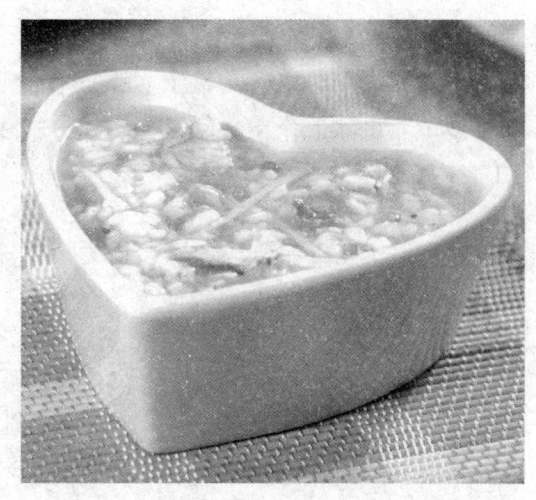

板栗
——强身健体的干果之王

性味：性温，味甘。

归经：归胃、肾经。

宜食人群：咳嗽、发热、肾虚、大便溏泻、骨质疏松、冠心病、动脉硬化患者。

忌食人群：消化不良、腹胀、糖尿病患者。

＊食疗功效

栗子的蛋白质、脂肪含量较高。此外，它还含有丰富的胡萝卜素、维生素C、维生素B_1、维生素B_2、烟酸等多种营养素，以及钙、磷、钾等矿物质。祖国传统医学认为，栗子性味甘温，具有养胃、健脾、补肾、壮腰、强筋、活血、止血和消肿等功效，适用于肾虚所致的腰膝酸软、腰脚不遂、小便多和脾胃虚寒及外伤骨折、瘀血肿痛、皮肤生疮和筋骨痛等症。

＊食物黄金搭配

栗子+鸡肉：栗子和鸡肉搭配，荤素相宜，具有养胃、健脾、补肾、壮腰、强筋、活血等功效，适合身体羸弱者食用。

栗子+糯米：栗子与糯米煮粥同食，具有健脾胃、强筋骨、益血气的功效，适合老年人机能退化所致的胃纳不佳、腰膝酸软无力者服食。

＊科学选购的方法

优质生栗子果实饱满，颗粒均匀，色泽正常，无虫眼，无霉烂；如果栗子有风干皱皮，颜色变暗发褐的现象，并且用手捏时感到果实空软或僵硬，就不要购买了。

＊营养师的建议

专家建议吃糖炒栗子最好不要吃开口的。因为正规的糖炒栗子应该用麦芽糖和精制植物油来炒,但有些不法摊贩用糖精钠和劣质油炒栗子。这样,栗子开口部分会粘上糖汁,另外,焦炭等杂质也会渗进栗子的开口部位,既不健康又不卫生。而且在吃栗子进补的时候,要避免吃得太多,尤其是糖尿病患者,以免影响血糖的稳定。

* 家庭养生厨房

板栗乳鸽

【原料】嫩乳鸽1只,胡萝卜、板栗、生姜、料酒、精盐各适量。

【制作】嫩乳鸽1只洗净内脏;胡萝卜去皮切块;生姜去皮切片;烧锅加水,待水开后下入乳鸽,煮去其中血水,捞起待用。把乳鸽、胡萝卜、板栗、生姜、料酒放入煲内,注入清汤,用中火煲约1小时后,再调入精盐、味精、胡椒粉,再煲5分钟即可。

【功效】板栗可养气活血,补肾强腰;而乳鸽也是上好的滋补品,具有滋补益气、强健身体的作用。板栗和鸽子同属性温食品,一起烹制食用,对肾阳虚有很好的辅助疗效。

栗子瘦肉羹

【原料】栗子250克,猪瘦肉500克(切块),精盐、红糖、酱油、食油、酱、花椒各适量。

【制作】栗子和猪瘦肉用食油、酱、花椒、精盐炒过。加酱油、红糖炒匀,沸水焖煮至栗熟即成。分次食用。

【功效】强身健体,促进消化。主治脾胃虚弱。

桂圆栗子粥

【原料】栗子10颗,桂圆肉15克,粳米100克,白糖10克,冷水1000毫升。

【制作】粳米淘洗干净,用冷水浸泡半小时,捞出沥干水分。栗子剥壳后用温水浸泡3小时,去皮备用。锅中加入冷水,将粳米和栗子放入,先用旺火烧沸,然后转小火熬煮45分钟。放入桂圆肉和白糖拌匀,煮约10分钟,煮至粥稠即可。

【功效】补虚强身,滋阴壮阳。

腰果
——返老还童的青春果

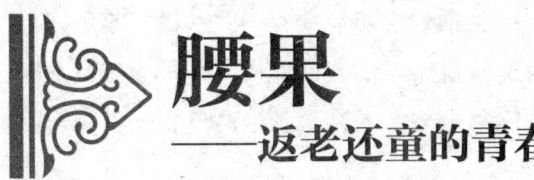

性味：性平，味甘。

归经：归肾、肺、大肠经。

宜食人群：食欲不振、心衰、下肢水肿、夜盲症、动脉硬化、心血管疾病患者。

忌食人群：肝胆功能严重不良者。

☀ 食疗功效

腰果营养丰富，含有糖类、蛋白质、膳食纤维、脂肪、胡萝卜素、维生素B_1、维生素B_2、维生素E、钙、锌、锰、镁、硒、钾、铁等。腰果有降压、益颜、延年益寿、利尿降温之功效，能治便秘、风湿性关节炎、高血压、尿结石等症。

☀ 食物黄金搭配

腰果+虾仁：腰果和虾仁搭配食用，可减少血液中胆固醇含量，防治动脉硬化，保护心血管系统，还能扩张冠状动脉，预防高血压及心肌梗死。是心血管疾病患者的食疗佳品。

大蒜+腰果：腰果含有维生素B_1，与大蒜同食，有助于消除疲劳，帮助集中注意力，同时具有护肤效果。

☀ 科学选购的方法

挑选外观呈完整月牙形，色泽白，饱满，气味香，油脂丰富，无蛀虫、斑点者为佳；而有黏手或受潮现象者，表示鲜度不够。

☀ 营养师的建议

腰果中的脂肪含量高达47%，肥胖的人一定要适当控制用量，避免吃得太多。腰果含丰富油脂，胆囊疾病和肠炎腹泻患者不宜吃腰果。与榛子、核桃、杏仁等其他坚果相比，腰果含糖量比较高，糖尿病患者不可多吃腰果。此外，腰果含有多种过敏原，过敏体质的人吃腰果时一定要多加注意。

＊家庭养生厨房

莲薏腰果羹

【原料】腰果、莲子、茯苓、薏米、芡实、藕粉各50克，糯米100克，白糖适量。

【制作】腰果、莲子加水煮熟，捞起沥干；茯苓、薏米、芡实、糯米加水煮软，放入果汁机中打成糊。将腰果、莲子加入米羹中，加白糖拌匀。藕粉加适量温水调匀，加入米羹拌匀即可。

【功效】补润五脏、安神，适用于神经衰弱而失眠者。

腰果西兰花

【原料】西兰花250克，腰果150克，胡萝卜100克，盐3克，味精2克，白糖2克，花生油25毫升，豌豆淀粉5克。

【制作】将西兰花洗净切块，胡萝卜切片备用；锅内添水烧开，放入西兰花、胡萝卜煮沸，捞出备用。炒锅注油烧至三四成热，放入腰果，炸至金黄色取出待用。锅留少许油烧热，放入西兰花、胡萝卜煸炒，加入盐、味精、白糖及适量水，烧开用湿淀粉勾芡，再放入腰果略炒，出锅即可。

【功效】养颜润肤。

腰果拌西芹

【原料】西芹250克，腰果50克，盐2克，味精1克，麻油10毫升。

【制作】将西芹去根、叶洗净，切成菱形片；放入开水锅中烫，待水再次开时，捞出沥水；将腰果用麻油炸至浅黄色捞出，凉透；将西芹与精盐、味精、凉透的麻油拌匀，撒上腰果即成。

【功效】润肠通便，美容养颜。

莲子
——安神助眠的脾之果

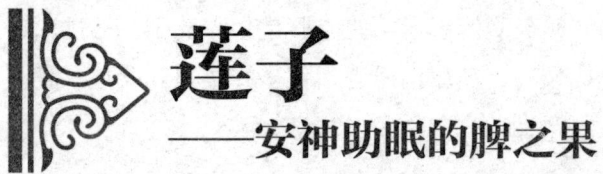

性味：性平，味甘、涩。
归经：归脾、肾、心经。
宜食人群：体质虚弱、心慌、口舌生疮、失眠多梦者。
忌食人群：便秘、腹部胀满之人忌食。

＊食疗功效

莲子营养丰富，含蛋白质、脂肪、糖类、维生素B_1、维生素B_2、维生素C、维生素E，并含钙、磷、铁、钾、锰、锌等。中医认为，莲子清心醒脾，补脾止泻，养心安神明目、补中养神，健脾补胃，止泻固精，益肾涩精止带，滋补元气。适宜于心烦失眠，脾虚久泻，大便溏泄，久痢，腰疼，男子遗精，妇人赤白带下，还可预防早产、流产、孕妇腰酸。

＊食物黄金搭配

百合＋莲子：莲子百合煲粥是一个极富营养的搭配，可润燥养肺、滋补强身，还可治疗神经衰弱、心悸、失眠等。

莲子＋红枣：红枣滋补胃、益气养血，莲子清心、滋养、安神，两者搭配食用，适宜工作压力大、长期疲劳过度、作息不规律者食用。

＊科学选购的方法

优质莲子外观上有一点自然的皱皮或残留的红皮，颗粒饱满，个头不大；劣质莲子刀痕处有膨胀；优质莲子煮过后有清香味，膨胀较大；优质莲子含水少，生吃时脆砰脆砰地响，具有莲子的清香，甜中带微苦（如果没有去莲心，就会有莲心的苦味）。

* 营养师的建议

莲子作为保健药膳食疗时,一般是不弃莲子芯的。莲子芯是莲子中央的青绿色胚芽,味苦,有清热、固精、安神、强心之功效,将莲子芯2克用开水浸泡饮之,可治疗高烧引起的烦躁不安、神志不清和梦遗滑精等症,也用于治疗高血压、头昏脑胀、心悸失眠。

* 家庭养生厨房

莲子老鸭汤

【原料】莲子100克,老鸭肉块500克,葱段、姜片、料酒、精盐、味精、色拉油各适量。

【制作】莲子洗净;鸭块入沸水锅焯水,用清水洗净。油锅烧热,放入葱段、姜片稍煸炒,加入水、鸭块、莲子、料酒。烧沸后撇去浮沫,加盖炖2小时至鸭肉熟烂,加入精盐、味精,拣去葱段、姜片即可。

【功效】清热,滋养补虚。

莲子龙须猪肉汤

【原料】莲子40克,腐竹100克,龙须菜45克,猪瘦肉100克,味精少许。

【制作】将腐竹、龙须菜水发后,切细,猪瘦肉洗净切片,同莲子共入锅,加水适量煮汤,煮熟后调入味精即成。每日分2次食完,连用20~30日。

【功效】此汤富含蛋白质,有清热理肠、降压降脂之功。

菱角莲子红枣羹

【原料】鲜菱角200克,干莲子30克,金丝小枣6颗,藕粉、白糖各适量。

【制作】鲜菱角洗净,去壳,一剖为二,干莲子涨发后去芯;金丝小枣用清水涨发好;藕粉加入适量清水调匀;净锅上火,掺入清水,下入菱角、莲子、金丝小枣及白糖,烧开后转小火煮至原料成熟,改大火,勾入藕粉呈米汤芡状,离火起锅装碗即成。

【功效】补血养颜,滋阴润燥。

榛子
——能抵抗衰老的坚果

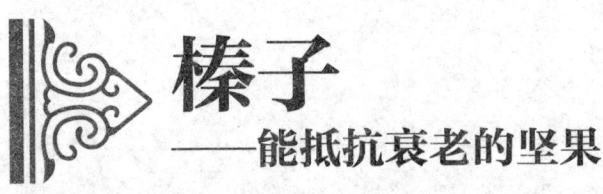

性味：性平，味甘。
归经：归脾、胃经。
宜食人群：体倦乏力、眼花、身体消瘦、糖尿病、高血压、癌症患者。
忌食人群：肝胆功能不佳者。

✳ 食疗功效

榛子营养丰富，果仁含有丰富的蛋白质、脂肪、糖类外，胡萝卜素、维生素A、维生素C、维生素E、维生素B_1、铁、锌、磷、钾等营养素的含量也十分可观。榛子有补脾胃、益气、明目、健行的功效，并对消渴、盗汗、夜尿频多等肺肾不足之症颇有益处。

✳ 食物黄金搭配

榛子＋粳米：粳米和榛子搭配煮粥，具有健脾开胃的功效，适用于体虚瘦弱、食欲不振等患者。健康人食用能宽肠胃、益气力。

榛子＋莲子：两者搭配食用，不但能有效地抗癌防癌，还能降糖降压，适宜高血压、糖尿病和癌症患者食用。

✳ 科学选购的方法

榛子以粒大饱满、色泽洁净光亮、空壳少、坏仁少、无蛀虫者为佳。如果仁肉萎黄并有异味，说明已经变质，不要购买。

✳ 营养师的建议

榛子炒熟后可直接食用，也可用来配制糕点和糖果。榛子与粳米等谷类一起煮粥，可起到营养互补的作用。榛子不宜一次吃太多，每次食用量以20粒左右为宜，肝肾功能严重不良者应慎吃。榛子存放时间较长后不宜食用。

* 家庭养生厨房

榛子杞子粥

【原料】榛子仁 30 克,枸杞子 15 克,粳米 50 克。

【制作】先将榛子仁捣碎,然后与枸杞子一同加水煎汁,去渣后与粳米一同用文火熬成粥即成。每日 1 剂,早晚空腹服食。

【功效】养肝益肾,明目丰肌。主治体虚、视昏等。

油炸榛子仁

【原料】榛子仁 100 克,食盐、生油各适量。

【制作】将榛子仁去杂洗净晾干,放入盐水中腌渍几小时,捞出沥干水,入油锅炸至金黄色,捞出即成。

【功效】具有生津润喉的功效。主治消渴、痢疾等病症。

榛仁扇贝莴笋

【原料】榛仁 100 克,扇贝 50 克,莴笋 200 克,鸡蛋清 1 个,盐 3 克,食用油、香油、料酒、湿淀粉、鸡精各适量。

【制作】莴笋洗净去皮切丁,扇贝肉挖出洗净,焯水后,用鸡蛋清和湿淀粉拌匀。油温七成热,榛仁下入油锅炸脆捞出。锅中先倒入腌制过的扇贝煸炒,再倒入莴笋丁,加盐,鸡精、料酒调味。最后倒入炸好的榛仁,淋上香油拌匀即可。

【功效】强身健体。

榛子山药饮

【原料】榛子 60 克,山药 50 克,党参 12 克,陈皮 10 克。

【制作】榛子去皮壳洗净;山药洗净,取净肉切小块;党参、陈皮以水 500 毫升,文火煮 30 分钟,去渣取汁。以药汁煮榛仁、山药块,小火熬熟。

【功效】本饮具有健脾益胃、强身健体的功效,对于病后体虚,食少疲乏者有良好补益作用。

榛子鸡丁

【原料】熟榛仁、鸡腿肉、蜜豆、黄瓜丁、鸡蛋清、熟花生仁、葱末、姜末、蒜末、盐、辣椒油、酱油、鸡精、湿淀粉、食用油、蚝油、料酒、麻油、白糖各适量。

【制作】将榛仁、花生仁压碎,加入辣椒油、盐调成酱;将鸡腿肉切成丁,加入鸡精、蛋清、盐、湿淀粉腌制一会儿;坐锅燃烧放油,倒入葱末、姜末、蒜末爆香后,放入鸡丁炒至变色,加入酱、盐、白糖、料酒、蚝油、酱油、鸡精,放入蜜豆、黄瓜丁,淋入麻油,勾薄芡炒匀便可出锅。

【功效】强身健体。

第八章

肉蛋产品，补气养血强机体

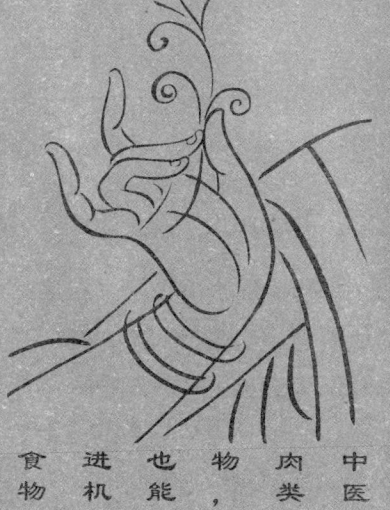

中医认为血肉乃有情之品，最为补人。

肉类食品是人类饮食中最重要的一类食物，在为人体提供优质蛋白质的同时，也能为人体提供很好的脂肪来源，对促进机体健康起着不可取代的作用。蛋类食物同样是机体营养的重要来源之一。

猪肉

——润肠丰肌之上品

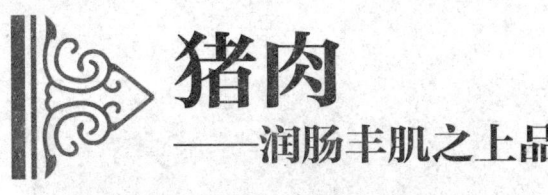

性味：性平，味甘、咸。
归经：归脾、胃、肾经。
宜食人群：心悸、腹胀、营养不良、气血不足、痔疮患者。
忌食人群：肥胖、高血压、心血管疾病患者。

*食疗功效

猪肉含蛋白质、脂肪、糖类、磷、钙、铁、维生素B_1、维生素B_2、烟酸等成分。猪肉是肉类中含维生素B_1最多的食品，相当于牛羊肉的7倍。祖国传统医学认为，猪肉有润肠胃、生津液、补肾气、解热毒的功效，主治热病伤津、消渴羸瘦、肾虚体弱、产后血虚、燥咳、便秘、补虚、滋阴、润燥、滋肝阴、润肌肤、利小便和止消渴。

*食物黄金搭配

猪肉＋白菜：白菜富含膳食纤维和维生素，猪肉滋阴润燥而富含脂肪，两者搭配互补不足，效果会更好。

猪肉＋南瓜：猪肉有滋补作用，南瓜有降血糖的作用，两者搭配对保健和预防糖尿病有更好的收效。

*科学选购的方法

新鲜的猪肉，肉皮白净细嫩而薄，脂肪纯白，瘦肉粉红，肉与皮均有光泽。用手摸一下，不黏手、肉质紧密、有弹性，手指压后的压痕立即恢复。不新鲜的猪肉肉皮粗厚，脂肪白中带黄且无弹性，瘦肉褐红、无光泽，手指的压痕不容易恢复。

*营养师的建议

猪肉的吃法繁多，烹制方法更是令人眼花缭乱。从营养保健角度说，以炖、煮、蒸为好，炸和烤最差。猪肉烹调前不要用热水清洗，因猪肉中含有一种肌溶蛋白的物质，在15℃以上的水中易溶解，若用热水浸泡就会散失很多营养，同时口味也欠佳。猪肉属酸性食物，为保持膳食平衡，烹调时宜适量搭配些豆类和蔬菜等碱性食物，如土豆、萝卜、海带、大白菜、芋头、藕、黑木耳、豆腐等。

＊家庭养生厨房

银耳瘦肉米粥

【原料】银耳、瘦猪肉各20克，粳米50克。

【制作】将银耳洗净，瘦猪肉洗净，切成丝状，同置锅中，加清水500毫升，加粳米，急火煮开3分钟，改文火煮30分钟，成粥，趁热食用，连服1个月。

【功效】滋补肝肾，主治老年耳聋，属肾精亏虚型，伴失眠健忘及周身乏力者。

瘦猪肉蘑菇汤

【原料】鲜蘑菇、山药、瘦猪肉各100克，白糖适量。

【制作】将鲜蘑菇洗净切碎，山药洗净切小块，瘦猪肉洗净切小块，同入锅，加水适量，炖至熟烂，加入白糖适量调味，或用味精、食盐少许调味。每日早、晚各服1次，温服。

【功效】健脾、温肾、化湿。主治小儿慢性肝炎，低热，恶心，纳差，皮肤暗黄者。

瘦肉枝莲汤

【原料】瘦猪肉100克，半枝莲30克，生姜10克，食盐、大蒜、酱油、葱段、味精各适量。

【制作】将瘦猪肉洗净，切成丝；半枝莲洗净，切成段；生姜洗净，切成片。上方一并放锅中，加清水适量煮汤，至熟后加入食盐等调味服食。食肉饮汤。每日1剂，分2次食完，连续服食3~5日。

【功效】补脾益气，清热解毒。主治气血双亏之乳腺癌。

牛肉
——强筋壮骨的肉中骄子

性味：性温，味甘。
归经：归脾、胃、肾经。
宜食人群：贫血、头晕目眩、身体虚弱、酸软无力者。
忌食人群：湿疹、肾炎、过敏及内热盛者。

✽ 食疗功效

现代营养学分析，牛肉含有蛋白质、脂肪、糖类、膳食纤维、维生素B_1、维生素B_2、维生素C、维生素E、尼克酸、核黄素、磷、钙、铁、钾、镁、硒、碘、胆甾醇等。祖国传统医学认为，牛肉味甘性平，有补中益气、滋养脾胃、强健筋骨、化痰熄风、止渴止涎的功效，适用于中气下陷、气短体虚，筋骨酸软、贫血久病及面黄目眩等人食用。

✽ 食物黄金搭配

牛肉＋西红柿：牛肉配西红柿是最佳的补血养颜、美容护肤食品，牛肉中丰富的优质蛋白，可以有效改善血虚症状，西红柿富含维生素C、纤维素、铁等。

牛肉＋山药：牛肉搭配山药，具有补中益气、健脾开胃、强健筋骨、化痰熄风、止渴止涎的功效，十分适合在冬天食用。

✽ 科学选购的方法

新鲜牛肉的色泽呈棕红色或暗红色，肉质坚实而有弹性，纤维较细，肌肉间夹杂着脂肪。用手指按压，凹陷处可立即恢复。不新鲜的牛肉，表面湿润而黏手，肌肉色暗，脂肪变得不够透明洁白，表面用指按压不能复原，甚至发霉变色，带有臭味。

✽ 营养师的建议

西方现代医学研究认为，牛肉属于红肉，含有一种恶臭乙醛，过多摄入不利健康。所以牛肉不宜常吃，一周1次为宜。牛肉不易熟，烹饪时放1个山楂或1块橘皮可以使其易烂。牛肉的肌肉纤维较粗糙不易消化，更有很高的胆固醇和脂肪，故老年人、幼儿及消化力弱的人不宜多吃，或者适当吃些嫩牛肉。

＊家庭养生厨房

清炖牛肉

【原料】黄牛肋条肉500克，青蒜5克，植物油20毫升，葱15克，生姜7.5克，料酒10毫升，盐1.5克，味精1克，胡椒粉0.5克。

【制作】青蒜切丝，葱切段，生姜切小块，牛肉洗净，切成小方块，入沸水锅中焯一下捞出，并放入清水中漂清。炒锅中放入植物油烧热，下牛肉、葱段、姜块煸透，倒入砂锅内，加清水1000毫升、料酒，盖严锅盖，煮沸后用文火炖至牛肉酥烂时，加入味精、盐、胡椒粉即可。盛入汤碗时，再撒放青蒜丝即成。

【功效】补虚强身，强筋壮骨。

五香酱牛肉

【原料】鲜嫩牛肉500克，清水500毫升，精盐、酱油各适量，调料袋（装入大葱、鲜姜、大料、花椒、大茴香籽、桂皮、丁香）1包。

【制作】把牛肉切成方块，放入热水盆内泡上，再用清水洗净。锅内放入清水，用旺火将水烧开，下入牛肉，汤开时撇去浮沫，待牛肉煮熟时，把肉捞出。将汤盛起，以铁箅子垫锅底，将牛肉呈立形紧摆在锅内的四周，中间留一空心，从中间倒入原汤，加入精盐、酱油、调料袋。用慢火煮，待熟透时捞出，即为成品。

【功效】补中益气，滋阴养胃。

南瓜牛肉汤

【原料】南瓜250克，牛肉125克，盐4克，清水1000毫升。

【制作】将南瓜削皮洗净，切成3厘米左右的方块，放在锅中。将牛肉剔去筋膜，洗净切成2厘米见方的块，先在开水锅中焯一下捞出，放入锅中，加入清水，置大火上煮沸后，加入南瓜同煮2小时，待牛肉烂熟后，加盐调味即可。

【功效】美容养颜，滋阴补血，轻身健体。

羊肉
——要想长寿常吃羊肉

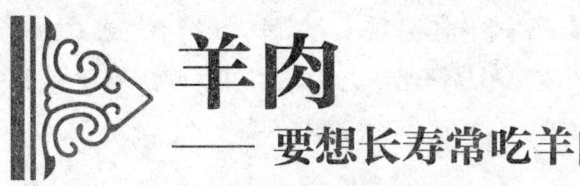

性味：性温，味甘。

归经：归脾、肾经。

宜食人群：胃寒、体虚、气血两虚、骨质疏松者。

忌食人群：感冒、肠炎、痢疾、口舌生疮、高血压患者。

* 食疗功效

羊肉含有丰富的蛋白质、脂肪、糖类、钙、磷、铁、胡萝卜素，以及维生素 B_1、维生素 B_2、烟酸等成分。中医认为，羊肉具有益气养血、温中暖下、补肾壮阳、生肌健力、补虚、御风寒的功能，可治虚劳羸瘦、腰膝酸软、产后虚冷、寒疝腹痛、中虚反胃等症。

* 食物黄金搭配

羊肉+豆腐：羊肉的最好搭配是豆腐，豆腐不仅能补充多种微量元素，其中的石膏还能起到清热泻火、除烦、止渴的作用。

羊肉+萝卜：羊肉性温，吃多了容易上火，萝卜性凉，有消积滞、化痰热、清内热的作用，两者搭配不仅互补营养，还具有促进吸收、养肝明目、防治衰老的功效。

* 科学选购的方法

羊肉有小羊和老羊之分，老羊肉色呈鲜红，肉质干旱粗糙，骨节硬而呈白色；小羊肉色泽浅红，肉质坚挺而纹幼细，色白脂肪均匀，骨节质较松、湿润而带红色。绵羊肉膻腥味浓，肉上有白色的脂肪层，山羊肉则没有这层脂肪。在羊肉中，公羊的肉质粗老，膻味较重；母羊的肉质较好，奶羊的肉香味较差。

* 营养师的建议

羊肉的吃法很多，爆、炒、烤、烧、酱、涮等不一而足。羊肉，特别是山羊肉，膻味较大，煮制时放个山楂或加一些萝卜，炒制时放葱、姜、孜然等作料，可以祛除膻味。吃涮羊肉时不可为了贪图肉嫩而不涮透。当然，羊肉虽好，也不是人人皆宜，如有发热、腹泻、牙痛、口舌生疮、咳吐黄痰等上火症状者都不宜食用。除此外，患有肝病、高血压、急性肠炎的人也不宜食用羊肉。

* 家庭养生厨房

山药羊肉汤

【原料】羊肉500克，山药150克，枸杞子15克，姜片、葱段、胡椒、料酒、盐各适量。

【制作】羊肉洗净切块，汆烫去浮沫；山药去皮洗净切片，枸杞子洗净。将羊肉块、枸杞子、姜片、葱段、胡椒、料酒一起放入锅中，加适量清水大火烧开，放入山药片，小火煨至羊肉熟烂，加盐调味即可。

【功效】补肾壮阳，益气补虚，促进血液循环，增强御寒能力。

芪参当汤羊肉羹

【原料】黄芪、党参、当归各20克，羊肉300克，料酒、味精、植物油、盐、香油、姜片、湿淀粉各适量。

【制作】羊肉洗净，去筋膜，切成小块；当归、党参、黄芪、姜片装入纱布袋，待用。取一碗，加入料酒、植物油、盐，放入羊肉块拌匀，腌渍10分钟。砂锅内放入羊肉块、药袋、适量清水，大火烧沸，改用小火炖至羊肉烂熟，除去药袋，用湿淀粉勾芡，加入味精、香油，搅匀即可。

【功效】补中益气，强身壮骨，健脾养胃。

砂锅羊肉枸杞子

【原料】羊肉1000克，枸杞子20克，清汤2000毫升，油、料酒、生姜、香葱、食盐、味精各适量。

【制作】将羊肉放入沸水中煮透，捞出切成小方块，与生姜一起倒入热油锅内煸炒，烹入料酒，然后倒入砂锅内，放入枸杞子、清汤2000毫升、香葱、食盐，用小火炖烂，加味精调味。

【功效】补肾虚，强身体。主治男子阳痿。

狗肉
——最宜滋补的"香肉"

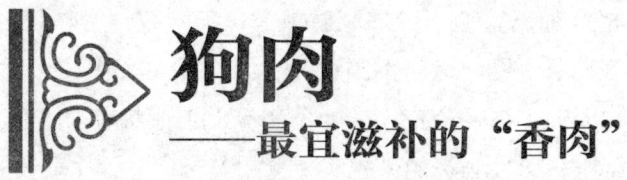

性味：性温，味甘、咸。
归经：归脾、胃、肾经。
宜食人群：水肿、鼓胀、寒症、脾肾气虚、腰膝酸软者。
忌食人群：上火多痰、阴虚内热、大病初愈者。

✳ 食疗功效

狗肉除含蛋白质、脂肪、灰分、维生素外，还含有核酸、肌肽、肌酸、钾、钠、氯等成分。祖国传统医学认为，狗肉味甘咸性温，有温补脾胃、补肾助阳、壮力气、补血脉的功效，适用于肾阳虚所致的腰膝冷痛、小便清长、小便频数、水肿、耳聋、阳痿等症。

✳ 食物黄金搭配

狗肉+胡萝卜：狗肉搭配胡萝卜能增温补脾、益肾助阳，适宜胃寒喜暖、消化不良、肾虚阳痿等症。

狗肉+黑豆：狗肉有温肾补脾的作用，黑豆具有活血、利水、治水的功效，两者搭配适合肾气不足者食用。

✳ 科学选购的方法

新鲜的狗肉，色泽鲜红，发亮且水分充足。变质的狗肉颜色发黑、发紫、肉质发干。病狗的肌肉中藏有血块、包块等异物。被毒死的狗，肌肉之间的血液不凝固。

✳ 营养师的建议

狗肉腥味较重，用白酒、姜片反复揉搓狗肉，再将白酒用水稀释浸泡狗肉1～2小时，清水冲洗，入热油锅微炸后再行烹调，可有效降低狗肉的腥味。吃狗肉后易口干，喝米汤可减轻这一副作用。狗肉属热性食物，不宜夏季食用，而且一次不宜多吃。凡患咳嗽、感冒、发热、腹泻和阴虚火旺等非虚寒性疾病的人，均不宜食用。

* 家庭养生厨房

狗肉熟附子汤

【原料】狗肉250克，植物油、生姜片、料酒各适量，熟附子片、菟丝子各30克，食盐、葱各适量。

【制作】将狗肉整块放入开水中氽透后捞出，放入凉水中洗净血沫并切成方块，放入热油锅内加生姜片煸炒，烹入料酒，然后倒入砂锅内，并将熟附子片、菟丝子装入纱布袋放入，加食盐、葱同煮汤，用小火炖至熟烂。

【功效】有温肾助阳，补益精髓作用。

五香狗肉

【原料】狗肉250克，小茴香、桂皮、丁香各6克，葱、姜、蒜、酱油、料酒、白糖各适量。

【制作】将狗肉洗净，放入锅内，加水烧开。放入小茴香、桂皮、丁香及葱、姜、蒜、酱油、料酒、白糖，煮到狗肉酥烂，取出切成片，放回汤内即可食肉喝汤。

【功效】强身健体，补肾壮阳。

暖身狗肉粥

【原料】狗肉、粳米各100克，葱花、生姜各少许，精盐适量。

【制作】狗肉用清水洗净，切成丁，备用。生姜去皮，洗净，切成丝，备用；粳米用清水淘洗干净后倒入锅中，加适量的水与狗肉丁同煮至软烂黏稠。煮好出锅，可按自己的口味加入适量的精盐，姜丝和葱花调味即可。

【功效】补五脏，养肾，壮阳。

驴肉
——天上龙肉，地下驴肉

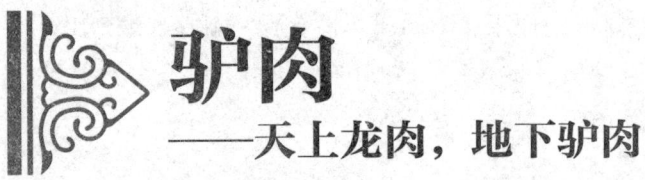

性味：性凉，味甘。

归经：归心、肝经。

宜食人群：气血亏虚、短气乏力、食欲不振、心悸、功能性子宫出血和出血性紫癜患者。

忌食人群：脾胃虚寒、慢性肠炎、腹泻者及孕妇。

✽ 食疗功效

据营养学家测定，驴肉有"两高两低"：高蛋白，低脂肪；高氨基酸，低胆固醇。驴肉含有蛋白质、脂肪、糖类、钙、磷、铁、硒、钾等，还含有多种维生素及微量元素。祖国传统医学认为，驴肉有补气养血、滋阴壮阳、安神去烦等功效，对体弱劳损、气血不足和心烦者尤有较好的疗效。

✽ 食物黄金搭配

驴肉 + 土豆：土豆富含叶酸，驴肉富含粗纤维和蛋白质，两者同食有利于人体对营养的吸收，还可很好地保护胃黏膜。

驴肉 + 山药：驴肉有补气血、益脏腑之功效，山药有强健脾胃、滋肾固精、补益肺气等功效，两者搭配同食可有效地增强人体免疫力，增强体质。

✽ 科学选购的方法

新鲜的驴肉，呈红褐色，脂肪颜色淡黄而具有光泽；不新鲜的驴肉肌肉部分呈暗褐色且无光泽。新鲜的驴肉脂肪滋味浓香；不新鲜的驴肉脂肪平淡或无滋味。新鲜的驴肉肌肉组织结实而富有弹性，肌肉纤维较细；不新鲜的驴肉肌肉组织松软且缺乏弹性。

✽ 营养师的建议

驴肉不仅肉质细嫩，味道鲜美，而且蛋白质含量比牛肉、猪肉高，脂肪含量比牛肉、猪肉低。但值得注意的是，吃驴肉后不宜立即饮茶；吃酱驴肉时最好佐以蒜汁、姜末，既调味又杀菌。驴肉在烹调中不仅适用于炖、煮、煨、焖，还可用于扒、烧、酱卤等。驴肉多作为卤菜凉拌食用，也可配以素菜烧、炖和煮汤。

* 家庭养生厨房

五香驴肉

【原料】驴肉350克，陈皮2克，草果2克，香叶1克，桂皮2克，大料2克，丁香1克，酱油1大匙，精盐2小匙，冰糖适量，味精1/2小匙。

【制作】驴肉洗净备用；香料洗净沥水；往汤锅里加水、盐、味精、酱油、冰糖，煮开后即成酱汤，再加入陈皮、草果等香料煮30分钟左右；把驴肉投入酱汤中煮熟后捞出。

【功效】补虚，补气。主治身体羸弱、营养不良等。

山药香菇炒驴肉

【原料】山药、香菇各50克，熟驴肉150克，植物油、调味品适量。

【制作】将山药（去皮）、香菇洗净、切丝。驴肉切片，用淀粉、酱油、料酒拌匀。锅中放植物油适量，烧至七八成热时，用葱、姜爆香，下驴肉片炒至变色，下山药、香菇丝及椒粉、青椒适量，炒至熟后，淋上麻油，加食盐、味精调味服食，每日1剂，连用3～5周。

【功效】可益气和血、降脂祛腻。

驴肉阿胶粥

【原料】驴肉、粳米各50克，阿胶10克，调味品少许。

【制作】将驴肉洗净，切丝，放入碗中，用淀粉、酱油、料酒、花椒粉等勾芡备用。先取粳米淘净，加清水适量煮粥，待沸后调入驴肉、阿胶等，煮至粥熟，加食盐、味精等调味，再煮一二沸即成，每日1剂，3～5日为1个疗程。

【功效】可补虚益损、补益精血。

兔肉
——营养丰富的"百味肉"

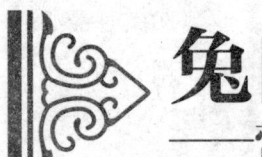

性味：性凉，味甘。
归经：归肝、脾、大肠经。
宜食人群：便血、胃热呕吐、消渴羸瘦等患者。
忌食人群：四肢怕冷、身体阳虚及怀孕女子。

*食疗功效

兔肉含蛋白质、脂肪、糖类、磷、钙、铁，还含有多种维生素等营养成分。它所含的蛋白质，其质量超过猪肉、牛肉、虾，而且为完全蛋白质，即含有人体必需的8种氨基酸。祖国传统医学认为，兔肉具有滋阴凉血、生津止渴、补中益气、滋阴养颜、凉血解毒的功效，可用于病后体虚、消渴等症。

*食物黄金搭配

兔肉+枸杞子：枸杞子可清肝去火，兔肉具有止渴健胃、凉血解毒的功效，两者同食，对头昏耳鸣、双目模糊、腰酸背痛有疗效。

兔肉+红枣：两者搭配食用，具有补中益气、滋阴养血的作用。

*科学选购的方法

新鲜的兔肉肌肉有光泽，红色均匀，脂肪为淡黄色；肌肉外表微干或微湿润，不粘手；肌肉有弹性，用手指压肌肉后，压痕立即恢复。

*营养师的建议

一龄兔的肉质最好，可以煎、炒、炸、蒸，超过一龄的兔肉只宜红烧、红焖、清炖。烹调兔肉前必须用凉水将兔肉冲洗干净，并应将其生殖器官、排泄器官及各种腺体和整条脊骨起出。烹制时要多放油，因兔肉瘦多肥少。选用配料时，不宜选用附子、炮姜、肉桂等燥热性的，而应选用海带、海蜇、枸杞子、香菇等温凉性的。

* 家庭养生厨房

百合三七兔肉汤

【原料】百合 40 克，田三七 10 克，兔肉 250 克，生姜 10 克，食盐、大蒜、酱油、葱段、味精各适量。

【制作】将田三七用清水浸润至软后切成片；兔肉去筋膜，洗净，切片；生姜洗净，切成片。将田三七片、兔肉片、姜片一并放入砂锅中，加清水适量炖煮，小火炖至熟烂后，加入调味品调味，吃兔肉，喝汤。每日 1 剂，分 2 次服食，连续服食 5～7 天。

【功效】活血化瘀，滋阴养血。适用于瘀血内结之食管癌。

大蒜红焖兔

【原料】带骨兔肉 750 克，大蒜 75 克，八角 3 只，桂皮 5 克，葱丝 20 克，姜片 20 克，植物油、料酒、酱油、胡椒粉、味精、盐各适量。

【制作】将兔肉剁成适当小块，用清水反复漂洗干净；大蒜剥净表皮；炒锅置旺火上，加入适量清水，将兔肉下锅烧沸，捞出洗净。炒锅洗净，加入植物油，烧至五成热时放入大蒜、葱、姜、八角、桂皮稍炒，放入兔肉煸炒，烹入料酒、酱油，炒出香味，放入 750 克水烧沸，再放入盐、胡椒粉，改用小火慢炖，待兔肉烧烂，汁收浓时，放入味精即可。

【功效】补中益气，补血健脾。主治脾胃虚弱等症。

拌兔丁

【原料】兔肉 500 克，葱白 100 克，食用油、辣椒、料酒、味精、白糖、精盐、胡椒粉、姜片、麻油各适量。

【制作】将兔肉洗净，放入沸水中焯去血水，捞出洗净；葱白、辣椒洗净，切丝；兔肉放入清水锅中，加料酒、葱白、姜片，煮至兔肉熟透捞出；兔肉撕成丝放入盘中，用精盐、味精、白糖、胡椒粉拌匀；锅上火倒入食用油烧热，放入葱白、辣椒丝，下兔肉丝爆香，淋上麻油即可。

【功效】益智补脑，美容养颜。

鸡肉
——滋味鲜美的食补之王

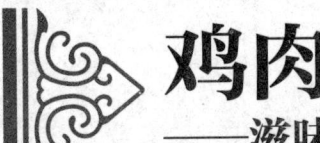

性味：性温，味甘。
归经：归脾、胃、肝经。
宜食人群：营养不良、气血不足及产后缺乳患者。
忌食人群：冠心病、胆结石、胆囊癌患者。

* 食疗功效

现代营养学研究分析，鸡肉含有蛋白质、脂肪、钙、磷、铁、维生素B_1、维生素B_2、尼克酸，还有维生素A、维生素C、维生素E、镁、钾、钠、硫、全磷酸、胆固醇等。中医认为，鸡肉具有温中益气、补精填髓益五脏、补虚损的功效，可暖胃，强筋骨，活血，调经，止崩带，治小便频数。

* 食物黄金搭配

鸡肉+魔芋：魔芋含有人体所需的多种营养成分，与鸡肉同食，具有温中补气、补虚去损的功效。

鸡肉+青椒：鸡肉与青椒搭配食用，可防止动脉硬化，还可消除疲劳，减轻压力，维持毛发、肌肤与指甲的健康。

* 科学选购的方法

新鲜的鸡肉，皮肤富有光泽，肌肉切面也具有光泽，且具有鲜鸡肉的正常气味，肉体表面微干，不黏手，用手指压肉后的凹陷可以立刻恢复；劣质的鸡肉，皮肤色泽转暗，体表和腹腔内可以嗅到难闻的气味甚至臭味，表面黏手、腻滑，用手指压肉后，压痕恢复得很慢或者不能完全恢复。

* 营养师的建议

鸡肉虽然有很好的补益功效，但应注意雌雄有别：公鸡肉属阳，温补作用较强，比较适合阳虚气弱患者食用，对于肾阳不足所致的小便频密、耳聋、精少精冷等症有很好的辅助疗效；母鸡肉属阴，可用于脾胃气虚引起的乏力、胃脘隐痛、产后乳少以及头晕患者的调补，特别适合阴血虚患者如产妇、年老体弱及久病体虚者食用。

* 家庭养生厨房

参腿玉菇鸡

【原料】母鸡1只，人参15克，火腿10克，玉兰片10克（水发），香菇15克，葱头、姜片、料酒、食盐、味精、水或鸡汤适量。

【制作】将母鸡宰杀后去毛及内脏，与人参（用开水泡发）、火腿、玉兰片（水发）、香菇（水发）、葱头、姜片、料酒、食盐、味精、水或鸡汤同蒸熟。佐餐食用。

【功效】大补元气，固精提神，生津安神。

党参山药蒸鸡

【原料】白条母鸡1只（约1000克），黄精、党参、山药各30克，葱段、姜片、盐、花椒粉、味精各适量。

【制作】鸡洗净，剁块，焯去血水；黄精、党参分别洗净；山药去皮，洗净，切片。气锅内放入鸡块，加入葱段、姜片、盐、花椒粒、味精，放入黄精、党参、山药片，盖好气锅盖，上笼蒸3小时即成。佐餐食用。

【功效】强身健体，健脾养胃。主治体倦无力。

桂圆童子鸡

【原料】光童子鸡1只(1000克)，桂圆肉30克，料酒5毫升，葱、姜各10克，精盐2克，味精1克。

【制作】把鸡从腹部开膛后，挖去内脏洗净，斩去脚爪，把脚放在鸡翅下面，使其团起来，放入沸水锅中氽一下，以去血水，捞出洗净。桂圆肉亦用清水洗净。将鸡放入蒸钵或汤锅，再放桂圆肉、料酒、葱、姜、盐、味精和清水，上笼蒸1小时左右，取出葱、姜即可。

【功效】补气养血，强身健体。

乌鸡肉
——滋补的济世良药

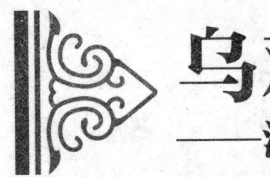

性味：性温，味甘。

归经：归肾经。

宜食人群：体虚血亏、肝肾不足、脾胃不健者。

忌食人群：感冒发热或湿热内蕴而应食少，腹胀者不宜食。

* 食疗功效

乌骨鸡含有 10 种氨基酸，蛋白质、维生素 B_2、烟酸、维生素 E 的含量都很高，而胆固醇和脂肪含量则很少，人们称乌骨鸡是"黑了心的宝贝"。乌骨鸡肉中，铁、磷、钙、镁的含量较高，铁和锌的含量更是远远超过其他食品。中医认为，乌鸡有滋阴、补肾、养血、添精、益肝、退热、补虚作用，能调节人体免疫功能和抗衰老。

* 食物黄金搭配

乌鸡 + 枸杞子：两者搭配食用，不仅能有效的补血养血，还能提供机体免疫力，促进身体恢复健康。

乌鸡 + 红枣：乌鸡和红枣有补血养血的功效，两者搭配食用，不仅能益气养血，还有美容养颜的功效。

* 科学选购的方法

新鲜的乌鸡鸡嘴干燥，富有光泽，口腔黏液呈灰白色，洁净没有异味；乌鸡眼充满整个眼窝，角膜有光泽；皮肤毛孔隆起，表面干燥而紧缩；肌肉结实，富有弹性。

* 营养师的建议

乌骨鸡用法与普通鸡大致相同，但多以熬汤见于民间。用乌骨鸡熬汤时，可将其骨头砸碎，与肉、杂碎一起熬炖，最好不用高压锅，而用砂锅熬炖，吃起来更有别具一格的美味。乌鸡用于食疗，多与银耳、黑木耳、茯苓、山药、红枣、冬虫夏草、莲子、天麻、芡实、糯米或枸杞子配伍。

＊ 家庭养生厨房

人参炖乌鸡

【原料】人参10克，乌鸡1只，猪五花肉250克，调味品适量。

【制作】先将人参切片；乌鸡去毛杂，剔去全部骨头，清洗干净，切块；再将鸡骨、五花肉和乌鸡块同时放入锅内，加清水、姜，文火煨3小时，至汤清味浓时过笋；过笋后，再倒入砂锅内，下乌鸡块和人参片，加食盐、胡椒粉、味精和少量上等白酒煮沸，去浮沫，转文火慢慢煨炖，待鸡肉嫩烂、人参松软即可食用。

【功效】补肝强肾，补血养血。主治阳痿、早泄、贫血等症。

黄芪乌骨鸡

【原料】乌骨鸡1只，黄芪50克，食盐、黄酒、葱、姜各适量。

【制作】将乌鸡宰杀，去毛、内脏，洗净。黄芪洗净切片，装入鸡肚内，放入大碗中，加葱、姜、黄酒和少许清水，隔水炖至鸡肉熟烂，加盐调味，去掉黄芪后食用。

【功效】补气升阳。可防止胃部继续下垂。

乌鸡白凤尾菇汤

【原料】乌鸡500克，白凤尾菇50克，料酒、大葱、食盐、生姜片各适量。

【制作】乌鸡宰杀后，去毛，去内脏及爪，洗净。砂锅添入清水，加生姜片煮沸，放入乌鸡，加料酒、大葱，用文火炖煮至酥，放入白凤尾菇，加食盐调味后煮沸3分钟即可起锅。佐餐食用，每日1～2次，每次150～200毫升。

【功效】补益肝肾，生精养血，养益精髓，下乳。

鸭肉
——能补虚劳的圣药

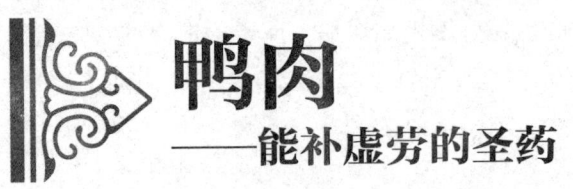

性味：性凉，味甘、咸。

归经：归肺、胃、肾经。

宜食人群：低热、腹水、水肿、营养不良、慢性肾炎、病后体虚者。

忌食人群：腰疼、胃痛、腹泻、痛经、寒性体质者。

✽ 食疗功效

现代营养学研究分析，鸭肉含有丰富的蛋白质、脂肪、糖类、纤维素，还含有维生素A、B族维生素、维生素C、维生素E、胡萝卜素、硫胺素、核黄素、烟酸、镁、钙、铁、锌、铜、锰、钾、磷、硒等。中医认为，鸭肉具有滋阴养胃、清肺补血、利水消肿的功效，适用于治疗痨热骨蒸、血晕头痛、阴虚失眠、肺热咳嗽、肾炎水肿、小便不利、低热等症。

✽ 食物黄金搭配

鸭肉+白菜：白菜中含有丰富的维生素C，鸭肉中含有大量的蛋白质、脂肪和胆固醇，同时食用可促进血液中胆固醇的代谢，有利于身体健康。

鸭肉+海带：鸭肉与海带共炖食，可软化血管，降低血压，对老年性动脉硬化和高血压、心脏病有较好的疗效。

✽ 科学选购的方法

肥嫩的当年鸭子味道好，但老鸭的药效更高。鉴别鸭的老嫩有三个步骤：一看羽毛。老鸭的羽毛疏松，嫩鸭的羽毛丰厚；二看脚底。老鸭脚底有大而硬的肉垫，嫩鸭脚底的肉垫小而软；三看鸭嘴。老鸭嘴硬，嫩鸭嘴软。

✽ 营养师的建议

鸭肉虽好，吃时也有讲究。首先，感冒患者不宜食用鸭肉，否则可能会加重病情；其次，慢性肠炎者要少吃，鸭肉味甘咸，吃了可能使肠炎病情加重；腹痛、腹泻、腰痛、痛经等症状的人也最好少吃鸭肉。除此外，还不应久食烟熏和烘烤的鸭肉，因其加工后可产生苯并芘物质，此物有致癌作用。

* 家庭养生厨房

荸荠核桃仁老鸭煲

【原料】白条老鸭1只，荸荠100克，核桃仁30克，姜片、料酒、盐、味精、胡椒粉、鸡油各适量。

【制作】老鸭洗净，切成块；荸荠洗净，去皮，一切两半。高压锅内放入老鸭、荸荠、核桃仁、料酒、姜片、盐、味精、胡椒粉、鸡油，注入水，大火烧沸，盖上压阀，煮45分钟，关火，放冷，倒入煲内，烧沸即可。佐餐食用，趁热吃。

【功效】润肠通便。主治便秘。

鸭肉枸杞子粥

【原料】鸭肉60克，枸杞子30克，干菊花6克，粳米100克。

【制作】将鸭肉切成小块，粳米淘洗干净，备用。锅内加水适量，放入鸭肉块、枸杞子、粳米共煮粥，八成熟时加入干菊花，再煮至粥熟即成。每日1次，连服15～20天。

【功效】补肾养肝，滋阴养胃，利尿消肿。主治气阴虚型早泄，腰膝酸软，头晕耳鸣，潮热盗汗，虚烦失眠者。

虫草炖鸭

【原料】冬虫夏草15克，白鸭1只，紫皮大蒜20克，生姜10克，食盐、花椒、酱油、葱段、味精各适量。

【制作】将白鸭宰杀后，去毛及肠杂，洗净切块；生姜洗净切片，与冬虫夏草、紫皮大蒜和适量清水一同放入砂锅中炖煮，先用武火烧沸，加入食盐及调料等，再用文火煨炖，至熟烂后，调味即可。食鸭肉饮汤。隔日1剂，分次食完，连续服食5～7日。

【功效】补益肺肾，解毒消肿。主治肺肾两虚型肺癌。

鸡蛋
——人类理想的营养库

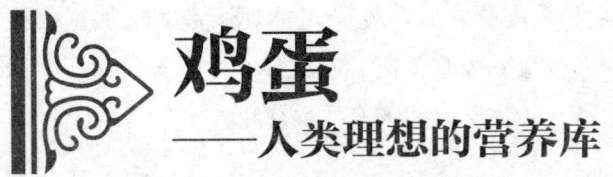

性味：性平，味甘。

归经：归脾经。

宜食人群：营养不良、虚劳羸弱、肝炎、结核、贫血、产妇以及手术后恢复期患者。

忌食人群：高热、腹泻、肝炎、肾炎、胆囊炎、冠心病患者。

* 食疗功效

鸡蛋的蛋白质是食物中质量、种类、组成平衡最优良的，它含有所有的必需氨基酸，并含有一定量脂肪和糖、维生素A、维生素B_1、维生素B_2、维生素B_6、维生素B_{12}、维生素D、维生素E、维生素H、叶酸、钙、铁、磷、镁、锌、铜、碘等营养成分。祖国传统医学认为，鸡蛋味甘性平，具有滋阴润燥、养心安神、养血安胎、延年益寿的功效，对病后体虚、营养不良、阴血不足、失眠烦躁、心悸、失音咽痛，或呕逆等均有一定疗效。

* 食物黄金搭配

鸡蛋＋西红柿：鸡蛋搭配西红柿，无论炒菜还是做汤都很有营养，而且还具有健美抗衰老的作用。

鸡蛋＋韭菜：韭菜和鸡蛋同食，可补气、益肾、止痛，对阳痿、尿频、肾虚、痔疮及胃痛都有一定的疗效。

* 科学选购的方法

优质鲜鸡蛋，蛋壳清洁、完整、无光泽，壳上有一层白霜，色泽鲜明；用手摸摸，掂一掂，优质鲜鸡蛋的蛋壳粗糙，重量适当。用手轻轻摇动，没有声音的是鲜蛋，有水声的是陈蛋。

* 营养师的建议

鸡蛋是我们理想的天然食品，但在吃法上要注意科学。对于老年人来说，吃鸡蛋应以煮、卧、蒸为好，因为煎、炒、炸虽然好吃，但较难以消化。如将鸡蛋加工成咸蛋后，其含钙量会明显增加，可由每百克的55毫克增加到512毫克，约为鲜蛋的10倍，特别适宜于骨质疏松的中老年人食用。还应提醒的是，切莫吃生鸡蛋，有人认为吃生鸡蛋营养好，这种吃法根本不科学。

* 家庭养生厨房

西红柿鸡蛋汤

【原料】鸡蛋2只，西红柿250克，植物油15毫升，盐、葱花各适量。

【制作】西红柿洗净，切薄片；鸡蛋打散用碗盛装，加盐少许搅拌成糊状待用。将西红柿片倒入热油锅里煸炒片刻后加水适量，用旺火烧开后，缓缓倒入鸡蛋糊，并用勺子按一个方向轻微旋转搅动汤水，待汤水再烧开时，加入葱花和盐，调味便可。

【功效】补血养颜。

水晶蛋

【原料】鸡蛋，冻粉，盐，味精，五香料，料酒。

【制作】先将鸡蛋、水、五香料、盐入锅煮，蛋熟时剥去皮，一个鸡蛋切成4瓣，一碗装8瓣，摆放整齐，备用。将清水用盐、味精、料酒调味，加上冻粉（水与冻粉比为100∶1），上笼蒸化，取出过滤，倒入装好鸡蛋的碗内，入冰箱冻结，食时扣出。

【功效】开胃消食。

田七藕汁炖鸡蛋

【原料】田三七粉3克，藕汁30毫升，鸡蛋1个，冰糖少许。

【制作】将鸡蛋打开搅匀后加入藕汁及田三七粉，拌匀并加冰糖少许，放蒸笼中，蒸熟后即可服食。每日1剂，一次食完，连续服食5~7日。

【功效】活血化瘀，清热解毒。主治气滞血淤型肝癌。

鸭蛋
——养血补血之妙品

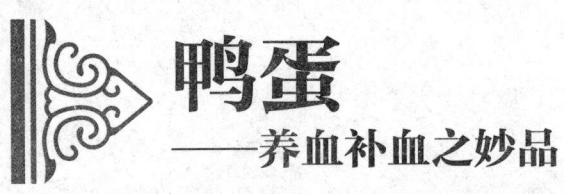

性味：性凉，味甘、咸。

归经：归脾、肺经。

宜食人群：肺热、咳嗽、咽喉肿痛患者及儿童老年人。

忌食人群：肾炎、高脂血症、动脉硬化及脾阳不足、气滞胸闷者。

* 食疗功效

现代营养学研究分析，鸭蛋含有蛋白质、磷脂、糖类、脂肪、维生素A、维生素B_2、维生素B_1、维生素D、维生素E、核黄素、硫胺素、烟酸、钙、钾、镁、铁、铜、锰、磷等营养物质。祖国传统医学认为，鸭蛋具有大补虚劳、滋阴养血、润肺美肤的功效，适应于病后体虚、燥热咳嗽、咽干喉痛、腹泻痢疾等病患者食用。

* 食物黄金搭配

鸭蛋+黑木耳：鸭蛋搭配黑木耳食用，可滋肾补脑，对用脑过度、头昏、记忆力减退等都有一定的功效。

鸭蛋+冬瓜：鸭蛋富含钙，冬瓜含有维生素D，两者同食可更好地吸收钙。

* 科学选购的方法

看颜色：淡蓝色青皮鸭蛋基本上是新鸭子产的；外壳白色的鸭蛋是鸭龄较老的鸭子产的。鸭要吃"老"，蛋要买"新"，青皮鸭蛋是消费者的首选。

听声音：内行人俗称"铁声"的鸭蛋，没有毛孔，表皮特别光滑，手指轻轻一弹或将两个鸭蛋轻轻碰磕，即发出轻微、尖锐的声响，这种蛋如果做松花蛋或腌制咸蛋的话可不行，它们腌了一个月照旧是鲜蛋。

＊营养师的建议

孕妇不宜多吃咸鸭蛋。孕妇体内雌激素有促使水分和盐在身体内过多存留的作用，食用咸鸭蛋会使盐的摄入量远远超过机体需要量，导致孕妇高度水肿，会使体内有效血液循环量剧减，供给胎儿的血液减少，会造成胎儿在子宫内缺氧，影响生长发育。

＊家庭养生厨房

咸鸭蛋炒南瓜

【原料】南瓜1个，咸鸭蛋黄4个，植物油、料酒、精盐、鸡精、葱段各适量。

【制作】咸鸭蛋黄与料酒放入碗中，隔水蒸8分钟，取出绞糊；南瓜去皮、籽，切片；锅内加植物油烧热，先爆香葱段，再放入南瓜片煸炒；最后倒入蒸好的咸鸭蛋黄，调入精盐和鸡精炒均匀出锅即可。

【功效】补中益气，健脾暖胃。

三色蒸蛋

【原料】熟咸鸭蛋2个，皮蛋2个，鸡蛋4个。

【制作】熟咸鸭蛋和皮蛋分别切成六瓣，再改刀成小块备用；蒸碗内壁刷少许油，把鸭蛋丁和皮蛋丁混合着放进去；鸡蛋打散，用勺子刮去表面的泡沫，慢慢倒进蒸碗里，盖上保鲜膜；上蒸锅，水开后放入蒸碗，中火约25分钟左右，再关火虚蒸几分钟取出；待稍凉后，改刀装盘。

【功效】滋阴润肺，提高机体免疫力。

银鱼炒鸭蛋

【原料】银鱼干半碗，鸭蛋2只，葱1根，盐、料酒、橄榄油各适量。

【制作】银鱼提前用清水泡发；葱切丁；鸭蛋加盐、料酒、葱花打匀，再将沥干水的银鱼放在蛋液内拌匀。炒锅倒入橄榄油，油微热时将银鱼蛋液倒入划炒，待蛋液凝固，即可装盘。

【功效】补气养血，养肝明目。

鹌鹑蛋
——滋补的卵中极品

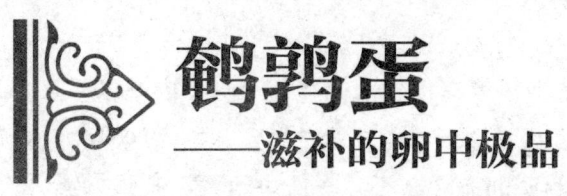

性味：性平，味甘。

归经：归心、胃、肺、肾经。

宜食人群：阴亏虚、口干舌燥、纳食不振、咳血、大便秘结者。

忌食人群：高胆固醇者慎食，脑血管疾病患者少食为好。

* 食疗功效

鹌鹑蛋的营养价值不亚于鸡蛋，丰富的蛋白质、脑磷脂、卵磷脂、赖氨酸、胱氨酸、维生素A、维生素B_2、维生素B_1、铁、磷、钙等营养物质，可补气益血，强筋壮骨。中医认为，鹌鹑蛋具有补五脏、益中续气、强筋壮骨、丰肌泽肤的作用，可用于营养不良、贫血、结核病、高血压、血管硬化等症。

* 食物黄金搭配

鹌鹑蛋＋银耳：银耳与鹌鹑蛋同食，能使强精补肾、益气养血、健脑强身的功效更为显著。对贫血、妇婴营养不良、神经衰弱、血管硬化、心脏病等患者，均有补益作用。

鹌鹑蛋＋韭菜：两者搭配食用，具有缓解肾虚腰痛、滋阴壮阳的功效，可作为早泄阳痿的食疗妙方。

* 科学选购的方法

新鲜的鹌鹑蛋外壳呈灰白色，带有红褐色或紫褐色的斑纹，其色泽鲜艳，外壳坚硬，富有光泽；磕开鹌鹑蛋观察，新鲜的鹌鹑蛋蛋黄呈深黄色，蛋清透明且黏稠。

* 营养师的建议

鹌鹑蛋特别适合于体弱多病者及老年人、儿童食用。大多煮熟后剥去皮壳，再配其他菜肴一起炖、烧、烹等食用。中小学生学习负担重，用眼比较多，可以选择吃鹌鹑蛋，每天两个左右，鹌鹑蛋中维生素A含量高，对视力发育有利。

* 家庭养生厨房

卤鹌鹑蛋

【原料】鹌鹑蛋500克，精盐20克，卤粉和茶叶各1克，花椒2克，八角5克，小茴香5克。

【制作】将选好的鹌鹑蛋放入锅中加适量清水(以淹没蛋为度)，用中火煮6分钟捞出，放入冷水中浸凉后剥去外壳。炒锅置火上，放入鹌鹑蛋、茶叶、八角、花椒、茴香、卤粉、精盐和适量的沸水，煮至卤汁已渗透蛋内，有香味和咸味后捞出，凉透装盘即成。

【功效】补益五脏，强筋壮骨。

首乌生地黄鹌鹑蛋

【原料】鹌鹑蛋2～5个，何首乌30克，生地黄15克。

【制作】先将何首乌、生地黄加水1000毫升煎取浓汁，药汁凉后放入鹌鹑蛋同煮，蛋熟后剥去蛋壳，再放入药汁中煮片刻。吃蛋喝汤。每日或隔日1次，宜常服用。

【功效】有滋养肝肾，乌须黑发，延年益寿作用。适用于头昏耳鸣，须发早白，未老先衰等。

鹌鹑蛋炒韭菜

【原料】韭菜100克，鹌鹑蛋200克，香油50毫升，盐2克。

【制作】将韭菜洗净切碎；鹌鹑蛋去壳打匀；将锅洗净，烘干，起旺火，入香油，油至八成热，倒入蛋液，炒至结块时盛入碗内。另起热锅，倒入香油，油至八成热时倒入韭菜，煸炒至稍热，放入已炒好的鹌鹑蛋，炒匀，加入食盐调味，装盘即可食用。

【功效】壮阳补肾，对于肾虚阳痿早泄有很好的食疗作用。

鹌鹑蛋烧肉

【原料】猪五花肉500克，鹌鹑蛋250克，酱油、盐、糖、姜片、大料各少许。

【制作】将五花肉洗净，沥干水分，切成小方块；鹌鹑蛋煮熟，剥壳。锅中热油，煸炒五花肉至出油，然后放入适量的酱油，炒至呈棕黄色，加入水、盐、糖、姜片和大料，烧沸后撇去浮沫，再用小火烧至肉块酥烂、汤汁浓稠，放入鹌鹑蛋稍炖即可。

【功效】补虚强身。

芙蓉鹌鹑蛋

【原料】鹌鹑蛋500克，火腿肠25克，小白菜700克，调料：鸡蛋清100毫升，盐2克，味精1克，胡椒粉1克，豌豆淀粉10克，鸡油10毫升，植物油60毫升。

【制作】将火腿肠切成小细丁；小白菜洗净备用。将鹌鹑蛋打在抹油的碗内，加盐、味精、胡椒粉上笼蒸熟取出，移放盘内晾凉备用。鸡蛋清加入深盘内，用筷子用力搅打起泡，加入适量的干淀粉，调成雪花糊状。炒锅内加油烧至五成热时，熄火，将鹌鹑蛋逐个裹上雪花糊下入油锅（不要互相粘连），用文火炸至蛋表面凝固时，装盘捞出，将锅内油倒出，留余油50克左右下入小白菜，加盐煸炒，出锅并拼在鹌鹑蛋周围。锅内放入鸡汤、精盐、味精，用湿淀粉勾芡，浇在鹌鹑蛋上，撒上火腿肠丁，淋上鸡油即成。

【功效】补益五脏。

银耳鹌鹑蛋

【原料】银耳15克，鹌鹑蛋10个，冰糖少许。

【制作】将银耳择洗干净，上笼蒸1小时。将鹌鹑蛋用热水煮熟，剥去壳。用小锅加清水和冰糖煮沸，糖溶，放入银耳、鹌鹑蛋稍煮片刻，撇去浮沫，盛入碗内即成。

【功效】清热解毒，通便止血。

第九章

海鲜水产，健康生活年年有「鱼」

水产类食物为人体提供丰富的优质蛋白质。鱼类食物中蛋白质为完美的优质蛋白质，非常易于消化吸收。鱼类脂肪含量低，而且其脂肪多为不饱和脂肪酸，经常食用还能起到降血脂、防止动脉粥样硬化的作用。另外，水产类食物还是矿物质的重要来源。

鲤鱼
——滋养的鱼中上品

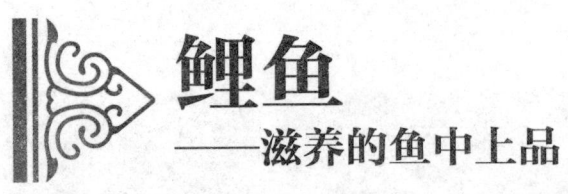

性味：性平，味甘。

归经：归脾、肺、肾经。

宜食人群：营养不良、肝硬化腹水、肾炎、水肿、哮喘及妊娠水肿、产后乳汁缺少者。

忌食人群：恶性肿瘤、淋巴结核、红斑性狼疮、支气管哮喘、小儿疳腮、荨麻疹患者。

＊食疗功效

现代营养学分析，鲤鱼富含蛋白质、脂肪、糖类、维生素A、维生素E、核黄素、尼克酸，以及钙、磷、钾、镁、锌、硒等。祖国传统医学认为，鲤鱼，味甘性平，具有健脾养胃、利水消肿、通乳安胎、止咳平喘等作用，可用于脾胃虚弱、食少乏力、脾虚水肿、小便不利、乳汁缺少等症。

＊食物黄金搭配

鲤鱼+冬瓜：鲤鱼与冬瓜同食具有健脾、通阳、填精、利水，适合肾病水肿、营养性水肿、肝硬化腹水等患者食用。

鲤鱼+米醋：鲤鱼自身具有涤水功效，米醋有利湿的作用。两者搭配食用，可使利湿消肿的功效大大增强。

＊科学选购的方法

优质的鲤鱼，眼球突出，角膜透明，鱼鳃色泽鲜红，腮丝清晰，鳞片完整有光泽，不易脱落，鱼肉坚实、有弹性。

＊营养师的建议

将鱼泡入冷水内，加入2汤匙醋，过2小时后再去磷，则鱼鳞很容易刮净；

鱼身上都有黏液，黏液易沾上污物，洗鱼时，用细盐将鱼身撸一遍，然后用清水冲一下，就能将鱼洗得很干净；如果鱼比较脏，可用淘米水擦洗，不但可以洗净鱼，而且手也不至于太腥；加工鱼时，万一不小心弄破了苦胆，可快速在有苦胆的地方放上小苏打，或者撒点酒，然后用清水洗净，就可去除苦味。

* 家庭养生厨房

催乳鲤鱼汤

【原料】鲤鱼1尾，猪蹄1只，通草10克，葱白少许。

【制作】将鲤鱼去鳞、鳃及内脏，洗净切块；猪蹄去毛、洗净，剖开备用。将鲤鱼、猪蹄、通草和葱白一起放入锅内，加水适量，上火煮至肉熟汤浓即可。饮汤，食肉。日服2次，每次喝汤1小碗，服后2～3日即可见效。

【功效】通窍催乳。适用于产后乳汁不下或乳少。

首乌鲤鱼汤

【原料】活鲤鱼250克，何首乌10克，盐3克，味精2克，小茴香粉2克。

【制作】将何首乌洗净放入锅中，加水1000毫升，文火煎煮1小时，待余汤500毫升时用纱布过滤，取汁备用。鲤鱼去内脏，保留鱼鳞，洗净切成段，放入锅内，加清水适量，武火煮开，改文火煮2小时，至鱼鳞、鱼骨软时加入首乌汁，稍煮，加入小茴香、味精、盐调味即成。

【功效】补益肝肾、健脑益智、润肠通便。

糖酱鱼

【原料】鲜鲤鱼1条（约500克），白糖200克，酱油0.5汤匙，姜片3片，醋3茶匙，植物油800克（耗50克）。

【制作】将鲤鱼洗净，去鳞、鳃，膛去内脏，切成大块；锅内放植物油，烧至八成热时，把鱼放入锅内炸。两面都炸黄（不必太焦）时，捞出，控净油；把锅内油倒出，放入炸好的鱼和酱油、白糖、姜、醋，在旺火上烧开后，用小火慢炖，炖至汤干即成。

【功效】健脾利胃，利水消肿。

鲫鱼
——产妇催乳的补品

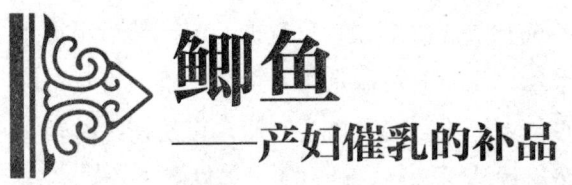

性味：性平，味甘。

归经：归脾、胃、大肠经。

宜食人群：脾胃虚弱、食欲不振、营养不良、水肿、肾炎、高血压、慢性久痢的患者。

忌食人群：感冒、发热者。

* 食疗功效

鲫鱼含丰富蛋白质，并含钙、磷、铁等多种矿物质，维生素 B_1、烟酸、维生素 B_{12} 等成分，而脂肪、糖类含量少。中医认为，鲫鱼具有益气健脾、利尿消肿、清热解毒、通络下乳、理疝气的作用，可用于脾胃气冷、食欲不振、消化不良、呕吐、乳少、消渴饮水、小肠疝气等症。

* 食物黄金搭配

鲫鱼＋山药：鲫鱼有滋阴调理、补虚、养身调理、消除身体水肿以及调理肾脏的功能，与山药一起蒸煮，更可以帮助男性补阳壮气。

鲫鱼＋莼菜：鲫鱼搭配莼菜具有和胃调中、止呕止痛、补虚利水、消炎解毒等功能，还有防治慢性胃炎和胃溃疡癌变的作用。

* 科学选购的方法

新鲜鲫鱼眼睛略凸，眼球黑白分明；不新鲜的鲫鱼则是眼睛凹陷，眼球浑浊。鲫鱼身体扁平、色泽偏白的，肉质比较鲜嫩。不宜买体型过大、颜色发黑的鲫鱼。

* 营养师的建议

鲫鱼肉味鲜美，食用方法多种多样，既可清蒸、炖煮，也可红烧、煎炸、煮汤。煎鲫鱼时，尽量将鱼皮煎得完整，这样既可保存美味，又避免维生素丢失。

油炸时，应先调好面衣，再加少许胡麻油，营养价值更高。但鲫鱼清蒸或煮汤营养效果最佳；若经煎炸则食疗功效会打些折扣。鲫鱼籽中胆固醇含量较高，故中老年人和高脂血症、高胆固醇者应尽量少食。

* 家庭养生厨房

珍珠鲫鱼

【原料】珍珠粉10克，鲫鱼250克，料酒10毫升，生姜10克，葱10克，盐3克，味精2克，酱油20毫升，植物油35毫升，芡粉2克，鲜汤适量。

【制作】将鲫鱼宰杀后，去鳞、鳃和内脏、沥干血水，加入盐、芡粉腌匀，生姜、葱洗净，姜切片，葱切段。将炒锅置武火上烧热，加入植物油，烧至六成热时，加入姜片、葱段，鲫鱼煎至两面金黄色时，烹入料酒，掺入鲜汤，放入珍珠粉、酱油、盐，加开水适量，进行烧炖，鱼肉熟透入味，加味精即成。

【功效】健脾利水、养血调经。

竹笋鲫鱼汤

【原料】活鲫鱼1条（约250克），春笋50克，葱适量。

【制作】鲫鱼去鳞及内脏，洗净；春笋洗净切片。鲫鱼入锅，放入春笋片和葱，加水适量炖至汤浓，加盐少许调味。每日1剂，分3次温服。

【功效】理气透疹。主治小儿麻疹不透、疹出不爽、发热不退者。

赤豆鲫鱼羹

【原料】赤豆60克，鲫鱼1条，料酒、葱花、姜末、精盐、味精、五香粉、麻油各适量。

【制作】先将赤豆去杂，淘洗干净，用温开水浸泡片刻，备用。将鲫鱼宰杀，去鳞、鳃、内脏，洗净，沥干水，用料酒少许搽匀，蒸熟放冷后，拆骨取肉。将赤豆捣烂成泥糊状。锅置火上，加清水适量，大火煮沸，放入鲫鱼肉，煮至沸时，加赤豆泥，并不断搅拌，放入葱花、姜末，改用小火煨煮30分钟，煮成稀糊状成羹，加适量精盐、味精、五香粉，并淋入麻油，拌和均匀即成。

【功效】利水消肿。

带鱼
——美容养颜的海产品

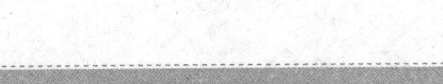

性味： 性温，味甘、咸。
归经： 归胃经。
宜食人群： 久病体虚、血虚头晕、高血压、高脂血症、急性肠炎患者。
忌食人群： 湿疹、痛风、哮喘、中风患者。

＊ 食疗功效

带鱼富含蛋白质、低脂肪、钙、磷、铁、碘及维生素B_1、维生素B_2、烟酸、维生素A等成分。带鱼鳞及油脂中含有较多的卵磷脂和多种不饱和脂肪酸。中医认为，带鱼具有补血养肝、和中开胃、补虚、润肤、祛风、杀虫的作用，可用于脾胃虚弱、消化不良、肝炎、皮肤干燥等症。

＊ 食物黄金搭配

带鱼 + 木瓜：两者搭配煮汤有养阴、补虚、通乳的作用，对产后少乳、外伤出血等症具有一定疗效。

带鱼 + 牛奶：牛奶有补虚、止渴、养心的功效，带鱼有暖胃、润肤的功效，两者同食有益健康。

＊ 科学选购的方法

选购时以体宽厚，眼亮，体色洁白有亮点呈银粉色薄膜为优；如果体色发黄，无光泽，有黏液，或肉色发红，鳃黑，破肚者，为劣质带鱼，不宜食用。

＊ 营养师的建议

带鱼腥味较重，不适合清蒸，适合红烧或糖醋。购买带鱼时，尽量不要买带黄色的带鱼，发黄是因为鱼体表面脂肪大量接触空气而加速氧化，致使鱼体表面产生了黄色。如果买了，就要及时食用，否则带鱼会很快腐烂发臭。因带鱼体表的粉末状的细鳞，是抗癌药物的原料，因此在吃带鱼时最好不要将其身上的鳞刮掉。

* **家庭养生厨房**

白萝卜丝烧带鱼

【原料】白萝卜、带鱼、青蒜、姜片、料酒、盐、胡椒粉各适量。

【制作】白萝卜去皮刨成丝；带鱼切6厘米长段；青蒜洗净切丝。锅烧热下油，爆香姜片，放入带鱼煎黄后淋入料酒，放入萝卜丝、盐、胡椒粉、水（需与鱼面平齐）及青蒜白，煮至萝卜丝成透明状，再撒入青蒜叶丝即可。

【功效】具有滋阴开胃之功，适合食欲不振者食用。

带鱼益气汤

【原料】带鱼500克，黄芪30克。料酒、精盐、葱、姜、植物油各适量。

【制作】将黄芪洗净，装入纱布袋中扎口。将带鱼去鳃，去内脏，斩成10厘米长的段，洗净，放入油锅中稍煎后，再放入适量的清水及药包、料酒、盐、葱、姜，煮至鱼肉熟，拣去药包，调好口味即成。连汤食之，每日1次，连用3剂。

【功效】补中益气。适宜于胃下垂。

五香烘带鱼

【原料】鲜带鱼500克，葱丝15克，姜片10克，蒜片15克，盐3克，味精1克，酱油15毫升，醋15毫升，白糖10克，五香粉5克，植物油300毫升（实耗40毫升）。

【制作】将带鱼去头、内脏后洗净，切成5厘米长的段。炒锅置旺火上，加入植物油，烧至五成热时将带鱼依次下锅稍炸捞出。锅内留少许油，烧热后放入葱、姜、蒜炝锅，烹入料酒、酱油、醋，加入400毫升水，把带鱼、五香粉、白糖、盐、味精同放锅中烧沸，改用小火慢炖，待鱼烧透、汤汁收稠即可。

【功效】补血养肝，和中开胃。

黄鱼
——肉质鲜美的安神佳品

性味：性平，味甘。

归经：归肝、肾经。

宜食人群：一般人均宜于食用。贫血、头晕及体虚者更加适合。

忌食人群：痰热素盛、易发疮疡患者。

✽ 食疗功效

黄鱼富含蛋白质，并含脂肪、灰分、钙、磷、铁、维生素 B_1、维生素 B_2、烟酸、碘等，其中磷、碘含量尤高。中医认为，黄鱼具有健脾开胃、益气、填精、壮阳、明目、安神等作用，可用于体虚纳呆、阳痿早泄、少气乏力、面黄羸瘦、目昏神倦、久病体虚等症。

✽ 食物黄金搭配

黄鱼＋苹果：黄鱼中含有丰富的蛋白质、维生素和多种微量元素；苹果中维生素、微量元素的含量也较为丰富，同食有助于营养的全面补充。

黄鱼＋荠菜。黄鱼富含碘、磷、铁、钙等多种矿物质；荠菜有利肝明目、利尿止血的功效。两者搭配着食用，是孕妇防治缺铁性贫血的保健菜肴之一。

✽ 科学选购的方法

新鲜的黄鱼眼球饱满，角膜透明清亮，鳃盖紧密，鳃色鲜红，黏液透明无异味。肉质坚实有弹性，头尾不弯曲，手指压后，压痕能立即恢复。体表有透明黏液，鳞片完整有光泽，黏附鱼体紧密，不易脱落。

✽ 营养师的建议

黄鱼可红烧、糖醋、煨汤、清炖，配以其他菜可煮成蛋蓉黄鱼羹、卷筒黄鱼、雪菜大汤黄鱼、松鼠黄鱼等。用黄鱼制作的各种菜肴，肉鲜味美，色彩艳丽,香气四溢,形态美观,是喜庆筵席上常见的菜肴佳品。夏季端午节前后是大黄鱼的食用时期,清明至谷雨是小黄鱼的食用时期。在这两个时期,黄鱼身体肥美、鳞色金黄,发育达到顶点,最具食用价值。

* 家庭养生厨房

杞子烧黄鱼

【原料】黄鱼(重750克左右)1条,枸杞子20克,冬笋50克,冬菇9克,蒜薹100克,鸡蛋1个,芡粉50克,酱油50毫升,料酒9毫升,白糖9克,味精、醋、盐各少许,植物油、高汤适量。

【制作】先将枸杞子、冬菇、冬笋、蒜薹等洗净,冬菇、冬笋背切成片,蒜薹切成小段;黄鱼宰杀去鳞、鳃、肠杂后洗净,鸡蛋打破入碗,加入芡粉后搅成糊,抹匀鱼身两面。然后置锅于旺火上,放入油待烧至七成熟时,手提鱼尾顺入锅中,将鱼炸成金黄色,滗油,随之加入适量高汤及各料,用文火收汁,勾入少量流水芡,见开即加入醋、味精,铲匀起锅即成。佐餐食用。

【功效】具健脑、明目之效。

清蒸黄鱼

【原料】黄鱼1条,葱2棵,姜丝少许,料酒、盐、酱油各适量。

【制作】黄鱼刮鳞去掉内脏,洗掉血水,切成段。放盐,拌匀,腌10分钟;盘子里先放几根葱白,再把黄鱼放上去摆好盘,然后放少许盐、酱油,倒点料酒,再放姜丝和葱段在鱼上;锅里的水烧开后,把鱼放进锅里蒸,大火蒸8分钟。

【功效】健脾开胃。

干炸小黄鱼

【原料】小黄鱼、盐、鸡精、鸡蛋、面粉、植物油各适量。

【制作】小黄鱼收拾干净;碗中放上水、面粉、一个鸡蛋、鸡精、盐调成面糊。把小黄鱼放入面糊中备用。锅中放油,油热后,放入裹好面糊的小黄鱼,用中火炸至微黄色,出锅即可。

【功效】明目,安神。

草鱼
——四大淡水家鱼之一

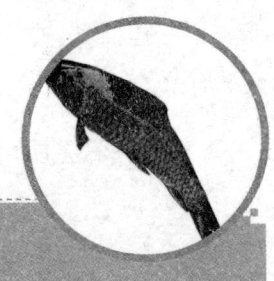

性味：性温，味甘。

归经：归肝、胃经。

宜食人群：虚劳、风虚头痛、肝阳上亢、高血压、心血管病患者。

忌食人群：结核患者及女性经期者。

* 食疗功效

草鱼富含蛋白质、脂肪、无机盐、钙、磷、铁、维生素 B_1、维生素 B_2、烟酸等，其营养价值与青鱼相近。祖国传统医学认为，草鱼具有暖胃和中、平降肝阳、祛风、治痹、截疟、益肠明眼目等功效，适用于虚劳、风虚头痛、肝阳上亢、高血压、头痛、久疟等症。

* 食物黄金搭配

草鱼＋豆腐：草鱼与豆腐同食，具有补中调胃、利水消肿的功效，而且还非常适合发育期的儿童食用。

草鱼＋莼菜：草鱼搭配莼菜具有健脾和胃、润肺补虚、利水消肿、清热解毒的功效。

* 科学选购的方法

新鲜鱼的表面有透明黏液，鳞片有光泽且与鱼体贴附紧密，不易脱落；新鲜鱼的鳃丝呈鲜红色，黏液透明，具有海水鱼的咸腥味或淡水鱼的土腥味；眼神饱满凸出、角膜透明清亮的是新鲜鱼。

* 营养师的建议

草鱼可清蒸、清炖、红烧、油炸及糖醋，现在还流行水煮草鱼。草鱼肉质细，纤维短，极易破碎，切鱼时应将鱼皮朝下，刀口斜入，最好顺着鱼刺，切起来更干净利落。草鱼的表皮有一层黏液非常滑，所以切起来不太容易，若在切鱼时，将手放在盐水中浸泡一会儿，切起来就不会打滑了。

* 家庭养生厨房

生姜草鱼汤

【原料】草鱼片150克，生姜片25克，米酒100毫升。

【制作】锅放火上，加水半碗煮沸后，放入草鱼片、姜片及米酒共炖约30分钟，加盐调味趁热食用，食鱼肉饮汤。每日2次，服后卧床盖被取微汗。

【功效】解表散寒，疏风通窍。适用于风寒型感冒。

草鱼炖豆腐

【原料】豆腐500克，草鱼1条（约1000克），青蒜25克，白糖、鸡油、鸡汤、酱油、料酒各适量。

【制作】先将草鱼刮鳞、去鳃、除内脏，洗净，切段；豆腐切成小方块；青蒜洗净，切段备用。将锅内加入适量鸡油，烧热，把鱼放入，再加入料酒、酱油、白糖和鸡汤炖之。待鱼煮熟，放入豆腐，先用武火烧沸，后改用文火焖5~10分钟，放入青蒜即成。佐餐食。

【功效】补中，平肝，祛风，调胃，利水，消肿。

草鱼水鲜丸

【原料】草鱼肉300克，猪肥膘50克，油菜心15棵，盐5克，味精1克，料酒5克，湿淀粉40克，鸡油10克。

【制作】将草鱼去皮去刺，同猪肥膘一起剁成泥，用水调散，再用盐、味精、料酒、湿淀粉搅匀；油菜心在沸水中略烫，均匀地摆在盘内。炒锅置旺火上，加入温水，把鱼茸团成丸子放入水中，烧沸后捞出。炒锅置旺火上，加入100克水烧沸，用盐、味精调好口味，撇去浮沫，放入鱼丸烧沸，用湿淀粉勾芡，淋入鸡油装盘即可。

【功效】利水消肿，清热解毒。

鲈鱼
——营养丰富的水中珍品

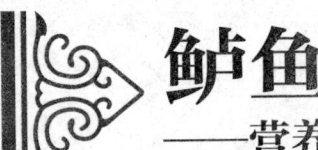

性味：性平，味甘。

归经：归肝、脾、肾经。

宜食人群：贫血、头晕、水肿及孕妇胎动者。

忌食人群：皮肤病患者。

* 食疗功效

现代医学研究分析，鲈鱼含有蛋白质、脂肪、糖类、维生素A、维生素B_2、硫胺素、核黄素、尼克酸，以及钙、磷、钾、铁、钾、镁、锰、锌、铜、硒等成分。中医认为，鲈鱼有益肝肾、补五脏、和肠胃、化痰止咳之效，适宜于贫血头晕，胎动不安，妊娠水肿，肝肾不足，腰腿酸软无力等人食用。若手术后食用，亦能促进伤口生肌愈合。

* 食物黄金搭配

鲈鱼＋菊花：鲈鱼健脾益肾，菊花清热去火，两者搭配风味独特，还具有补虚壮体的功效。

鲈鱼＋南瓜：南瓜富含胡萝卜素，与鲈鱼中的维生素D搭配食用，可防治感冒。

* 科学选购的方法

颜色以鱼身偏青色、鱼鳞有光泽、透亮为好，翻开鳃呈鲜红者、表皮及鱼鳞无脱落才是新鲜的，鱼眼要清澈透明不混浊，无损伤痕迹；用手指按一下鱼身，富有弹性就表示鱼体较新鲜；不要买尾巴呈红色的鲈鱼，因为这表明鱼身体有损伤，买回家后很快就会死掉。

* 营养师的建议

冬天，鲈鱼肥腴可人，肉细腻，白如雪，是最好的品鲈鱼季节，古人有"西风斜日鲈鱼香"之说。为了保证鲈鱼的肉质洁白，宰杀时应把鲈鱼的鳃夹骨斩断，倒吊放血，血污流尽后放在砧板上，从鱼尾部跟着脊骨逆刀上，剖断胸骨，将鲈鱼分成软、硬两边，取出内脏，洗净血污即可。将鲈鱼去鳞剖腹洗净后，放入盆中倒一些料酒，就能除去鱼的腥味，并能使鱼滋味鲜美。

※ 家庭养生厨房

白术陈皮鲈鱼汤

【原料】鲈鱼肉50克，白术15克，陈皮6克，料酒10毫升，生姜5克，葱10克，盐3克，鸡精2克，味精2克。

【制作】将鲈鱼宰杀去内脏，洗净，白术、陈皮洗净，先将白术、陈皮放入砂锅煎取汤汁，去渣，将鲈鱼、生姜同放入药汁中煎煮，待鱼肉熟透加入盐、鸡精，煮沸后加入味精即可食用。

【功效】补益脾胃。主治脾虚泄泻、慢性胃痛、习惯性腹泻、消化不良、胃溃疡辅助治疗。

鲈鱼炖姜丝

【原料】活鲈鱼1条（重约750克），姜15克，水发香菇25克，葱白15克，料酒15毫升，精盐5克，味精少许。

【制作】将鲈鱼去鳞，在尾部肛门处横剖一刀，从鳃处掏出内脏，洗净，鱼身两侧均剖上宽4厘米的刀纹，放在汤盆中。将香菇切成宽1厘米的片；姜洗净切丝；葱白洗净，切成长约6厘米的段，备用。锅内放鱼，把香菇片、姜丝片分别排在鱼身上，葱段排鱼头鱼尾两处，然后加清水50毫升、料酒、精盐、味精，加锅盖，用旺火炖30分钟取出，拣去葱段、姜丝即成。

【功效】开胃消食。

清蒸鲈鱼

【原料】鲈鱼500克，精盐、料酒、葱、姜、红辣椒、湿淀粉各适量。

【制作】将鲈鱼洗净，用精盐、料酒、葱丝、姜丝腌制半小时，放入盘中，清蒸15分钟；锅烧热，倒入蒸鱼的汤汁，加葱丝、姜丝、红辣椒丝，煮开后，用湿淀粉勾芡淋在鱼身上即可。

【功效】补肝益肾，健脾益胃。

鲢鱼
——最美莫过鲢鱼头

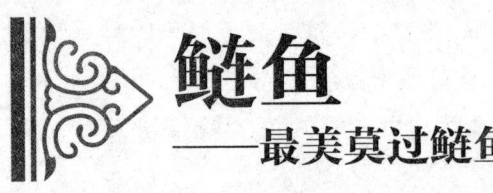

性味：性温，味甘。

归经：归脾、胃经。

宜食人群：脾胃虚寒、溏便、皮肤干燥、水肿、小便不利、肝炎、肾炎患者。

忌食人群：脾胃蕴热、内热、荨麻疹、癣病、瘙痒性皮肤病患者。

＊食疗功效

鲢鱼富含蛋白质及氨基酸，也含有脂肪、糖类、灰分、钙、磷、铁、维生素B_1、维生素B_2、烟酸等营养成分，均可为机体所利用，其营养价值与青鱼相近。鲢鱼能起到温中益气、祛除脾胃寒气、暖胃补气、利水止咳的作用。常用于脾胃虚弱、水肿、咳嗽、气喘等病的治疗，可以治疗胃寒疼痛或由消化不良引起的慢性胃炎。

＊食物黄金搭配

鲢鱼＋豆腐：两者搭配营养极为丰富，可为人体补充多种胶质、蛋白质、脑黄金等，是身体虚弱、营养不良者的补品。

鲢鱼＋萝卜：鲢鱼和萝卜搭配食用，具有利水、消炎、减肥、通乳的功效，是妇女养颜瘦身的"上品"。

＊科学选购的方法

以鲜活、鱼体光滑、整洁、无病斑、无鱼鳞脱落的为佳。死的淡水鱼不要买。

＊营养师的建议

鲢鱼头千万别随便丢掉，民谚说"宁可丢了老黄牛，切莫丢了鲢鱼头"。我国饮食文化，对于鲢鱼头颇有讲究。在民间，鲢鱼作为药膳，多用于老年体弱、脾胃虚寒以及催乳。实际上，正常体质的人常吃鲢鱼也是很有益处的。用鲢鱼头炖豆腐，色泽素雅，汤纯味厚，鱼头肥嫩鲜美，清香四溢，非常适合老年人、儿童及身体虚弱者食用。

* 家庭养生厨房

玉竹炖鱼头

【原料】鲢鱼头1个（重约250克），玉竹25克，料酒、精盐、味精、生姜块、胡椒粉、植物油各适量。

【制作】鲢鱼头去鳃，洗净；玉竹洗净，放在炖盅内，备用；用油少许起锅，把鱼头放在锅中煎透，加入料酒，铲起，放在炖盅内，加入精盐、味精、生姜块和适量清水，炖煮约30分钟，取出，撒入胡椒粉即成。

【功效】补中益气，养阴益肝。主治慢性肝炎后期肝阴亏损的患者服食。

桃仁鲢鱼

【原料】鲢鱼1条，桃仁10克，肉桂5克，干姜8克，胡椒10粒，香菜、食盐、味精、植物油各适量。

【制作】将鲢鱼去鳞、鳃、内脏，洗净，入热油锅中煎至两面呈金黄色，放入桃仁、肉桂、干姜、胡椒及清汤，煮沸后改小火继续煮20分钟，加盐、味精，最后撒上少许香菜服食。

【功效】散寒除湿，温阳活血。主治寒湿凝滞型及气滞血瘀型痛经。

金玉满堂

【原料】净鲢鱼肉400克，鸡蛋2个，白胡椒粉2克，精盐、味精、姜粉、淀粉、植物油、白醋、姜粒、花椒各适量。

【制作】将鱼肉切成丁，分成两份分别装入2个碗内，一碗加蛋清、精盐、味精、白胡椒粉、淀粉拌匀，一碗加蛋黄、姜粉、精盐、味精、淀粉拌匀。锅内加油烧至四成热，把鱼丁分别放入油中软炸至嫩熟，装入盘中即可。食用时跟一碗用白醋、姜粒兑成的清汁和一碗用花椒和食盐兑成的花椒盐蘸食。

【功效】温中益气，健脾养胃。

鳝鱼
——夏令黄鳝赛人参

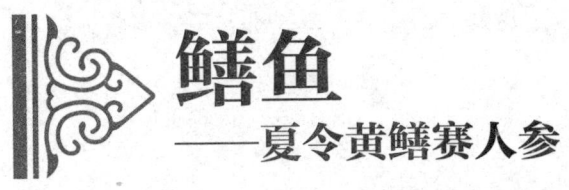

性味：性温、味甘。

归经：归脾、肝、肾经。

宜食人群：身体虚弱、营养不良、子宫脱垂、风湿、高脂血症、动脉硬化患者。

忌食人群：腹胀、痢疾、虚热、皮肤瘙痒、支气管炎、癌症、系统性红斑狼疮患者。

✳ 食疗功效

黄鳝营养丰富，含有人体所必需的氨基酸、蛋白质、脂肪、钙、磷、铁及维生素A、B族维生素等，其中钙、铁在淡水鱼中含量居第一。中医认为，鳝鱼具有补中益气、明目、解毒、通脉络、补虚损、除风湿、强筋骨、止痔血的作用，可用于治疗虚损咳嗽、消渴下痢、筋骨软弱、风湿痹痛、化脓性中耳炎等。鳝鱼食疗价值很高，尤其适合老年人滋补身体。

✳ 食物黄金搭配

鳝鱼+莲藕：莲藕含有的大量膳食纤维，是碱性食物，黄鳝是酸性食物，同食对维持体内酸碱平衡很有利。

鳝鱼+青椒：青椒富含维生素，鳝鱼含有丰富的蛋白质，两者互补，更好地提升营养价值。

✳ 科学选购的方法

鳝鱼头粗尾细，圆而细长，色泽黄褐，腹部灰白色，头大、口大、唇厚、眼小、体滑无鳞。以四五月份的最好。新鲜的鳝鱼，浑身黏液丰富，色黄褐而发亮，并不停地游动。

* 营养师的建议

鳝鱼具有较高的营养价值,高蛋白、低脂肪、含较多的矿物质,可以补血、补脑,且鱼刺较少,用来煮粥给孩子食用最合适。鳝鱼可以补气血,对身体很有好处的,只是别吃得太多,免得上火,肠胃欠佳的人更应慎食。另外,由于鳝鱼死后会产生毒素,因此,死鳝鱼切不可食用。

* 家庭养生厨房

参归鳝鱼羹

【原料】当归15克,党参15克,鳝鱼500克,料酒、葱、生姜、蒜、味精各适量。

【制作】将鳝鱼剖脊背后去骨、内脏、头、尾、切丝备用。将党参、当归装入纱布袋内扎口,与鳝鱼丝共放入锅内,再加入调料,加水适量。先用大火烧沸,再用小火煎熬1小时,捞去药袋,于经前或经期食鱼、饮汤。

【功效】养气养血,止痛调经。适用于气血虚弱之痛经。

栗子鳝鱼粥

【原料】鳝鱼200克,栗子50克,姜、盐、料酒各适量。

【制作】鳝鱼去肠及内脏,洗净后用热水氽烫去黏液,切成段,加盐、料酒拌匀,备用;栗子洗净去壳,备用;姜洗净,切片。将鳝鱼段、栗子、姜片一同放入砂锅内,加入适量清水大火煮沸,转小火再煲1小时,出锅时加入盐调味。

【功效】鳝鱼性温味甘,能补五脏、填精养血、除风湿、活筋骨,可滋阴补血,对精神疲倦、气短懒言等都有良好疗效。

枸杞子鳝鱼汤

【原料】鳝鱼8条,枸杞子12颗,山药8片,葱段、姜丝各适量。

【制作】黄鳝宰杀,切段。枸杞子泡入温水中,去泥沙。清水烧开,放入葱段、姜丝、黄鳝段焯一会儿;黄鳝过凉,放入碗中,加上葱段、姜丝、山药片、枸杞子,用中火蒸30分钟即可。

【功效】补脑健身,养肝明目。

泥鳅
——滋补的"水中人参"

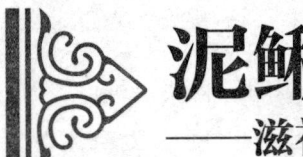

性味：性平，味甘。

归经：归脾、肝、肾经。

宜食人群：营养不良、病后体虚、阳痿早泄、贫血、水肿、脚气、急慢性肝炎及哺乳妇女。

忌食人群：阴虚火盛、脾胃虚寒者忌食。

✽ 食疗功效

现代营养学分析，泥鳅含有丰富的蛋白质、脂肪、糖类，以及钙、磷、铁、镁、硒、维生素 B_1、维生素 B_2 和烟酸等。现代中医认为，泥鳅有补中益气、祛邪除湿、养肾生精、祛毒化痔、消渴利尿、保肝护肝的功效，还用于治疗皮肤瘙痒、水肿、肝炎、早泄、黄疸、痔疮等症。

✽ 食物黄金搭配

泥鳅＋豆腐：泥鳅搭配豆腐具有较高的营养和进补作用，泥鳅钻豆腐更是筵席饮宴上的名菜，此菜味道鲜美，汤汁醇香。

泥鳅＋牛蒡：两者搭配不仅味道鲜美，而且牛蒡的膳食纤维有助泥鳅中丰富的钙及矿物质的吸收，保证营养素的均衡摄取。

✽ 科学选购的方法

优质的泥鳅眼睛凸起、澄清有光泽，且活动能力强；口鳃紧闭，鳃片呈鲜红色或红色；鱼皮上有透明黏液，且呈现出光泽。

✽ 营养师的建议

泥鳅的营养价值确实很高，在我国，关于用泥鳅进补的说法也很多。不要生吃泥鳅，因为生吃泥鳅最大的危险是易导致得寄生虫病，所以千万不能吃生泥鳅。泥鳅含胆固醇较高，最好搭配蔬菜煮汤，既可消除油腻，又可使味道鲜美。

＊家庭养生厨房

泥鳅豆腐煲

【原料】泥鳅200克，豆腐250克，植物油30毫升，料酒10毫升，生姜5克，葱10克，盐3克，鸡精2克，味精2克。

【制作】将泥鳅去内脏洗净，豆腐切大块。生姜切片，葱切段。炒锅烧热，放植物油烧六成热时，放入生姜爆香，放入豆腐煎至稍变淡黄色，放入泥鳅、料酒、葱、鸡精，加少量清水文火煲炖，熟透后加盐、味精即成。

【功效】补脾益气、祛湿和胃。

泥鳅虾汤

【原料】泥鳅200克，虾50克，料酒、姜片、盐、味精、植物油各适量。

【制作】将泥鳅放清水中，滴几滴植物油，每天换清水，让泥鳅吃油及清水后，排去其肠内粪物。把泥鳅和虾共煮汤。加料酒、姜片，煮至泥鳅熟，加盐和味精调味即可。随意服用。

【功效】温补肾阳。适用于肾虚所致的阳痿。

黄芪泥鳅瘦肉汤

【原料】泥鳅200克，猪瘦肉100克，红枣10枚，黄芪15克，姜片、盐各适量。

【制作】红枣洗净，去核；猪瘦肉洗净，切块，氽烫。泥鳅用滚水烫一下，去内脏，洗净抹干水分；将泥鳅用油煎至两面微黄色，铲起装盘中。在汤煲内烧滚适量清水，放入泥鳅、瘦肉块、姜片、黄芪、红枣。烧开后用小火继续煲约1小时，加入盐即可。

【功效】强身壮骨。

鱿鱼
——心血管疾患的健康食物

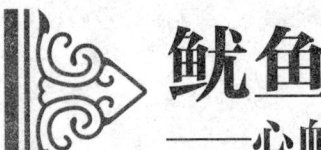

性味：性平，味咸。

归经：归肝、肾经。

宜食人群：体质虚弱、气血不足、营养不良及女性贫血者。

忌食人群：湿疹、荨麻疹、高脂血症、高胆固醇、动脉硬化及肝病患者。

＊食疗功效

现代医学研究表明，鱿鱼含有蛋白质、脂肪、糖类、胆固醇、维生素A、B族维生素、维生素E、硫胺素、核黄素、尼克酸、钙、磷、钾、镁、铁、锌、硒、铜、锰等成分。祖国传统医学认为，鱿鱼味酸性寒，有滋阴养胃、补虚润肤的功能。

＊食物黄金搭配

鱿鱼＋猪蹄：鱿鱼搭配猪蹄可补气养血，同时还能改善皮肤功能，有美容的作用。但胆固醇含量高，高脂血症、高血糖、高血压患者不宜食用。

鱿鱼＋黄瓜：鱿鱼和黄瓜搭配含有多种人体必需的氨基酸和维生素，一荤一素，风味独特，营养齐全。

＊科学选购的方法

优质鱿鱼的体形完整坚实，呈粉红色，有光泽，体表略现白霜，肉肥厚，半透明，背部不红。而劣质鱿鱼体形瘦小残缺，颜色赤黄略带黑，无光泽，表面白霜过厚，背部呈黑红色或霉红色。

＊营养师的建议

鱿鱼有两种，一种是鲜鱿鱼，一种是干鱿鱼。干鱿鱼由新鲜的鱿鱼经加工、干制而成。与鲜鱿鱼不同，干鱿鱼是不能直接烹饪成菜的，必须要经过涨发，使其重新吸收水分，最大限度恢复鱿鱼原有的鲜嫩、松软状态。新鲜或干制品都可以食用，烹调时一定要熟透才可以食用，生食或食用未熟透的鱿鱼会导致胃肠功能失调。

* 家庭养生厨房

香菇鱿鱼汤

【原料】水发鱿鱼100克，水发香菇50克，虾仁20克，肉末20克，冬笋片30克，料酒、精盐、味精、白糖、葱末、湿淀粉、胡椒粉、植物油、麻油各适量。

【制作】将水发鱿鱼切成3厘米长的斜方块，放在开水中焯一下，捞起沥干。香菇去蒂洗净切成片。锅内加入植物油烧热，将葱末、肉末、冬笋片、香菇片加入煸炒，注入清水，然后加入浸泡的虾仁及料酒、精盐、白糖，煮开后，放入鱿鱼片，片刻后用湿淀粉勾稀芡，加入味精、胡椒粉，淋上麻油即成。

【功效】滋阴养胃，补虚润肤。

土豆鱿鱼汤

【原料】土豆250克，鱿鱼干2条，猪瘦肉200克，绍菜200克，香菇、姜、盐各少许。

【制作】猪瘦肉洗净切片；鱿鱼浸水发后用锅炒过；香菇浸发；土豆去皮切粒；绍菜洗净切块。将适量清水煲滚，放入各种原料，慢火煲2小时，放盐调味。

【功效】补脾养胃，消食。

酸菜鱿鱼汤

【原料】水发鱿鱼1条、酸菜心4片、姜2片、香菜2棵；盐1/4茶匙、胡椒粉、麻油各少许、高汤3杯。

【制作】鱿鱼剥净外膜，在内面切交叉刀口，并切小块，用开水氽烫后捞出。高汤放锅内，酸菜心洗净，放入汤内，姜切丝放入，最后加鱿鱼块同煮。约煮10分钟后，加盐调味，然后关火盛出，撒少许胡椒粉和麻油，最后放入洗净、切碎的香菜即成。

【功效】补脑益智。

虾
——名贵的"海八珍"之一

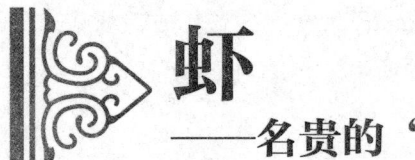

性味：性温，味甘。

归经：归肝、肾经。

宜食人群：儿童、老年人、孕妇、心血管病患者、肾虚阳痿、男性不育症、腰脚酸软者。

忌食人群：宿疾者、上火、过敏性鼻炎、支气管炎、过敏性皮炎患者。

＊食疗功效

虾含蛋白质较高，并含脂肪、糖类、钙、磷、铁、碘、硒、维生素A、维生素B_1、维生素B_2、烟酸，还含有丰富的抗衰老的维生素E等。虾具有补肾壮阳、通乳却毒、祛风化痰的作用，可用于肾虚、阳痿、失眠、腰膝酸软、倦怠无力，以及妇女产后乳汁缺乏、小儿麻疹、水痘、皮肤溃疡、疮痈肿毒等症。

＊食物黄金搭配

虾＋白菜：白菜富含维生素，虾仁是高蛋白低脂肪食品，且钙磷含量高，两者搭配味道鲜美，且具有生津润肠、清热解毒的功效。

虾＋豆腐：虾仁搭配豆腐，适宜高血压、高脂血症、动脉硬化患者食用。

＊科学选购的方法

鲜虾颜色新鲜，并且越透明越好，放置时间长的虾会褪色，并且开始呈现白色。虾的背部呈青黑色是新鲜的表现，放置时间长了就会渐渐变成红色。一般来说，虾壳坚硬，头部完整，体部硬朗、弯曲，个头大的虾味道比较鲜美。

＊营养师的建议

虾购入后，要立即放入冰箱里冷藏，并且要尽早食用。海虾属于寒凉阴性类食品，故在食用时最好与姜、醋等作料共同食用。因为姜性热，与海虾放在一起可以寒热中和，防止身体不适；而醋对于海虾中残留的有害细菌也起到一定的杀除作用。

* 家庭养生厨房

罗汉大虾

【原料】对虾12个，鱼泥60克，鸡蛋清1个，火腿丝3克，生菜叶150克，味精2克，玉米粉15克，熟猪油45克，姜末、味精、白糖、面包渣、盐各适量。

【制作】将对虾去头、壳、肠子，留下尾巴，片开，剁断虾筋，挤干水分，撒些味精、料酒，先两面蘸玉米粉，再放在鸡蛋清中蘸一下，最后把背面蘸上面包渣，码在盘子里。将鱼泥用蛋清、玉米粉、味精、白糖、姜末、盐、熟猪油拌成糊，抹在对虾上，在糊面中间放一根火腿丝，然后用筷子按一遍。将对虾用干净温油炸熟。盘中先放好生菜叶，把对虾剁成两段，对齐，码成圆圈状即可。

【功效】补肾兴阳、强筋壮骨。适用于肾虚阳痿、早泄、骨质疏松症。

韭菜炒鲜虾

【原料】韭菜150克，鲜虾240克，菜油、味精、盐各适量。

【制作】将韭菜切成3.3厘米长的段；将鲜虾去壳。然后把锅烧热，放入菜油，待油泡化尽，即倒入韭菜、鲜虾，反复翻炒，撒入味精、盐，炒匀即起锅。可作佐膳菜肴，亦可作下酒菜。

【功效】补肾壮阳、益精固肾。

虾仁烩豆腐皮

【原料】虾仁200克，豆腐皮500克，笋片20克，黑木耳10克，葱白、精盐、鸡精、香油、料酒、湿淀粉各适量。

【制作】将豆腐皮泡好，洗净。黑木耳发好，撕成小朵。虾仁洗净。锅置火上，倒入适量水，下豆腐皮煮烂，下入虾仁、笋片、黑木耳、精盐、葱白、料酒，烧开后加入鸡精，用湿淀粉勾芡后，淋入香油即可。

【功效】补肾填精，养血益气。

螃蟹
——螃蟹上桌百味淡

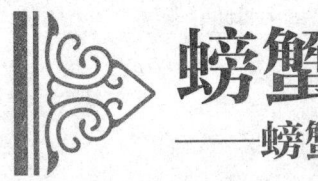

性味：性寒、味咸。

归经：归肝、胃经。

宜食人群：结核病、骨质疏松、风湿性关节炎。

忌食人群：孕妇、脾胃虚寒、胃痛、腹泻、过敏体质及肝病、慢性胃炎患者。

✻ 食疗功效

螃蟹含有蛋白质、脂肪、糖类、钙、磷、维生素A、维生素B_1、维生素B_2、烟酸等营养成分。河蟹肌肉中含十余种游离氨基酸，其中谷氨酸、甘氨酸、精氨酸、胱氨酸、丙氨酸、脯氨酸、组氨酸量较多。此外，铁的含量比一般鱼类高出5～10倍以上，具有较高的药用价值。祖国传统医学认为，螃蟹有清热解毒、补骨添髓、养筋接骨、活血祛痰、利湿退黄、利肢节、滋肝阴、充胃液的功效，对于瘀血、损伤、黄疸、腰腿酸痛和风湿性关节炎等疾病有一定的食疗效果。

✻ 食物黄金搭配

螃蟹+豆腐：螃蟹搭配豆腐，不仅美味绝伦，还有助人体恢复体力、防止衰老。螃蟹豆腐曾被古人称为"天下第一鲜汁"。

螃蟹+黄酒：螃蟹性寒，多食容易伤及肠胃，黄酒性温，有活血暖胃的功效，两者同食味道极美，口感甚佳。

✻ 科学选购的方法

新鲜的螃蟹体表花纹清晰，黏液透明，甲壳坚硬而有光泽，颜色黑里透青，外表没有杂泥，脚毛长而挺。

✻ 营养师的建议

螃蟹虽然美味，但千万不能吃死螃蟹。螃蟹体内外沾有大量的细菌，活螃蟹可以通过体内的新陈代谢将细菌排出体外；螃蟹一旦死亡，体内的细菌就会大量繁殖，分解蟹肉，有的细菌还产生毒素，人们吃了就会引起食物中毒。另外，蟹体内含有较多的有毒物质组氨酸，螃蟹死的时间越长，体内积累的组氨物质越多。即使蟹煮熟了，这种毒素也不易被破坏。

* 家庭养生厨房

珍珠蒸膏蟹

【原料】珍珠粉5克，膏蟹1只，鸡蛋6个，胡椒粉适量，料酒10毫升，生姜10克，葱10克，盐3克，味精2克。

【制作】将膏蟹宰杀，揭开蟹盖，除去肠杂，留膏，洗净。打鸡蛋取清，放入盘内，加入盐、味精搅匀，把蟹放入鸡蛋清盘内，撒上珍珠粉，将蟹盖复原，仍成蟹状。将蟹放入蒸笼内，置武火蒸笼内蒸20分钟即成。

【功效】滋阴补血、调经安神。适用于气血两亏致心悸、失眠、月经不调、神经官能症辅助治疗。

蟹肉丝瓜粥

【原料】蟹肉120克，丝瓜、粳米各100克。

【制作】将丝瓜洗净，切片，粳米淘洗干净，备用。锅内加水适量，放入粳米煮粥，五成熟时加入蟹肉、丝瓜片，再煮至粥熟即成。每日1～2次，连服15～20天。

【功效】蟹肉有清热散血、滋阴益气、养筋健骨等功效。丝瓜有清热利肠、凉血解毒、通经活络、生津止渴等功效。适用于糖尿病患者。

清蒸大闸蟹

【原料】母螃蟹6只，生姜1块，醋、姜末、白糖各适量。

【制作】将螃蟹洗净，棉绳绑好蟹脚放在蒸架上；蒸锅加水，放姜片；大火蒸15分钟；熄火焖1分钟；醋、姜末、白糖调成蘸汁，趁热蘸食。

【功效】清热解毒，补骨添髓。

甲鱼
——好吃的美食五味肉

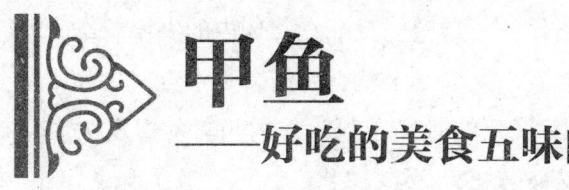

性味：性平，味甘。

归经：归肝经。

宜食人群：体质衰弱、肝肾阴虚、慢性肝炎、高血压、高脂血症、冠心病及脚气患者。

忌食人群：食欲不振、消化不良、腹泻、脾胃虚弱、慢性肠炎及孕妇或产后虚寒者。

* 食疗功效

甲鱼富含蛋白质、无机盐、维生素A、维生素B_1、维生素B_2、烟酸、糖类、脂肪等多种营养成分。此外，龟甲富含骨胶原、蛋白质、脂肪、肽类和多种酶以及人体必需的多种微量元素。甲鱼肉有滋阴益肾、补骨髓、除热散结的功效，可用于治疗骨蒸痨热、肝脾肿大、崩漏带下、血瘀腹痛、久疟、久痢等症。

* 食物黄金搭配

甲鱼+山药：甲鱼搭配山药具有滋阴养血、补肾壮阳的功效。

甲鱼+淡菜：甲鱼和淡菜同食，具有滋阴养肾、强壮健身、化瘀散结的功效。

* 科学选购的方法

选购时，一般以重0.75千克左右，雄性，爬行有力，鳖裙（即鳖甲四周的柔软部分）厚、形体完整，无损伤的甲鱼质量最好，滋补作用也最强。

* 营养师的建议

甲鱼的吃法很多，如炖、炒、焖、煮汤、卤制等均可，均为美味可口的膳食，深受人们的喜爱。但是，现代营养学家们倡导：甲鱼主要以炖为宜，适当加些作料，如火腿、香菇、生姜、黄酒等，这样做出的甲鱼汤，不但味道清鲜，而且还是滋阴补虚的佳品。吃甲鱼一定要宰食活的，不能吃死的，因为甲鱼体内含较多的组胺酸，死后极易腐败变质，组胺酸可分解产生有毒的组胺物质，食后会引起中毒。

* 家庭养生厨房

砂锅甲鱼

【原料】活甲鱼1只，熟火腿、水发香菇、料酒、葱各15克，清汤1000毫升，味精、精盐各适量，姜10克，香菜段3克，植物油50毫升。

【制作】宰杀甲鱼，剁成6块。把葱切段，姜切块，熟火腿切成象眼片，水发香菇一剖两半。锅内加底油，上火烧热，下葱、姜炸锅，添清汤，放入甲鱼块。再将汤和甲鱼块倒入砂锅中，加精盐、料酒，放火上烧开。炖至七八成熟时加入火腿片及香菇，再炖至酥烂入味，加味精、香菜段上桌。

【功效】滋阴润燥。

黄芪甲鱼汤

【原料】黄芪60克，甲鱼1000克，精盐、料酒适量，生姜片少许。

【制作】黄芪洗净，滤干；甲鱼活杀，洗净，每只甲鱼切成四大块，与黄芪同放入砂锅内，冷水浸没，用旺火烧开，加精盐、料酒、生姜片，改用小火慢炖2小时。吃鱼喝汤，每月2次，每次1小碗。黄芪味甜，咬嚼后再弃渣。分2~3天吃完。过夜必须烧开，以防变质。

【功效】滋补肝肾、补益元气。

甲鱼补虚汤

【原料】甲鱼1只（约500克），灵芝粉15克，枸杞子20克，生姜适量。

【制作】将甲鱼放入沸水中烫死，剁去头、爪，揭去甲壳，除去内脏，将肉切成小块，与灵芝粉、枸杞子、生姜，一起放入砂锅中，加水适量。大火烧开，转小火炖至甲鱼肉烂熟即可食用佐膳。

【功效】有滋阴清热、解毒抗癌功效。适合放、化疗体质虚弱患者食用。

海蜇
——药食两用俱佳的良药

性味：性温，味咸。

归经：归肝、肾经。

宜食人群：高血压、哮喘、胃溃疡、风湿性关节炎患者宜食用。

忌食人群：脾胃虚弱者忌食海蜇。

* 食疗功效

海蜇营养丰富，含有蛋白质、脂肪、多糖、钙、磷、钠、碘及维生素B_1、维生素B_2、烟酸、维生素A等营养成分。中医认为，海蜇具有清热化痰、消积润肠的功效，用于咳嗽痰多、痰黄黏稠、哮喘、腹胀、便秘等症。

* 食物黄金搭配

海蜇＋荸荠：两者一同煮食，对肺脓疡、支气管扩张等有改善作用。

海蜇＋猪肉：两者同食，有滋阴润燥之功效。

* 科学选购的方法

上等的海蜇皮为白色或乳白色，片大平整，肉厚有韧性，无杂色黑斑。如形状不整、肉薄、颜色深浅不匀、肉质层破裂，则为质量差的产品，有异味者或整体糜烂者为腐烂变质品，不可食用。

* 营养师的建议

新鲜海蜇有毒，必须用食盐、明矾腌制，浸渍去毒，滤去水分，方可食用。海蜇分为鲜品、干品两种。干品是用明矾撒在鲜海蜇上面，脱去海蜇内组织大量的水分，洗净，加盐腌渍而成的（包括蜇头、海蜇皮、海蜇爪），可存放1年以上，忌油、糖，存放海蜇遇此易腐烂。食用之前，要用清水反复洗、浸泡、换水，以去除海蜇内盐、明矾成分，直到无咸味时再食用。

＊家庭养生厨房

黄瓜生姜拌海蜇

【原料】鲜嫩黄瓜200克，水发海蜇皮200克，生姜15克，精盐、味精、香油、米醋各适量。

【制作】将水发海蜇皮洗净，切成细丝，入清水中浸泡30分钟，洗去盐分和明矾，再用开水烫一下，捞出，用清水过凉，沥干水分，放入盘内，备用。将黄瓜、生姜分别洗净，切成细丝，放在海蜇丝上，加精盐、味精、香油、米醋拌匀即成。

【功效】清热解毒，凉血润肠。适用于痔疮、慢性肠胃炎、便秘等。

海蜇马蹄汤

【原料】海蜇100克，马蹄（荸荠）250克，料酒5毫升，精盐2克，蒜茸3克，姜片5克，葱段5克，胡椒粉1克。

【制作】将海蜇洗净切成丝；荸荠洗净去皮切薄片待用。锅置火上，注入清水适量，放入海蜇丝、荸荠片、蒜茸、精盐、料酒、姜片、葱段煮开，打尽浮沫，再煮至海蜇、荸荠熟，拣去姜、葱不用，撒上胡椒粉即成。佐餐食。

【功效】清热化痰，开胃消食。醒酒除湿。

凉拌海蜇皮

【原料】海蜇皮300克，黄瓜丝50克，芥末油3毫升，醋40毫升，香油3毫升，味精3克。

【制作】将蜇皮洗净切丝，泡两天，去咸味；用五六成热的水把海蜇丝烫一下，捞出过凉；把醋、香油、味精兑在碗里调成调料，把黄瓜丝先放盘里，再把海蜇挤干水分放在黄瓜丝上面，浇上调料，淋芥末油即可。

【功效】滋阴润燥，清热解毒。

紫菜
——味道极为鲜美的海味

性味：性寒，味甘、咸。
归经：归脾、肺、膀胱经。
宜食人群：单纯性甲状腺肿大、水肿、慢性支气管炎、咳嗽、高血压、心血管疾病患者。
忌食人群：脾胃虚寒、消化不良、腹泻、便溏及各类肿瘤患者。

＊食疗功效

紫菜含有丰富的蛋白质、脂肪、糖分、胡萝卜素、维生素 B_1、维生素 B_2、烟酸、维生素C、钙、铁、磷、碘等营养成分，还含有维生素 B_{12}、叶绿素、红藻素、粗纤维、胆碱、多种氨基酸和胶质、甘露醇等。紫菜具有清热利尿、补肾养心、降低血压的功效，可治疗甲状腺肿大、颈淋巴结核、慢性支气管炎、湿性脚气病、夜盲症等疾病。

＊食物黄金搭配

紫菜＋虾皮：紫菜搭配虾皮能起到补碘补钙的作用，适合缺铁性贫血、骨质疏松症、动脉粥样硬化和高血压的患者食用。

紫菜＋瘦肉：紫菜和瘦肉煮汤同食具有滋阴清热、化痰散结、延年益寿的作用，适合头晕目眩、烦躁失眠、痰稠难咳和皮肤色素沉着的患者食用。

＊科学选购的方法

以色紫褐或紫红、略有光泽、表面光滑滋润、大小均匀、片薄伸张、味清香、入口鲜而不咸的为优。质老、体重、潮湿、有杂质者的不宜选购。

＊营养师的建议

紫菜质嫩味鲜，易溶于水，适于做汤。紫菜入汤，通常先将汤烧沸，下配料或调料,最后才撕入紫菜并立即起锅,以免紫菜烧煮时间过长后损失营养成分。也可将紫菜蒸熟后切成丝,拌入凉菜中。专家建议,每周喝2~3次紫菜汤,就能保证人体所需铁的含量。如果在汤中加个鸡蛋更好,因为鸡蛋有利于铁的吸收。

* 家庭养生厨房

紫菜火腿粥

【原料】紫菜30克,火腿50克,粳米100克。

【制作】将紫菜撕成小片,火腿切成小块,粳米淘洗干净,备用。锅内加水适量,放入粳米煮粥,五成熟时加入紫菜片、火腿块,再煮至粥熟即成。每日2次,长期食用。

【功效】紫菜有补肾养心、化痰软坚、清热利尿等功效。火腿有和中益肾、固骨髓、养胃气等功效。适用于老年痴呆症。

兔肉紫菜豆腐汤

【原料】兔肉60克,紫菜30克,豆腐50克,精盐、料酒、淀粉、葱花各适量。

【制作】将紫菜撕成小片,洗净后放入小碗;豆腐切小块;兔肉洗净切成薄片,加盐、料酒、淀粉共拌匀备用。锅中倒入清水1大碗,入豆腐、盐,中火烧开后倒入兔肉片,煮5分钟,放入葱花,立即起锅,倒入紫菜,搅匀即成。佐餐食用。

【功效】清热利水、化痰软坚。

紫菜萝卜汤

【原料】白萝卜250克,紫菜15克,陈皮2克,盐、味精适量。

【制作】将白萝卜洗净切丝,陈皮洗净剪碎,共放入锅内,加水煎煮半小时,加紫菜、盐、味精稍煮,即成。每日1剂,饮汤。

【功效】行气解郁。适用于甲状腺功能减退症。

海带
——美味的海上之蔬

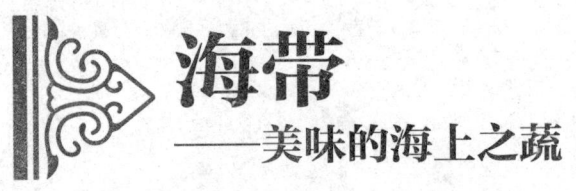

性味：性寒，味咸。
归经：归肺、胃、肾、肝经。
宜食人群：单纯性甲状腺肥大、糖尿病、心血管疾病、癌症等患者。
忌食人群：甲亢、胃寒、肠胃炎、哺乳期女性。

＊食疗功效

海带富含膳食纤维，肉质厚、味道鲜美，营养特别丰富，它含有丰富的多糖、褐藻胶、蛋白质、脯氨酸、维生素C、维生素B_2、胡萝卜素、碘、钾、铁、钙、钴等营养成分。祖国传统医学认为，海带具有软坚化痰、祛湿止痒、清热止渴、通行利水、祛脂降压等功效。

＊食物黄金搭配

海带+豆腐：豆腐富含蛋白质和矿物质，海带富含碘，具有抗癌的作用，两者搭配营养丰富。海带与豆腐配吃法在日本很盛行，被认为是"长生不老的妙药"。

海带+排骨：两者搭配互补不足，营养丰富，有滋润肌肤的功效，非常适合工作繁忙的女性。

＊科学选购的方法

市场上销售的海带有发好的湿海带和干海带两种。干海带又有加盐和不加盐的区别。以不加盐的淡海带的质量为佳，并以体质厚实、形状宽长、色呈浓厚或深褐、有光泽和弹性的为优。

* 营养师的建议

海带含有褐藻胶物质，在食用时不易煮软，许多人常用清水泡开，洗净，再去炖煮，结果好长时间仍煮不烂。正确的方法是干蒸，即把成捆的干海带打开，放在蒸笼里蒸半小时，再用清水泡1夜，就会变得脆嫩软烂，洗净后切成丝，可煮汤、炒食或凉拌。

* 家庭养生厨房

凉拌海带丝

【原料】浸发海带250克，豆腐丝100克，酱油、盐、白糖、味精、香油、姜末各少许。

【制作】将浸泡的海带洗净，用开水烫一下，取出切成细丝，放在盘内，把豆腐丝及全部调料倒入盘中，加少许香油拌好，即可食用。佐餐食用。

【功效】润肠通便。适用于老年便秘者，对预防大肠癌的发生有一定的作用。

绿豆海带粥

【原料】绿豆50克，海带50克，粳米100克。

【制作】将绿豆用清水泡软；海带反复漂洗干净，切成小块；粳米淘洗干净，备用。锅内加水适量，放入绿豆、粳米煮粥，五成熟时加入海带块，再煮至粥熟即成，每日1次，连服20～30天。

【功效】绿豆有祛热解暑、利尿消肿等功效。海带有通经利尿、化淤软坚、消痰平喘等功效。

海带萝卜汤

【原料】海带30克，白萝卜250克，盐、味精、蒜末（或青蒜段）、麻油各适量。

【制作】先将海带用冷水浸泡12小时，其间可换水数次，洗净后剖条，切成菱形片，备用。将白萝卜放入冷水中浸泡片刻，反复洗净其外皮，连皮及根须切成细条状，与海带同放入砂锅，水足量，大火煮沸后，改用小火煨煮，至萝卜酥烂，加入盐、味精、蒜末（或青蒜段），拌匀，淋入麻油即成。

【功效】防癌抗癌，通治各期乳腺癌。

海带黑木耳烧芹菜

【原料】湿海带250克，水发黑木耳30克，芹菜100克，香醋12毫升，葱段、生姜丝、植物油、精盐、味精各适量。

【制作】海带、黑木耳洗净切丝，芹菜去叶、根，洗净切段。将炒锅置旺火上，倒植物油入锅烧至七成热，下葱段、生姜丝煸香；将海带丝、黑木耳丝、芹菜段一起下锅，快速翻炒片刻，接着下香醋、精盐、味精等调味即可。

【功效】滋阴润燥，清热解毒。